_____ 님께 드립니다.

빠른 쾌유를 기원합니다!

대장암 수술 후 식사 가이드

대장암 수술 후 식사 가이드

초판 1쇄 발행 2017년 8월 10일
초판 13쇄 발행 2024년 11월 4일

지은이 삼성서울병원

대장암센터	(대장항문외과분과)	이우용, 김희철, 윤성현, 조용범, 허정욱, 박윤아
	(소화기내과)	김용호, 장동경, 홍성노, 김은란
	(혈액종양내과)	강원기, 박영석, 임호영, 박준오, 이지연, 김승태, 이수진
	(방사선종양학과)	최두호, 박희철, 유정일
	(영상의학과)	송경두
	(병리과)	김석형, 하상윤
영양팀	(임상영양사)	조영연, 라미용, 김은미, 백지원, 윤소영, 박경래, 성민정, 류경원, 정세리, 김인선, 이아론

펴낸이 김영조
편집 김시연, 조연곤 | **디자인** 정지연 | **마케팅** 김민수, 조애리 | **제작** 김경묵 | **경영지원** 정은진
사진 이과용 | **요리 및 스타일링** 김민호(스튜디오 트레이) | **요리 어시스트** 오승준, 이솔 | **본문디자인** 김수미
펴낸곳 싸이프레스 | **주소** 서울시 마포구 양화로7길 44, 3층
전화 02-335-0385 | **팩스** 02-335-0397
이메일 cypressbook1@naver.com | **홈페이지** www.cypressbook.co.kr
블로그 blog.naver.com/cypressbook1 | **포스트** post.naver.com/cypressbook1
인스타그램 싸이프레스 @cypress_book | 싸이클 @cycle_book
출판등록 2009년 11월 3일 제2010-000105호

ISBN 979-11-6032-026-8   13510

- 이 책은 저작권법에 따라 보호를 받는 저작물이므로 무단 전재 및 무단 복제를 금합니다.
- 책값은 뒤표지에 있습니다.
- 파본은 구입하신 곳에서 교환해 드립니다.
- 싸이프레스는 여러분의 소중한 원고를 기다립니다.

단계별·증상별 맞춤 식단으로 대장암을 이겨내는

대장암 수술 후 식사 가이드

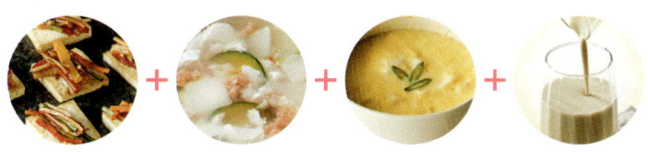

삼성서울병원 대장암센터, 영양팀 지음

머리말

**삼성서울병원 원장
권 오 정**

국내뿐만 아니라 전 세계적으로 암 발병률이 높아지고 있으며, 대장암은 우리나라에서 5위 이내로 높은 발병률을 나타내고 있습니다. 최근 신약 개발, 신의료기술 등 연구 분야를 기반으로 한 암특성화 개인 맞춤 치료가 확대되는 등 치료법이 발전하고, 환자의 고통을 최소화하기 위한 최소침습치료 등이 강화되고 있습니다. 또한, 환자 중심 진료 체계의 변화와 함께 환자와 가족의 삶의 질을 향상시키기 위한 여러 가지 노력도 증가하고 있습니다.

이렇게 높은 암 발생률과 함께 고조된 사회적 관심과 두려움으로 암 예방과 치료를 다룬 다양한 정보와 의견이 넘쳐나고 있습니다. 그러나 이러한 수많은 정보 속에서 암 환자와 가족들을 위한 실질적이고 구체적이면서도 신뢰성 있는 정보는 그리 많지 않은 것이 현실입니다. 특히 암 진단을 받으면 무엇이 잘못되었나 생각하게 되고, 그때부터 매일매일, 매끼 접하게 되는 식사와 영양 관리에 많은 고민을 하게 됩니다. 치료 단계별 맞춤 식사와 영양 관리를 통해 암 정복과 치료의 질 향상을 도모할 뿐 아니라 건강한 식생활을 통해 암 예방과 재발 방지에 힘써야 할 시기입니다.

이러한 시기에 대장암에 대한 자세한 이해와 진단 방법과 함께, 수술 후 치료 단계별 맞춤 식사 관리와 영양 관리를 전문적이고 실질적으로 제시한 『대장암 수술 후 식사 가이드』는 대장암 환자의 필수 지침서로서 환자와 가족의 암 치료 정복뿐만 아니라 삶의 질 향상에도 크게 기여할 것으로 생각합니다.

끝으로 이 책의 발간을 위해 노력하여주신 대장암 치료, 예방, 연구의 삼박자를 고루 갖춘 포괄적 대장암 치료를 구현하는 세계적 수준의 대장암 센터와 대장암 환자의 영양 관리와 교육을 선도적으로 이끌어 가는 영양팀의 노고에 진심으로 감사의 인사를 전합니다.

발간사

삼성서울병원
대장암센터장
이우용

그간 서구에서 주로 발생하는 것으로 알려졌던 대장암이 국내 암 발생률 상위 5위 내에 들고 최근에는 가장 많이 발생하는 암으로 위치할 가능성이 제기되는 등, 어느덧 우리 국민의 건강을 위협하는 중요한 암으로 변하였습니다. 그러나 다행스럽게도 수술, 약물치료, 방사선치료 등 치료법의 발달로 많은 환자분들이 완치되셔서 건강한 삶을 영위하고 계십니다. 그렇지만 대장 절제, 특히 항문에 가까운 직장을 절제한 환자분의 경우 배변의 어려움, 특히 식이에 따른 배변 양상의 변화로 아직도 불편을 겪고 계신 것이 사실입니다.

지난 20년간 수많은 대장암 환자분을 진료하면서 가장 많이 들은 질문은 "치료가 잘 될까요?", "내 완치율이 얼마인지요?" 등 의학적인 내용보다는 "무엇을 먹어야 할까요?", "무엇을 먹으면 안 되나요?", "어떻게 먹어야 하나요?" 등 먹거리에 대한 질문이었습니다. 그러나 그간 일선 진료실에서는 많은 의사들이 육류 섭취를 줄일 것, 야채를 많이 먹을 것 등 원론적인 답변만을 해온 것이 현실이었습니다.

이러한 가운데 삼성서울병원 대장암센터와 영양팀이 대장암 환자분들과 가족을 대상으로 『대장암 수술 후 식사 가이드』 책자를 발간하게 된 것을 기쁘게 생각합니다. 본 책자의 앞부분에서는 대장암이란 무엇인가, 어떻게 치료하고 추적 검사해나갈 것인가 등 환자들이 꼭 알아야 할 대장암에 대한 지식을 환자 입장에서 기술하여 환자와 가족이 대장암을 치료하고 이겨나갈 수 있도록 하였습니다. 책자의 뒷부분에서는 이러한 지식을 바탕으로 환자들이 간편하게 만들어 부담 없이 섭취할 수 있는 다양한 요리를 소개했습니다. 한국 실정에 맞게끔 우리 먹거리를 중심으로 레시피를 정리했으며 권장 식단까지 제시했습니다. 특히 수술 직후부터 퇴원 이후까지 단계별로 음식을 소개하여 본인의 회복 단계에 따라 선택할 수 있도록 했으며, 증상 및 상황별 레시피를 따로 두어 최대한 환자의 편의를 도모하였습니다. 아무쪼록 이 책자가 대장암 수술을 받고 회복하시는 환자분들과 가족들의 고민을 해결해드리고 삶의 질을 올리는 데 도움이 되기를 기대합니다.

마지막으로 이 책의 출간을 위하여 바쁘신 중에도 시간을 내주시고 아낌없는 노력을 해주신 삼성서울병원 대장암센터와 영양팀의 모든 분들께 감사드립니다.

차 례

- ▶ 머리말 ··· 4
- ▶ 발간사 ··· 5

1장 대장암 진단을 받았어요

- ▶ 대장암은 어떤 병인가요? ·· 12
- ▶ 대장암은 왜 생기고 어떻게 진행되나요? ············· 14
- ▶ 대장암의 증상과 진단법이 궁금해요 ················· 20
- ▶ 대장암 수술 전에는 어떻게 먹어야 하나요? ········ 24

2장 대장암 치료는 어떻게 하나요?

- ▶ 대장암의 근본적인 치료, 수술 ······················· 28
- ▶ 항암치료 ·· 33
- ▶ 방사선치료 ·· 36
- ▶ 치료 후 부작용 ·· 38

3장 대장암 수술 후 식사 원칙

- ▶ 수술 후에는 어떻게 먹나요? ··························· 46
- ▶ 균형 잡힌 식사란? ··· 49

4장
회복 단계별 식사 관리

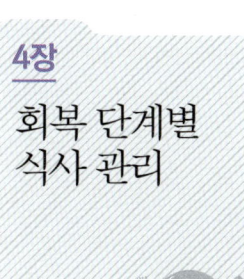

▶ **#STEP1** 수술 후부터 퇴원 전까지 식사 ………… 54

게살달걀죽 58　　　대구미소죽 60
닭고기완자탕 62　　감자연두부국 64
돼지고기된장구이 66　두부버섯스테이크 68
순두부생선달걀찜 70　가자미간장양념구이 72
바나나영양주스 74

▶ **#STEP2** 퇴원한 날부터 수술 후 1개월까지의 식사 ‥ 75

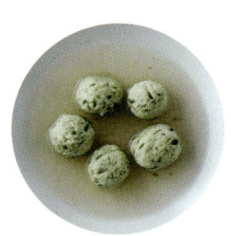

소고기무밥 78　　　대구살진밥 80
바지락소면 82　　　새우게살순두부탕 84
닭곰탕 86　　　　　배추콩국 88
소고기가지볶음 90　흑임자두부닭고기전 92
닭살청경채볶음 94　고등어된장조림 96
돼지고기생강볶음 98　시금치두부굴소스볶음 100
토마토달걀구이 102　깻잎감자채전 104
모듬버섯유자소스볶음 106　밤&감자경단 108
두부요거트크래커 110　딸기연두부셰이크 112

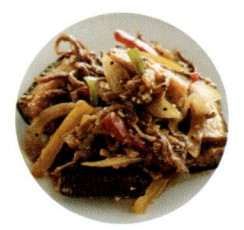

▶ **#STEP3** 수술 1개월 이후 식사 ……………… 113

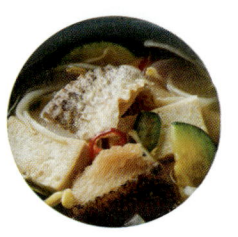

단호박영양밥 118　　지중해식 샌드위치 120
김치해물덮밥 122　　황태두부전골 124
전복미역국 126　　　소고기숙주볶음 128
더덕불고기 130　　　두부영양부추샐러드 132
명란부추달걀말이 134　묵은지삼치조림 136
해물브로콜리샐러드 138　치커리사과생채 140

5장
대장암 수술 후 배변 문제

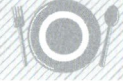

- ▶ 잦은 변 ································· 144
- ▶ 변비 ································· 146
  - 더덕산채비빔밥 148
  - 새송이버섯우엉잡채 150
- ▶ 설사 ································· 152
  - 마감자죽 154
  - 감자새우완자찜 156
  - 바나나사과설기 158
- ▶ 냄새와 가스 참 ································· 160

6장
대장암 수술 후 이런 상황, 어떻게 하나요?

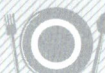

- ▶ 항암치료와 영양 관리 ································· 164
- ▶ 항암치료 부작용 사례별 식사 가이드 ································· 168
  - **식욕 부진** : 고구마영양음료 174
  - **식욕 부진** : 두부카나페 176
  - **식욕 부진** : 얇은 수제비미역국 178
  - **메스꺼움** : 배셰이크 180
  - **메스꺼움** : 닭살냉채 182
  - **설사** : 된장쌀국수 184
  - **설사** : 사과미음 186
  - **변비** : 브로콜리건새우볶음 188
  - **구내염** : 흑임자연두부영양죽 190
  - **구내염** : 단호박두부수프 192
- ▶ 방사선치료와 영양 관리 ································· 194
- ▶ 장루 수술과 영양 관리 ································· 196
- ▶ 장 유착과 영양 관리 ································· 201

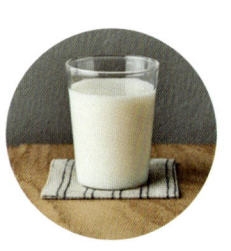

7장
대장암 수술 후 이런 음식 먹어도 될까요?

- ▶ 고기와 대장암 ····· 204
- ▶ 밀가루와 대장암 ····· 207
- ▶ 염분과 대장암 ····· 209
- ▶ 우유 및 유제품과 대장암 ····· 211
- ▶ 회와 대장암 ····· 213
- ▶ 커피와 대장암 ····· 214
- ▶ 술과 대장암 ····· 215
- ▶ 민간요법 및 건강보조식품 ····· 216

8장
대장암 치료 후 식사 관리

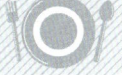

- ▶ 대장암 치료가 끝난 후에는 어떻게 먹어야 하나요? ····· 220
- ▶ 규칙적인 식사와 꾸준한 운동을 통해 건강한 체중을 유지합니다 ····· 221
- ▶ 육류는 현명하게 섭취, 반찬으로 조금씩 채소도 곁들입니다 ····· 226
- ▶ 잡곡밥과 매끼 신선한 채소 반찬은 대장 건강을 지키는 지름길입니다 ····· 229
- ▶ 한 잔의 술도 멀리하세요 ····· 231

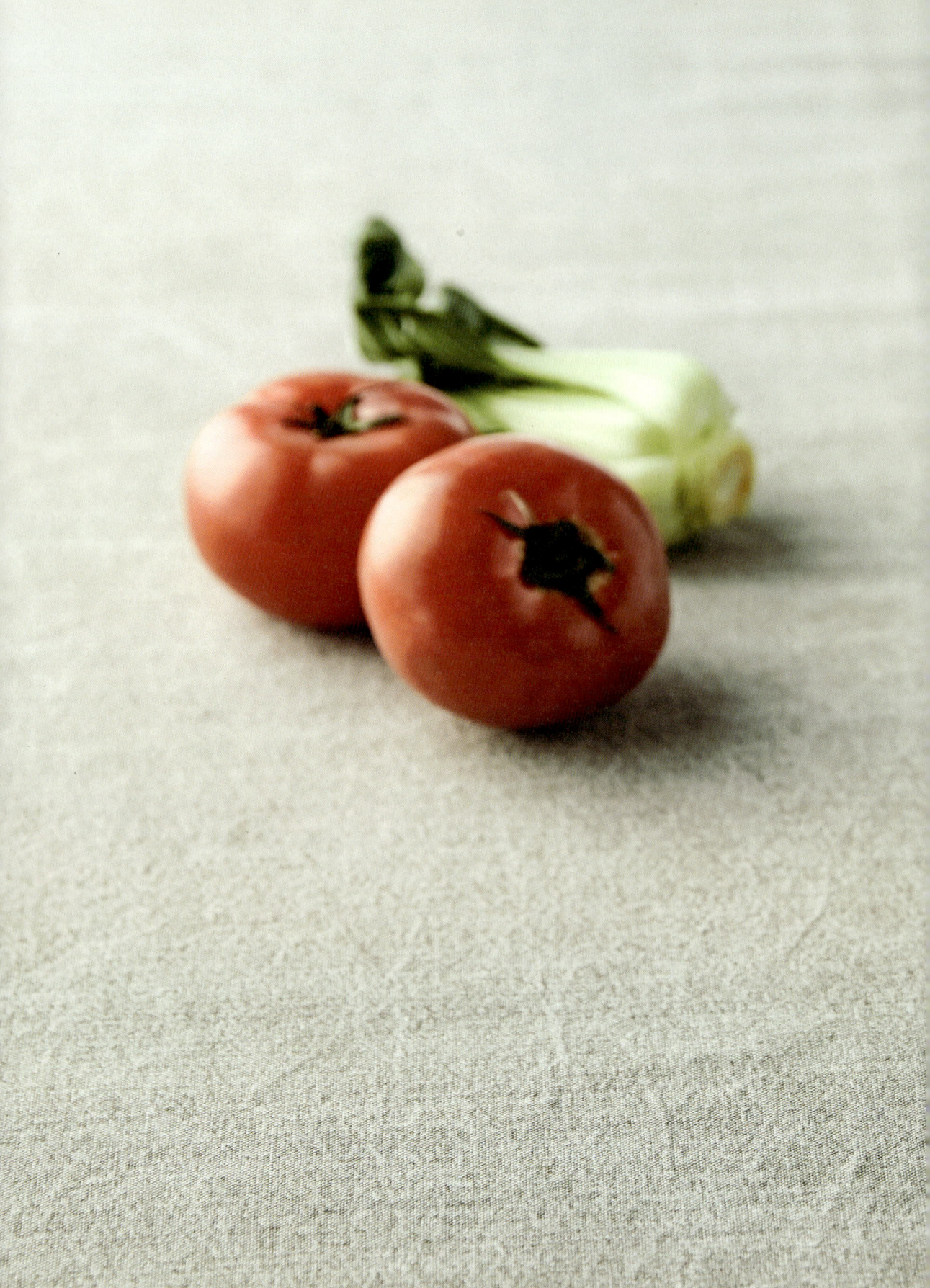

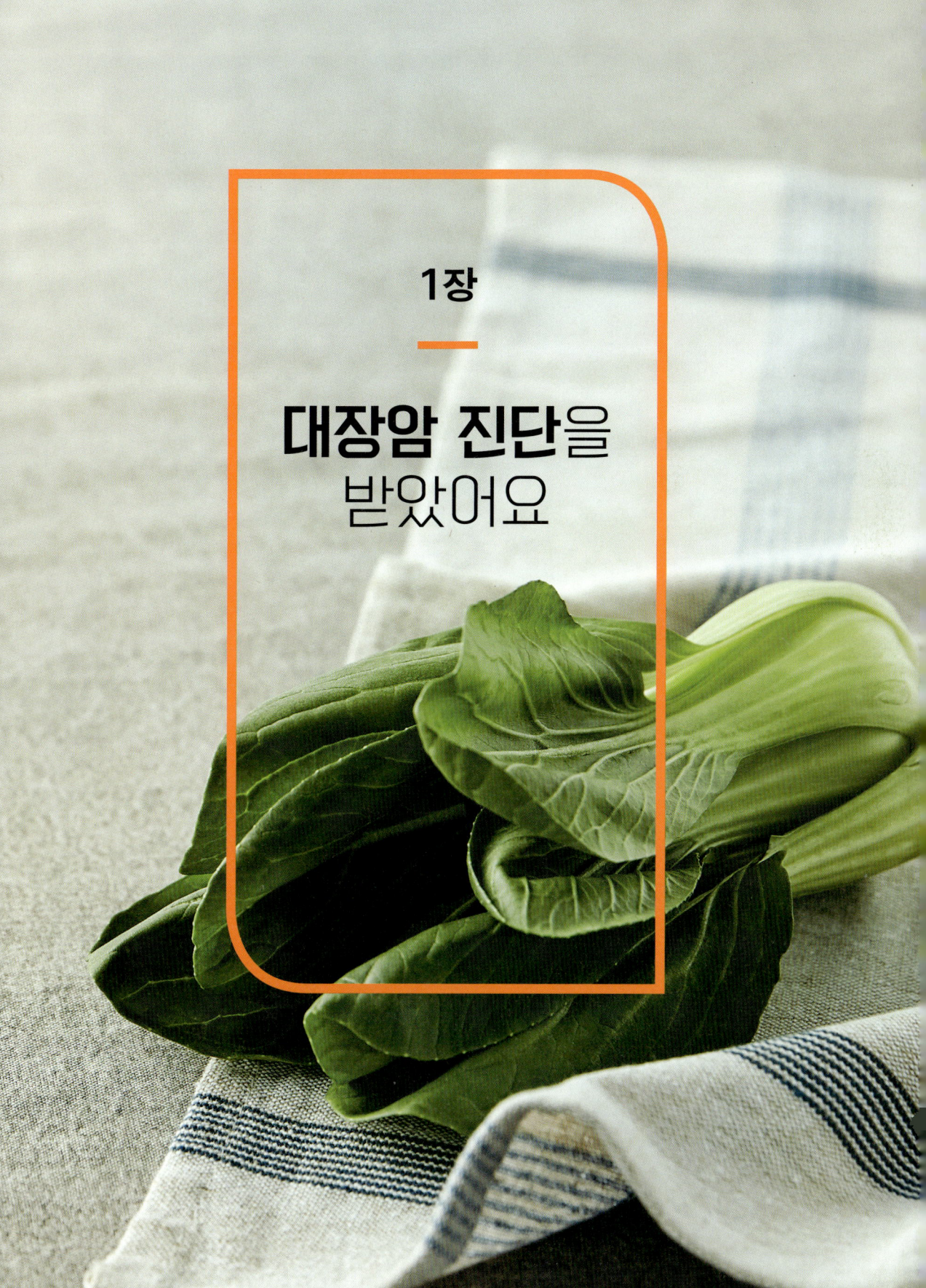

대장암은 어떤 병인가요?

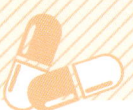

대장의 구조

대장(大腸)은 말 그대로 큰 장, 큰창자를 뜻하며 우리 몸의 마지막 소화기관입니다. 우리가 먹은 음식물은 위에서 작게 분해되고 섞인 다음 소장을 지나면서 영양분이 소화 및 흡수되고 그 후 남은 찌꺼기가 대장을 통과합니다. 대장에서는 찌꺼기의 수분을 빨아들여 단단하게 만든 후 직장과 항문을 거쳐 몸 밖으로 배출합니다.

대장은 맹장과 상행결장, 횡행결장, 하행결장, 구불결장(에스결장)과 직장으로 구성되어 있고, 직장을 제외한 대장은 결장이라는 다른 이름으로 부르기도 합니다. 대장의 전체 길이는 약 150cm 정도이고, 주로 변이 저장되는 직장의 길이는 약 15cm입니다.

대장암은 어떤 병일까

대장암이란 대장에 생긴 암, 즉 악성종양을 말합니다. 대장 내부 점막에 용종(폴립)이라는 작은 병변이 생기고 이 용종이 시간이 지남에 따라 자라서 암세포로 변할 수 있습니다. 이것이 치료되지 않으면 점차 증식하여 표면에 궤양이 생기고 출혈을 일으키며 장벽 속으로 파고드는데, 이 질환을 대장암이라고 합니다. 이때에도 제대로 된 치료를 받지 못하면 종양이 대장을 막아버리거나 암세포가 혈관이나 임파선을 통해 간, 폐, 복막, 뇌 등으로 전이되어 결국 생명을 잃을 수도 있습니다.

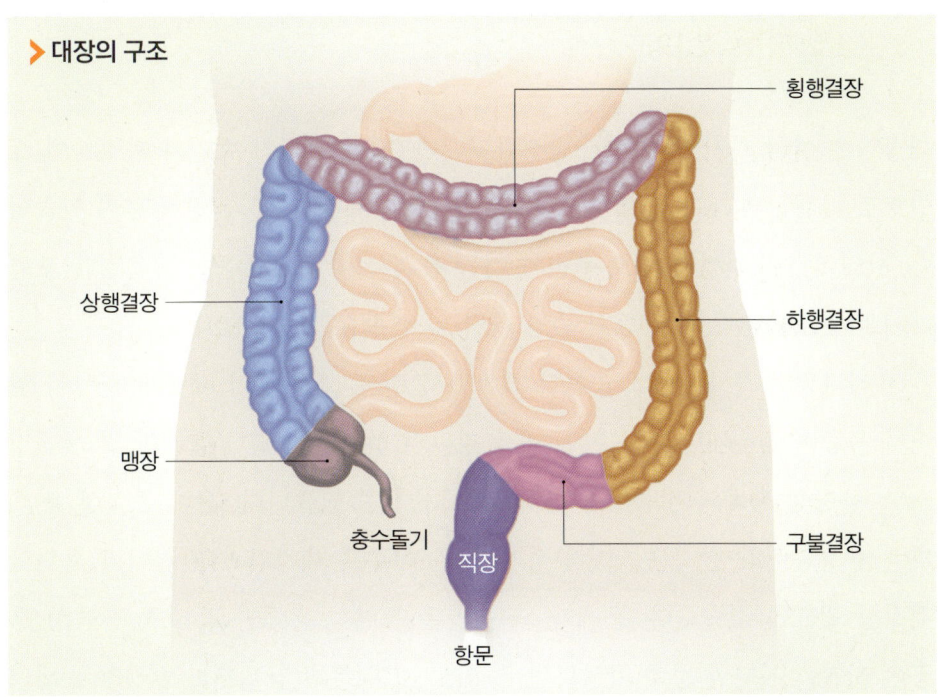

▶ 대장의 구조

대장암은 왜 생기고 어떻게 진행되나요?

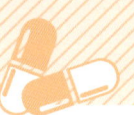

대장암의 발생 과정

대장암은 여러 가지 원인으로 발생합니다. 크게 유전적인 요인과 환경적인 요인으로 나뉘는데, 유전적인 요인으로는 가족력, 유전자, 과거 병력 등이 있습니다. 환경적인 요인이란 바로 우리가 먹는 음식 속에 존재하는 발암물질을 포함하여 비만, 술, 운동 감소 등의 주변 환경 및 생활습관을 말합니다.

유전과 환경 등의 여러 요인이 겹치면서 정상 대장 점막 세포에 변성이 일어나 용종이 생깁니다. 용종이란 대장 점막의 일부가 돌출한 돌기를 말하는 것으로, 종양성 용종과 비종양성 용종으로 나눌 수 있습니다. 흔히 증식성 용종, 과형성 용종이라 불리는 비종양성 용종은 대부분 대장암과 관련이 없으므로 걱정할 필요가 없습니다. 문제가 되는 것은 종양성 용종인데, 그중 선종성 용종은 시간이 지나며 점차 악성화될 수 있고 그 일부에 암세포가 발생하게 됩니다. 더 진행되면 대장벽을 파고드는 침윤성 암이 되고, 나중에는 대장 이외의 장기로 암이 퍼지게 되는 '전이'가 진행됩니다.

대장암의 병기

암의 진행 정도를 병기라고 부릅니다. 병기에 따라 치료 방법이 달라지며 치료 후 예후도 추정할 수 있습니다. 대장암의 병기는 암세포가 대장벽을 얼마나 깊이 침범했는지, 림프절 전이가 있는지, 간이나 폐 등 다른 장기에 원격 전이가 있는지에 따라 결정됩니다.

▶ 대장암의 병기 진행

1기	원격 전이 및 림프절 전이 없이 암세포가 대장벽을 뚫지 않은 경우
2기	원격 전이 및 림프절 전이는 없으나 암세포가 대장벽 전체를 뚫은 경우
3기	대장벽의 침범 정도와 관계없이 림프절 전이가 있고 원격 전이는 없는 경우
4기	대장벽의 침범 정도, 림프절 전이와 관계없이 원격 전이가 있는 경우

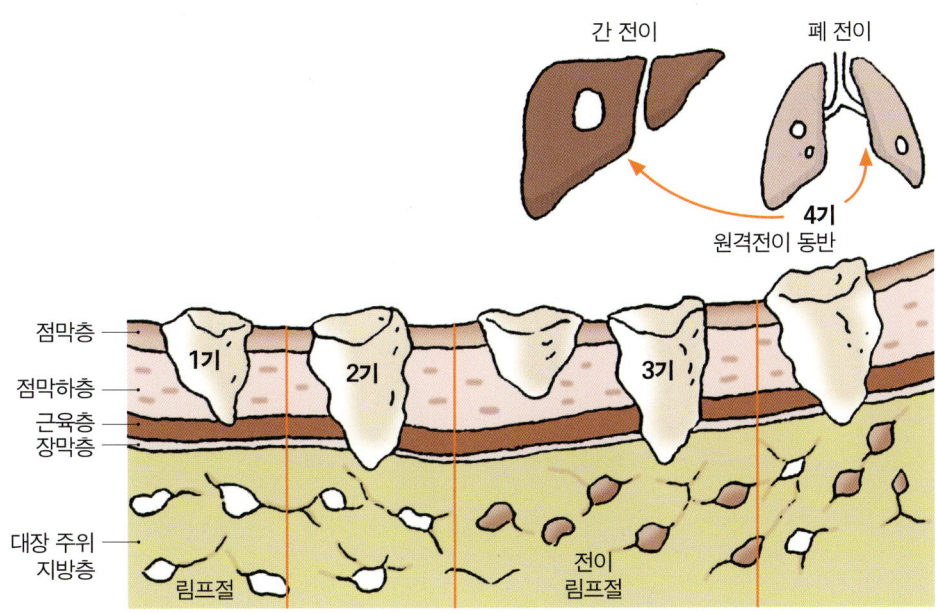

대장암의 예후

수술로 절제한 조직을 정밀 분석하여 암의 진행 정도를 판정한 다음 최종 병기가 결정됩니다. 대장암의 예후는 다른 소화기 암에 비해 좋은 편입니다. 조기에 발견하여 1기로 판정되면 약 90%, 2기는 약 80%, 3기는 약 70% 정도의 확률로 완치를 기대할 수 있으며 4기는 약 10~20%의 확률로 완치를 기대할 수 있습니다. 최근에는 수술 기술과 항암치료 효과 발전으로 생존율이 점차 증가하는 추세입니다.

대장암 발생률

우리나라의 대장암 발생률은 급격히 증가한 암 중의 하나로, 지난 20년 동안 2배 가까이 증가하였습니다. 2014년 통계에 의하면 남녀를 통틀어 전체 암 발병 환자 중 대장암 발병 환자가 세 번째로 많았으며, 2015년도 통계에서는 대장암이 두 번째로 많이 발생하였습니다. 또한 남자의 경우 세계 3위 이내의 발생률을 보이고 있어, 이러한 추세라면 우리나라에서 가장 많이 발생하는 암이 될 것이라는 전망도 있습니다.

대장암의 위험 요인

◆ **나이** 대부분의 암은 중년 이후에 발생합니다. 물론 20~30대 젊은 환자도 없는 것은 아니지만 드문 편입니다. 대장암 또한 50세 이후부터 발생률이 크게 증가하기 때문에 특별한 증상이나 위험 요인이 없더라도 50세가 되면 대장내

시경 검사를 받을 것을 권고하고 있습니다.

◈ **대장암의 과거력**   한 번 대장암이 발생한 사람의 대장 점막은 암 발생의 가능성이 정상인보다 높은 상태일 수 있습니다. 과거에 대장의 한 군데에 암이 생겨서 치료를 받았다 하더라도 다른 부위에 새로운 암이 발생할 수 있습니다. 대장암이 진단되는 순간, 대장의 두 군데 이상에서 동시에 암이 발견되는 경우도 2~3% 정도 됩니다. 성공적으로 대장암 수술을 받은 환자라도 10~15년이 지난 뒤 다른 대장 부위에 새로운 암이 발생할 수 있는데, 이러한 확률은 3~5% 정도입니다.

◈ **선종성 용종의 과거력**   장 점막이 돌출하여 혹처럼 형성된 병변을 용종이라고 합니다. 모든 용종이 암으로 진행되는 것은 아니지만 그중에서 '선종성 용종'이라는 용종은 추후 대장암으로 진행될 수 있다고 알려졌습니다. 선종성 용종이 발견되어 이를 제거한 사람은 나중에 다시 생길 것을 대비하여 정기적으로 대장내시경 검사를 받는 것이 좋습니다. 선종이 전혀 없는 사람에 비해 대장암 발생 위험성이 더 높기 때문입니다.

◈ **대장암의 가족력**   대장암은 가족성 경향이 높은데, 부모 중에 대장암 환자가 있으면 그 자손은 대장암 발생률이 2~3배 증가합니다. 가까운 가족 중 대장암에 걸린 사람이 있다면 40세부터 대장암 검진을 시작하라고 권고하고 있습니다.

◈ **유전성**   대장암 환자의 약 5%는 유전성 대장암입니다. 이들은 태어날 때부터 유전자의 돌연변이를 가지고 있으며 직계가족의 약 50%에서 대장암이 발생할 수 있습니다. 대표적인 유전성 대장암은 가족성 선종성 용종증인데, 이는 사춘기 무렵 대장 내에 발생한 수백 개에 이르는 용종이 대장암으로 발전하

는 것입니다. 또 다른 유전성 대장암으로는 비용종성 대장암이 있습니다. 이 유전성 비용종성 대장암을 '린치 증후군(Lynch Syndrome)'이라 하는데, 전체 대장암의 2~5% 정도를 차지하며 주로 젊은 연령대에 발생합니다. 린치 증후군인 환자는 대장암이 여러 군데에서 발생하거나 자궁내막암, 위암, 난소암, 췌장암, 소장암 등도 발생할 수 있습니다.

◆ **염증성 장질환의 병력**   염증성 장질환은 대장 점막이 만성적으로 헐고 염증이 지속되는 병으로, 궤양성 대장염과 크론병으로 분류할 수 있습니다. 이 질환이 있을 경우 대장암 발병 위험이 4~20배 상승하고, 대장암은 20~30년 일찍 발병하는 것으로 알려져 있습니다.

◆ **식이 요인**   대장암과 관련 있다고 알려진 식이 요인은 붉은색 육류와 가공 육류입니다. 평소 이런 음식의 비율이 높은 식단을 즐기면 대장암 발병률이 증가한다고 보고되었습니다. 고온에서 육류를 조리하면 발암물질이 생성되는데 주로 튀기거나 바비큐 등으로 굽는 경우를 들 수 있습니다. 대장암 예방에 도움이 되는 식품은 섬유소가 많고 항산화 영양소가 있는 채소와 과일, 잡곡, 견과류입니다. 이런 음식은 변의 부피를 늘려 발암성 물질이 대장 점막과 되도록 접촉하지 않게끔 만들고, 장내 박테리아의 발효를 도와 항암 성분을 생성합니다. 칼슘과 유제품, 마늘 섭취도 대장암의 위험을 낮출 가능성이 있다고 언급되고 있습니다.

◆ **비만**   체중이 많이 나가는 비만 상태, 체지방이 많은 복부 비만도 대장암의 발병률을 높입니다. 2017년 세계암연구재단(World cancer research fund international)은 비만이 대장암의 확실한 위험 요인이며 그 외에도 각종 암의 위험도를 높일 수 있다고 보고했습니다. 암 예방을 위해 정상 체중 범위(체질량지

수 18.5~25kg/m^2)를 유지하려고 노력해야 합니다.

◆ **운동 부족**   신체 활동이나 운동량이 부족하면 대장암 발병 위험이 증가합니다. 2017년 세계암연구재단 보고서에 의하면 신체 활동은 대장암의 위험을 확실히 감소시킨다고 합니다. 중간 정도 강도의 운동을 적어도 매일 30분 이상 실시하는 것이 권고 사항입니다.

◆ **음주**   알코올을 다량 섭취할 경우 대장암 발병 위험이 증가합니다. 2017년 세계암연구재단은 음주는 대장암의 확실한 위험 요인이라고 보고했습니다. 가벼운 음주조차 일부 암의 위험을 높일 수 있으므로 처음부터 술을 마시지 않는 것이 좋습니다.

대장암의 증상과 진단법이 궁금해요

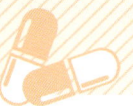

대장암의 증상

대장암은 초기에 특별한 증상이 없으며, 양성 종양의 증상과 유사할 때가 많아 증상만으로 알아채기 어려울 수 있습니다. 증상이 나타난 경우에는 대장암이 상당히 진행된 경우가 많으므로, 50세 이상이라면 이상 증세가 있기 전에 예방과 조기 진단을 위해 정기적으로 대장내시경 검사를 받아보는 것이 좋습니다.

대장암은 발생 부위에 따라 다양한 증상을 보입니다.

◈ **배변 습관의 변화** 평소의 배변 습관과 달리 변비나 설사가 지속되거나, 대변의 굵기가 가늘어지거나, 대변에 피가 묻어 나오는 혈변 증상, 그리고 변을 보고 나와도 묵직한 느낌이 드는 잔변감이 있을 때는 진료를 받아보는 것이 좋습니다. 이런 증상은 항문 질환이나 다른 질환일 때도 나타나기 때문에 정확한 감별을 위해서라도 검사를 받는 것이 바람직합니다.

◈ **하혈과 혈변** 거무스름한 변을 보거나 대변에 피가 묻어 나온다면 출혈로

인한 빈혈 증상이 생길 수 있습니다. 직장암일 때는 대변 겉 부분에 피가 묻어 나오는 경우가 많고, 좌측대장(하행결장,구불결장, 직장)암일 때는 대변 내부에 피가 섞여 나올 수 있으며, 우측대장(상행결장)암일 경우 거무스름한 변이 나타나서 혈변임을 인식하지 못할 수 있습니다. 대체로 출혈이 지속되면 빈혈이 발생합니다.

◆ **통증** 종양이 장을 막을 정도로 커져서 장폐색증이 발생하면 복통이 심하고 잘 먹지 못하게 됩니다. 또한 복부 팽만감이 생기고 가스가 차는 증상이 나타나며 배변 활동이 힘들어집니다. 증상의 종류와 정도는 암의 위치와 크기, 진행 정도에 따라 다양하게 나타납니다.

우측대장암의 경우 장 직경이 크기 때문에 불편 증상이 늦게 생겨 조기 발견이 늦어지는 경우가 많으며 스스로 배를 눌러보아 덩어리가 있음을 알아차리기도 합니다. 직장이나 구불결장처럼 항문 가까운 곳에 암이 생기면 변 보기가 힘들거나 대변이 가늘어지고 출혈이 생기는데, 이를 항문 질환인 치핵이나 치열로 오해하고 전문의를 찾지 않아 암을 방치하는 경우가 있습니다. 따라서 이상 증세가 있다면 바로 병원을 찾을 필요가 있습니다.

▶ **대장암의 위치별 증상**

일반적 증상	하혈, 배변 습관의 변화, 복통, 체중 감소
우측대장암	빈혈, 복부 종괴, 복통, 피로감과 무력감
좌측대장암	복통, 배변 습관의 변화, 흑색변
직장암	항문 출혈, 배변 후 불편감, 배변 시 통증

대장암 진단 방법

◆ **대장내시경** 대장내시경 검사는 대장암 진단을 위한 필수 검사로, 조기 대장암이나 암 전 단계인 선종을 찾고 제거해 대장암을 예방할 수 있습니다. 조기 대장암의 경우 완치가 가능하므로 조기 발견을 위한 검진이 중요합니다. 대장내시경 검사는 대장을 자세히 관찰하는 것뿐만 아니라 검사 도중 대장 용종을 제거할 수 있으며, 떼어낸 용종이 종양성인지 비종양성인지를 파악하기 위한 조직 검사를 시행할 수 있습니다.

◆ **종양 표지자** 환자의 혈액을 통해 암을 확인하는 검사를 종양 표지자 검사라 부릅니다. 종양 표지자란 체내에 암이 발생했음을 나타내는 물질인데, 대표적인 종양 표지자로 암태아성 항원(CEA) 수치를 들 수 있습니다. 이는 태아기에 만들어지는 일종의 당단백질인데 정상적으로는 태어나기 전에 생산이 중단되므로 성인이 되면 수치가 낮아집니다. 성인에게서 신생아보다 더 높은 암태아성 항원 수치가 나타난다면 이는 암이 있을 가능성을 의미합니다. 그러나 이 수치는 간경변증, 간질환, 알코올성 췌장염 환자, 흡연자에게서도 증가할 수 있기 때문에 이 검사만으로 암을 판정할 수는 없습니다.

◆ **복부 전산화 단층 촬영(복부 CT)** 복부 CT는 가슴 아랫부분부터 골반까지 얇은 두께의 단층으로 복부를 연속 촬영하여 대장을 비롯한 여러 장기를 관찰하는 검사입니다. 수술 전에는 대장암의 위치, 모양과 함께 림프절 전이, 간 전이 등이 있는 지 확인하고 수술 가능성과 방법, 범위 등을 결정하는 데 쓰입니다. 수술 후에는 수술 후 변화와 재발, 전이 유무 등을 판단하기 위해서 받게 되며, 정해진 일정에 따라 정기적으로 검사합니다.

◈ **직장 자기 공명 영상(Rectal MRI)** 직장 MRI 검사는 항문부터 결장 부위까지 자기 공명 영상 장치를 이용하여 얇은 두께로 촬영하는 검사입니다. 직장암의 국소 침윤 정도를 가장 정확하게 알 수 있으며 병변의 침범 범위와 주변 림프절의 전이를 예측할 수 있습니다. 소견에 따라 수술 가능성과 수술 방법을 결정하는 데 도움이 되며, 수술 전 항암 방사선치료 후 반응 정도를 파악하는 데도 이용합니다.

대장암 수술 전에는 어떻게 먹어야 하나요?

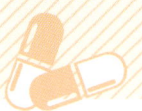

대장내시경, 조직 검사를 통해 대장암으로 진단받고 수술을 기다리는 동안 불안한 마음에 식사를 못하거나, 혹은 무리하게 식사를 바꾸는 경우가 있습니다. 그러나 특별한 불편 사항이 없다면 당장 식사량을 줄이거나 음식 제한을 할 필요는 없습니다. 수술과 치료에 도움이 되도록 규칙적으로 식사하고, 매끼 단백질이 풍부한 어육류찬(고기, 생선, 달걀, 두부, 해산물) 1~2가지와 채소찬을 골고루 드시기 바랍니다. 간식으로 비타민과 무기질이 풍부한 유제품과 과일도 하루 1~2회씩 섭취하는 것이 좋습니다. 그러나 과식이나 폭식은 장에 무리가 될 수 있으므로 삼가야 합니다.

수술 전 증상에 따른 음식 선택법

◆ **변 보기가 힘들어요** 대장암으로 장이 좁아져서 변이 가늘게 나오거나 잘 안 나올 때 섬유소가 많이 든 음식을 다량 섭취하면 오히려 장이 막힐 수도 있습니다. 섬유소가 많이 함유된 질긴 채소, 해조류, 과일 껍질을 많이 먹지 않도

록 주의하고 한 끼에 한두 가지 채소를 골라 작은 접시에 담기는 양만큼 먹는 것이 좋습니다.

◆ **육류를 먹어도 되나요?** 대장암의 원인 중 하나가 붉은색 육류 섭취라고 알려져서 대장암 진단을 받은 후 일부러 육류를 피하는 환자들이 있습니다. 그러나 육류에는 단백질, 비타민B_{12}, 철분, 아연 등 양질의 영양소가 많이 들어 있어 수술 또는 치료에 도움이 됩니다. 육류를 제한하면 체중 감소, 체단백질(근육) 감소, 빈혈로 이어져 치료가 어려워질 수 있으니 주 3~4회 정도 섭취하는 것이 좋습니다.

◆ **채식만 해야 하나요?** 대장암으로 진단받은 뒤 대장에 좋다는 채식만 하겠다고 고집하는 경우가 있습니다. 그러나 이는 오히려 영양 불균형을 일으킬 수 있으며 채소의 섬유소 성분이 장을 막을 수도 있기 때문에 바람직하지 않습니다. 채소뿐만 아니라 어육류 반찬도 함께 섭취해야 수술 후 회복이 빠르니 되도록 골고루 섭취하기 바랍니다.

◆ **술, 담배, 커피 등은 어떤가요?** 대장암으로 진단받았다면 암의 위험 요인이 되는 술과 담배는 되도록 삼가야 합니다. 커피나 차 같은 기호 음식은 먹어도 되지만 설사가 심하다면 커피는 주의하는 것이 좋습니다. 그 외 밀가루 음식, 설탕, 소금, 양념 등을 제한할 필요는 없습니다.

◆ **주변에서 건강보조식품을 권해요** 수술 전후에는 건강보조식품 섭취를 중단해야 합니다. 특정 약 성분이나 농축액은 오히려 간이나 다른 장기에 부담을 줄 수 있으며, 병원 치료에 방해가 될 가능성도 있습니다.

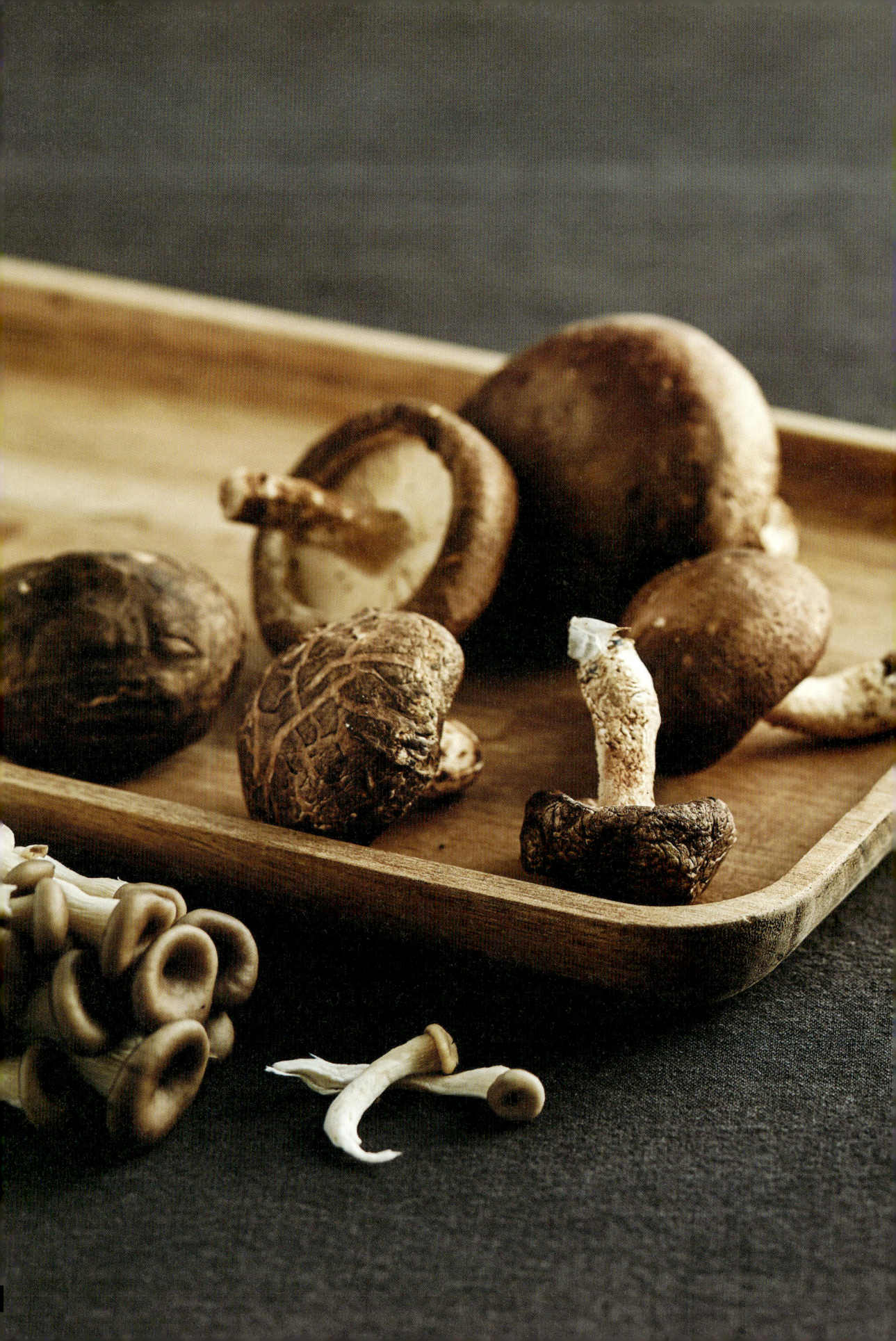

2장

대장암 치료는 어떻게 하나요?

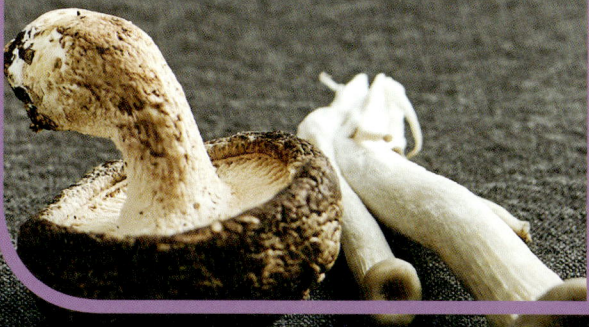

대장암의 근본적인 치료, 수술

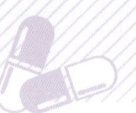

수술 방법에 따른 종류

대장암 수술은 종양을 중심으로 충분한 길이를 확보하면서 위아래 대장을 절제하고, 전이 가능성이 있는 대장 주변 림프절을 깨끗이 제거한 뒤 남은 건강한 대장끼리 연결합니다. 절제 부위는 종양의 위치에 따라 차이가 있으며 간이나 폐 등에 전이된 경우 전이 병변을 함께 수술하기도 합니다.

◆ **복강경 수술** 개복수술이 과거부터 사용해오던 방법으로 환자의 복벽을 절개하고 장을 잘라내는 수술이라면, 복강경 수술은 복벽을 절개하지 않고 복벽에 구멍을 내어 카메라와 기구를 이용해 장을 절제하는 것입니다. 복강경 수술은 기존의 개복수술에 비해 수술 후 통증이 적고 회복이 빨라 직장이나 일상생활로 빠르게 복귀할 수 있다는 것이 장점입니다.

◆ **로봇 수술** 복강경 수술과 로봇 기술을 접목한 로봇 수술은 환자의 몸에 작은 구멍을 뚫어 수술용 카메라와 로봇 팔을 집어넣고 3차원 입체 영상을 보

면서 로봇을 조종하여 실시하는 수술입니다. 수술 도구가 정확히 의사의 손동작을 재현하여 보다 쉽게 수술하는 데 도움을 줍니다.

◈ **경항문 내시경 미세 수술(TEM)** 조기 직장암의 경우, 항문을 통해 수술 기구를 삽입하여 암조직을 국소적으로 절제하는 경항문 내시경 미세 수술을 합니다. 항문 괄약근이 보존되고 항문 기능과 배변 기능이 좋다는 장점이 있지만, 최종 조직검사 결과 이 미세 수술로는 치료가 불충분하다고 판단되면 추가로 수술이 이루어지거나 항암 방사선치료를 고려해야 합니다.

수술 없이 내시경으로 치료하는 조기 대장암

대장암 중에서 암세포가 점막층에만 국한되거나 점막하층의 상부에 위치한 경우 선택적으로 내시경적 절제술로 치료가 가능합니다. 내시경 치료는 대장내시경을 시행하면서 올가미를 이용하여 포획한 후에 절제하는 것이 가장 기본적인 방법입니다. 병변의 크기가 클 때는 병변의 아래쪽 점막하층에 용액을 주입한 후, 특수한 전기칼로 박리하듯이 절제하는 방법이 있는데, 이것을 내시경 점막하 박리술(ESD)이라고 부릅니다.

대장암 위치에 따른 수술 종류

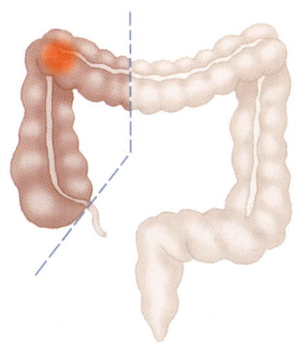

◈ **우측 결장 절제술** 맹장, 상행결장, 또는 횡행결장 앞쪽에 병변이 있는 경우 소장의 일부와 맹장, 상행결장, 횡행결장 앞쪽 일부까지 포함해 절제합니다. 절제 후에는 남은 소장과 횡행결장을 연결합니다.

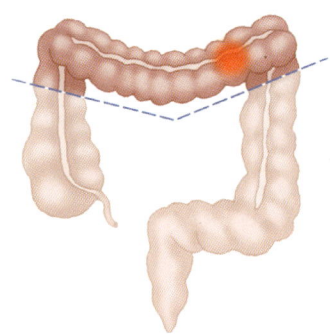

◈ **횡행결장 절제술** 횡행결장의 중앙부에 병변이 있을 때는 횡행결장을 전부 절제한 후 상행결장과 하행결장을 연결합니다.

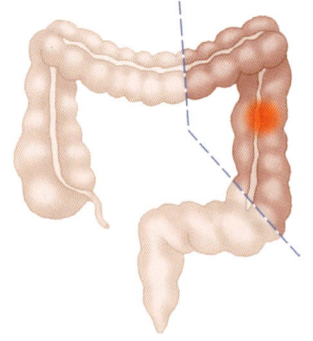

◈ **좌측 결장 절제술** 횡행결장의 말단부, 하행결장에 병변이 있을 경우 하행결장 전체를 절제하고 횡행결장과 구불결장을 연결합니다.

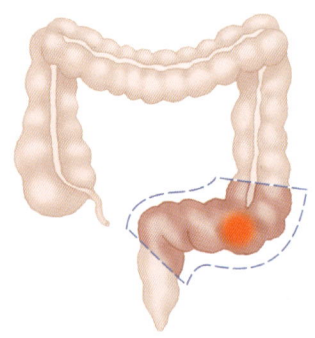

◈ **전방 절제술** 구불결장에 병변이 있을 경우 구불결장을 절제하고 위아래 대장을 연결합니다.

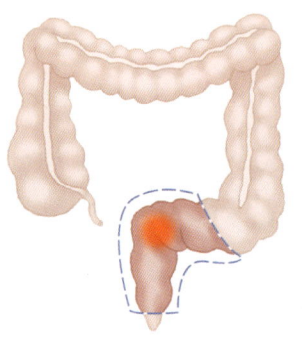

◈ **저위 전방 절제술** 구불결장과 직장 연결부 위나 직장 상위부 혹은 중위부에 병변이 있을 경우 구불결장과 직장의 일부를 절제하고 남은 구불결장과 직장을 연결합니다.

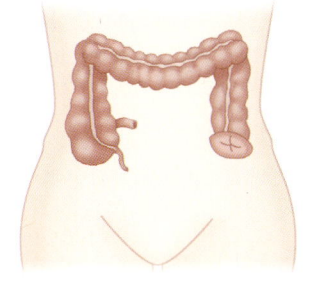

✦ **복회음 절제술** 직장 중위부 혹은 하위부에 병변이 있을 경우, 항문을 포함한 직장 모두를 절제한 후 항문 부위를 막고 인공항문(장루)을 만듭니다.

직장암과 인공항문(장루) 수술

직장암을 진단받은 환자들은 복부에 인공항문(장루)을 만든다는 사실에 두려움을 갖기도 합니다. 그러나 요즘은 수술 기법의 발달과 수술 전 항암 방사선치료의 도입으로 이전에는 항문을 없애야 했던 환자도 항문을 유지할 수 있는 경우가 많아졌습니다. 하지만 직장암이 항문과 가까워 항문 괄약근을 절제해야 할 경우 인공항문을 만드는 복회음 절제술을 받을 가능성이 높아집니다. 또한 병변이 항문과 충분히 떨어져 있으나 암이 많이 진행되었을 경우, 향후 재발에 의한 폐쇄를 방지하기 위해 종양 절제 후 대장 연결을 하지 않고 인공항문을 만드는 하트만씨 수술을 하기도 합니다. 모든 사람에게 가능한 일은 아니지만, 이 경우 재발이 없다면 인공항문을 없애고 다시 대장을 연결할 수도 있습니다.

대장의 대부분을 종양이 막는 경우 대장이 막히는 '폐쇄'가 생기는데, 이때는 우선 장루 수술로 인공항문을 만들어 변을 볼 수 있도록 한 후 대장 절제 수술이나 항암 방사선치료를 하거나 대장 절제 후 장을 연결하지 않고 인공항문을 만드는 수술을 고려하게 됩니다. 최근에는 병변 부위에 스텐트(혈관 등에 주입하여 확장하는 원통형 의료 재료)를 삽입하여 수술 전에 폐쇄 부위를 넓혀 대변을 볼 수 있게 만든 후 한 번에 수술하기도 합니다.

장루 수술이 무엇인가요?

장루란 장의 일부를 복벽에 연결한 다음 복부 피부에 연결하여 변을 볼 수 있도록 만든 인공항문입니다. 주로 장을 수술할 때 만들어지는데, 크론병 같은 염증성 장질환이나 사고, 외상 때문에 치료상 필요할 경우 만들기도 합니다.

항문과 근접한 직장암의 경우, 수술 부위로 장 내용물이 지나가는 것을 방지하여 수술 부위를 보호할 목적으로 장루를 만듭니다. 또한 항문 괄약근까지 제거해야만 할 때도 장루를 만듭니다.

장루는 연결하는 부위에 따라, 대장(결장)에 설치하는 것을 결장루, 소장의 말단(회장) 부위에 설치하는 것을 회장루라고 부릅니다. 장루가 장의 어디에 위치하는지에 따라 변의 양상이 달라질 수 있으며, 이때 개인의 음식 적응도에 따라 식사가 달라지기도 합니다. 장루는 항문처럼 괄약근이 없기 때문에 변이 나오는 속도와 양을 조절할 수 없어서 수시로 대변과 가스가 장루 주머니로 배출됩니다. 장루 주위 피부가 손상되지 않도록 장루를 교체하고 관리하는 방법도 중요하니 수술 후 꼭 교육을 받도록 합니다.

▶ 장루 수술 종류

장루 종류	장루 연결 위치	특징
회장루	회장(소장) 부분에 연결	소장의 말단 부위에 연결되며, 대장에서 수분 흡수가 되기 전에 배출되므로 액체 상태로 배출.
결장루	결장(대장) 부분에 연결	대장의 중간이나 끝부분에 연결되는 경우가 많고, 수분 흡수 정도에 따라 반고형분 또는 고형분 형태로 배출.

항암치료

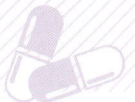

암을 치료하기 위해 화학물질인 항암제를 사용하는 모든 치료법을 통틀어 항암치료라 부릅니다. 암은 전이 가능성이 있는 질병이므로 수술이 잘 되었다 하더라도 주변에 미세한 암세포가 남아 재발을 일으킬 수 있습니다. 따라서 병기나 발병 부위의 예후를 고려하여 항암치료를 결정하게 됩니다.

직장암 수술 전 항암 방사선치료

직장암의 경우 종양의 국소 침윤 정도가 깊어 수술만으로 절제 가능성이 낮거나 종양의 위치가 항문과 인접해 항문 괄약근 보존 가능성이 낮다면 수술 전 항암 방사선치료를 고려합니다. 직장암 수술 전 항암 방사선치료는 국소 재발을 줄이고 항문 괄약근 보존 가능성을 높이는 것으로 알려져 있습니다.

경구 항암제의 경우 방사선치료 기간 동안 지속적으로 약을 복용하며, 주사제인 5-플루오로우라실과 류코보린의 경우 방사선치료 첫 3일과 마지막 3일에 걸쳐 항암제 주사를 맞은 후 방사선치료를 시행합니다.

수술 전 항암 방사선치료는 입원하지 않고 통원 치료로 이루어지며, 정상적인 생활도 가능합니다. 치료가 끝나고 6주 뒤 흉부 및 복부 CT, 직장 MRI, 직장경 검사, 암 표지자 검사 등을 통해 종양의 반응과 부작용 정도를 평가하고 최종적인 수술 방법 및 치료 방법을 결정합니다. 일반적으로 치료 종료 후 약 8주 전후로 수술하게 됩니다.

직장암 수술 후 항암 방사선치료

수술 후 2기 또는 3기 직장암으로 판명되었고, 수술 전에 항암 방사선치료를 시행하지 않았던 경우에는 수술 후 항암 방사선치료를 시행하며 이는 약 6개월 정도 소요됩니다. 1, 2차 치료의 첫 두 달은 항암제만 5일간 4주마다 투여하고, 다음 두 달은 수술 전 치료와 마찬가지로 5주간 방사선치료와 항암치료가 병행되며, 마지막 두 달은 항암제를 5일간 4주마다 투여합니다.

수술 전 항암 방사선치료를 받았다면 수술 후 항암제를 4주 간격으로 5일씩 총 4차례 투여하거나 혹은 경구용 항암제를 하루에 두 번씩 2주간 복용하는 치료를 매 3주 간격으로 총 6회 시행합니다.

대장암 수술 후 항암치료

대장암 1, 2기 환자는 재발 위험이 크지 않으므로 재발 방지 치료를 하지 않습니다. 그러나 2기 환자 중 재발 위험성이 큰 환자(수술 전 장폐색이나 장천공이 있던 경우, 병리 결과 암세포의 분화가 나쁜 경우, 종양이 림프관이나 혈관에 침범한 경우, 대장벽 침윤이 깊은 경우 등) 및 3기 환자는 재발을 줄이기 위해 항암치료를 진행합니다. 수술 후 추가되는 보조적 치료로 재발과 사망률을 줄일 수 있습니다.

대장암 수술 후 항암치료의 표준 치료 방법은 두 가지입니다. 첫 번째는 5-플루오로우라실(5-FU)·류코보린·옥살리플라틴 복합요법(FOLFOX)으로 정맥관을 통해 주사하는 방법입니다. 2주마다 총 12회 시행하여 6개월간 치료받게 됩니다. 두 번째는 옥살리플라틴을 주사로 주입하며 2주 동안 카페시타빈이라는 경구 항암제를 복용하는 항암요법(XELOX)으로 3주마다 총 8번 시행하여 6개월 치료받게 됩니다. 수술 후 항암치료는 대부분 외래에서 시행되므로 치료 중 일상적인 생활이 가능합니다.

증상 완화를 위한 항암요법

수술적 절제가 불가능하거나 타 장기에 전이가 있는 경우, 증상 완화 및 생존율을 높이기 위해 항암치료를 받습니다.

방사선치료

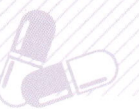

방사선치료란 방사선을 가속하여 증폭한 에너지를 암세포에 전달해 파괴하는 형태의 치료법입니다. 치료 자체는 국소 부위에 짧은 시간 이루어지고 통증도 없지만 여러 번에 걸쳐 받아야 한다는 번거로움이 있습니다. 방사선을 고농도로 쪼이면 암세포는 금세 사라지지만 주변 장기 또한 많은 손상을 입습니다. 따라서 여러 번에 나누어 치료하는 방식으로 암세포는 제거하고 정상세포는 보존하는 것입니다.

수술 전후의 방사선치료

방사선치료는 국소 진행성 병변 중 주로 복막 아래에 있는 직장 부위에 생긴 암에 많이 시행됩니다. 이 부위의 암은 전체 대장암의 50% 정도를 차지할 정도로 비율이 높습니다. 골반 부위 위쪽에 발생한 대장암은 장의 연동운동에 따라 많이 움직이는 편이고, 복막을 따라 퍼지는 경우가 많아 방사선치료의 효과가 상대적으로 떨어지므로 복막 아래에 있는 장에 치료를 적용하게 됩니다.

방사선치료를 통해 수술 전 종양의 크기를 줄이거나 수술 이후 재발률을 낮출 수 있습니다. 예전에는 국소 진행성 직장암의 경우 수술 후 항암방사선 요법이 시행되었습니다. 수술을 먼저 한 다음, 조직검사를 통해 주변 림프절 전이가 있거나 직장 주위 조직으로 침투된 것이 발견되면 수술 뒤 한 달 정도 회복기를 두고 방사선치료를 시행한 것입니다. 그러나 여러 연구를 통해 수술 전 방사선 혹은 동시 항암 방사선요법의 장점이 밝혀져 현재는 이러한 방법이 표준적인 치료법으로 이용되고 있습니다.

수술 후 방사선치료는 항암치료와 병행해 약 4주 정도 소요됩니다. 이때 항암제 치료는 원격 전이 가능성을 줄이는 효과뿐만 아니라 방사선치료의 효과를 증대시키는 역할도 합니다.

수술 전 항암 방사선치료를 할 때는 6~8주가량 종양의 크기가 줄어들기를 기다린 후 치료 반응 평가를 위한 검사를 하고 수술하게 됩니다. 수술 전 치료를 통해 병변이 소실되더라도 수술하지 않으면 재발할 수 있으므로 수술은 필수적입니다.

치료 후 부작용

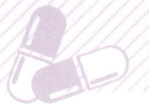

수술 관련 부작용

대부분의 환자는 수술 후 특별한 문제 없이 잘 회복되지만, 일부 환자에게는 합병증이 발생하기도 합니다.

◇ **출혈** 수술 후 복강 안에 출혈이 생기거나 장을 연결한 부위에서 출혈이 지속되어 혈변을 볼 수 있습니다. 출혈량이 적다면 대부분 자연적으로 지혈되지만, 양이 많거나 출혈이 지속되는 경우에는 내시경이나 혈관 조영술을 통해 출혈을 멈추게 하거나 재수술이 필요할 때도 있습니다.

◇ **문합 부위 누출** 대장 절제 수술 후 대장과 대장을 연결한 문합 부위에서 대변이 외부로 누출되는 경우가 드물게 발생합니다. 이때 대변에 있는 균이 복강 내 염증을 일으키거나 농양을 형성할 수 있습니다. 누출된 양이나 증상에 따라 의료진이 재수술을 고려하기도 합니다.

◈ **장 유착, 장 마비**　수술 후 장기들이 서로 들러붙는 유착이 생기거나, 장운동이 떨어지는 장 마비 증상이 생길 수 있습니다. 장 마비가 발생하면 가스 배출이 안 되고 배가 부르며 간혹 구토나 메스꺼움이 생길 수 있습니다. 일부 환자는 수술이 필요할 수 있으나 대부분 시간이 지나면 자연스럽게 회복됩니다.

◈ **감염**　수술 후 생길 수 있는 감염으로는 상처 감염, 비뇨기계 감염, 폐렴, 복강 내 감염 등이 있으며 이 경우 항생제 치료가 필요할 수 있습니다.

◈ **기타**　이 외에도 환자의 전신 상태에 따라 여러 합병증이 드물게 발생할 수 있습니다.

내시경 시술 관련 부작용

내시경 시술과 연관된 주요 합병증으로는 출혈과 천공, 복통, 발열 및 복막 염증 등이 있습니다. 이러한 합병증이 발생할 가능성은 용종 절제술의 경우 1% 정도이며, 내시경 점막하 박리술은 5~10% 정도입니다. 내시경 시술과 연관된 합병증은 대부분 내시경적 치료와 내과적 보존 치료로 회복이 가능하지만, 일부는 수술이 필요할 수도 있습니다.

항암치료 관련 부작용

항암제는 암세포의 성장과 분열이 빠르다는 점을 노려 주로 빨리 자라는 세포를 죽이게끔 만들어졌습니다. 따라서 정상적인 세포 중에서도 빨리 증식하는 세포 중 일부가 항암제의 영향을 받아 부작용이 발생할 수 있습니다. 물론 치료가 끝나면 대부분 정상으로 회복됩니다. 항암제에 따라 부작용이 다르게 나타날 수 있으나 주로 백혈구나 혈소판 감소, 탈모, 오심, 구토, 피로감, 설사 등의 증상을 보입니다. 부작용의 정도는 개인차가 있지만 항암치료를 할 때마다 매번 발생하는 것은 아니며, 치료를 중단하면 없어지는 것이 일반적입니다. 대장암에서 흔히 사용하는 약제들의 부작용은 다음과 같습니다.

◆ **메스꺼움(오심)과 구토** 오심, 구토는 흔히 발생하는 항암제 부작용이며 항암제 투여 이후에도 일정 기간 동안 지속될 수 있습니다. 항암제 투여 후 2~3일 이후부터 나타나서 3~4일 지속 후 호전되는데, 이때 오심과 구토를 예방하고 감소시키기 위해 진토제가 투여됩니다.

◆ **구내염** 구내염은 보통 항암치료 후 1~2주일 이내 발생하며 입안이나 목 안쪽이 헐고 염증이 생깁니다. 구내염을 예방하기 위해서는 입안을 청결하게 유지하고 양치질과 가글을 규칙적으로 하는 게 좋습니다. 부드럽고 씹기 쉬운 음식을 먹고, 뜨거운 음식보다는 미지근하게 식히거나 약간 차게 한 음식을 먹는 것이 도움이 됩니다.

◆ **설사** 항암제에 의한 장 점막 손상으로 설사가 발생할 수 있습니다. 보통 항암치료 1~2주 사이에 발생하지만 급성으로 나타나기도 합니다. 설사가 심하면 복통, 탈수, 전해질 불균형이 나타날 수 있으므로 식이 조절뿐 아니라 필요 시 약물 치료가 권장됩니다.

◆ **탈모** 항암제의 종류에 따라 탈모가 발생할 수 있는데, 대장암에 주로 사용되는 항암제는 탈모가 많이 일어나지 않습니다. 탈모가 발생하는 시기는 항

암치료 후 2~3주 이내이며, 두피에 자극을 줄 수 있는 파마와 염색은 6개월 동안 피하고 머리를 감을 때도 되도록 순한 샴푸를 사용합니다.

◈ **골수 기능 저하** 항암제에 의해 일시적으로 골수 기능이 억제되어 백혈구, 적혈구, 혈소판 등의 수치가 떨어질 수 있는데, 대부분 항암제 치료를 시작한 지 1~2주 사이에 감소하고 3~4주 사이에 회복됩니다. 골수 기능이 저하되면 균 감염에 대한 저항력이 떨어지기 때문에 감염 예방을 위해 개인위생을 철저히 하고 고열이 있다면 병원을 방문해야 합니다.

◈ **피부 · 손톱 · 발톱 변색 및 손상** 피부가 붉어지거나 가려움, 건조감이 생기고 피부뿐만 아니라 손톱과 발톱이 검게 변할 수 있으나 치료가 끝난 후 수개월이 지나면 자연적으로 회복됩니다. 건조한 피부에는 크림과 로션을 잘 바르고 직사광선에 직접적으로 노출되는 것을 피하도록 합니다.

◈ **말초신경염** 옥살리플라틴이라는 항암제를 투여 중인 경우 손, 발, 입 주위의 감각 저하와 저린 증상이 느껴질 수 있습니다. 특히 차가운 것에 노출되면 불편감이 더해지므로 찬 음식 섭취를 주의하는 등, 찬 것에 노출되지 않고 늘 따뜻한 상태를 유지하도록 합니다.

방사선치료 관련 부작용

직장암의 방사선치료 범위는 종양이 있는 범위와 림프절 전이가 생길 수 있는 범위를 합하여 골반의 많은 부분이 포함됩니다. 방사선치료로 생기는 대표적인 부작용은 다음과 같습니다.

◈ **배변 습관의 변화** 방사선치료를 받고 2~4주 정도 지나면 자주 화장실에 가게 될 수 있으며, 종종 점액변이나 혈변을 볼 수 있습니다. 변이 나오지 않거나 소량일 때가 많은데 이는 방사선에 의해 직장이 붓기 때문이며, 방사선치료가 끝나면 2~4주 안에 소멸됩니다. 치료 중 이러한 증상이 나타나면 무리하게 힘을 주지 말고 배변하는 것이 좋습니다. 힘을 주면 직장이 더 부어 증상이 심해질 수 있습니다. 변을 본 후에는 미지근한 물로 좌욕하는 것이 도움이 됩니다. 변이 묽게 나오거나 설사를 한다면 약이 필요할 수 있습니다.

◈ **배뇨장애** 방광의 일부도 방사선치료 범위에 포함되기 때문에 빈뇨, 잔뇨, 배뇨통이 나타날 수 있습니다. 이 또한 치료 중에 나타나는 일시적인 현상으로 치료 종료와 함께 호전됩니다.

◈ **골반 부위 통증** 방사선치료를 시작한 지 2~3주가 지나면 골반부가 뻐근한 느낌이 들 수 있습니다. 이는 골반부의 조직이 미세하기 붓기 때문에 발생하는 증상으로, 치료가 끝나면 대부분 호전됩니다. 통증이 심하다면 담당 의사와 상의하여 적절한 처방을 받도록 합니다.

◈ **항문 통증** 병변이 항문과 가까운 직장의 하부에 위치하면 치료 영역에 항문이 포함되기 때문에 방사선치료 후반부에 항문이 붓거나 피부가 벗겨지는 경우가 발생합니다. 치료 시 생기는 불가피한 증상이니 불편한 경우 담당 의사와 상의하여 적절한 처방을 받도록 합니다.

◈ **기타 부작용** 드물긴 하지만 치료 후 6개월 이후에 발생하는 만성 부작용으로 장폐색이 나타날 수 있습니다. 장폐색은 직장의 염증으로 인한 출혈, 통증, 소장의 협착 때문에 발생합니다. 젊은 여성의 경우 난소 기능 장애로 인한

폐경이 올 수 있으며, 남성의 경우 위치에 따라 고환이 치료 범위에 포함되면 정자 수 감소, 성기능 감소가 동반될 수 있습니다.

대장암 예방 10대 원칙

1. 총 칼로리 섭취량 중 지방의 비율을 30% 이하로 줄입니다.
2. 평소 우유, 신선한 채소, 과일 등과 함께 양질의 식이섬유를 하루 18~30g 이상 섭취합니다.
3. 붉은색 육류나 가공육을 피하고 담백한 가금류, 생선, 두부 등을 선택합니다.
4. 발효된 유제품(요구르트 등)을 충분히 섭취합니다.
5. 하루 1.5 l 이상의 충분한 물을 마십니다.
6. 짠 음식을 피하고 싱겁게 먹습니다.
7. 패스트푸드, 인스턴트, 조미료, 훈제식품 등을 피하고 적당한 체중을 유지합니다.
8. 음주와 흡연을 피하고 규칙적인 운동을 합니다.
9. 50세 이후 5~10년마다 정기적으로 대장내시경 검사를 받습니다.
10. 가족력 등의 위험인자가 있는 경우 전문의료진의 진료를 받아 검사 방법을 결정합니다.

* 대한대장항문학회 추천, 2009

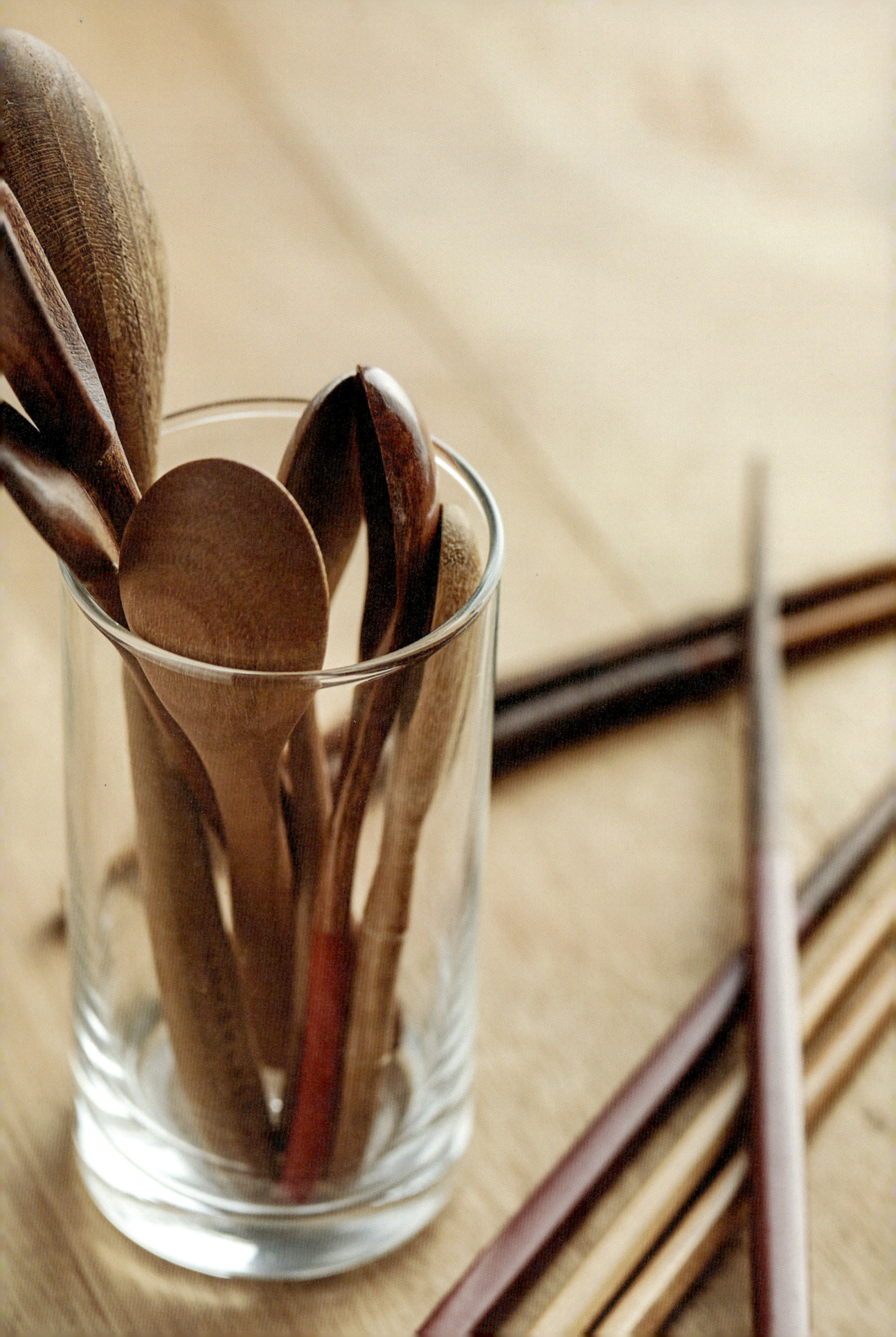

3장

대장암 수술 후
식사 원칙

수술 후에는 어떻게 먹나요?

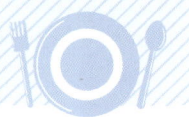

하루 세 끼 규칙적인 식사를 하세요

장 수술 후 원활한 회복과 장운동을 위해 하루 세 끼 이상 규칙적으로 식사하는 것이 좋습니다. 입맛이 없거나 바쁜 일이 있더라도 식사를 거르기보다는 간단한 간식이라도 섭취하는 것이 좋습니다. 오랫동안 장이 비어 있으면 가스가 많이 찰 수 있기 때문에 규칙적인 식사를 권합니다. 지속적으로 잦은 변을 보거나 설사를 한다면 한밤중에 배변하는 횟수를 줄일 수 있도록 다른 끼니에 비해 저녁 식사는 적게 먹는 것이 좋습니다. 자기 직전에 먹는 야식은 한밤중의 배변을 불편하게 하므로 주의합니다.

꼭꼭 씹어 드세요

소화와 영양분의 흡수를 돕기 위해 음식을 잘 씹어 먹습니다. 오래 씹으면 음식이 잘 다져지는 효과가 있고 입에서 침이 많이 분비되어 소화를 돕습니다.

과식을 피합니다

대장을 수술했다고 일부러 식사량을 줄일 필요는 없습니다. 그러나 수술 직후 과식은 소화를 힘들게 하고 복통이나 수술 부위 문제를 일으킬 수 있으므로 과도하게 몰아 먹는 습관은 피하도록 합니다. 성인 남성을 기준으로 밥의 양은 한 끼에 한 공기 내외가 적절합니다.

물을 충분히 섭취하세요

탈수와 변비가 생기지 않도록 물은 하루 6~10잔으로 충분히 섭취합니다. 우측 결장이나 대장의 많은 부분을 절제한 경우에는 묽은 변이나 설사로 수분을 상실하여 탈수가 생길 수 있습니다. 좌측 대장(하행결장, 구불결장, 직장)을 절제한 경우에는 시간 경과에 따라 변비가 생겨 항문 통증까지 유발할 수 있으니 수분을 충분히 섭취하여 예방하는 것이 좋습니다.

단백질 음식을 충분히 드세요

수술 후 원활한 회복을 위해서 우리 몸의 혈액, 세포, 조직, 근육, 장기를 구성하는 단백질은 필수적으로 섭취해야 합니다. 수술로 인한 상처도 있고 세포와 조직이 재생되어야 하므로 매끼 한두 가지 반찬은 반드시 단백질 식품으로 구성하도록 합니다. 단백질은 곡류나 채소에도 조금씩 들어 있지만, 주로 고기, 생선, 달걀, 콩, 두부, 해산물, 유제품에 풍부하게 들었습니다. 고기나 생선은 종류와 상관없이 기름기 있는 부분보다는 살코기 위주로 섭취하고, 튀김처럼 기름을 많이 사용하기보다는 찜이나 삶은 요리처럼 담백하게 조리하는 것이 좋습니다.

자극적인 음식은 피합니다

대장 수술 후 매운탕, 해물찜, 불닭처럼 지나치게 매운 음식을 섭취하면 설사와 복통을 유발할 수 있기 때문에 조심해야 합니다. 그렇다고 김치나 콩나물무침처럼 고춧가루가 들어간 음식을 모두 피하라는 뜻은 아닙니다. 양념은 입맛이 떨어지지 않게 도와주는 역할을 하므로 고춧가루, 파, 마늘, 된장, 쌈장, 소금, 간장은 평범하게 사용하는 것이 좋습니다. 또한 기름기가 많은 튀김, 중국 음식, 삼겹살 같은 음식도 설사를 유발할 수 있으므로 수술 후 1개월 동안은 주의가 필요합니다.

균형 잡힌 식사를 합니다

수술 후 단백질 섭취가 중요하다고 해서 고기, 생선, 달걀 등만 골라 먹으면 불균형한 식사로 이어집니다. 되도록 다양한 음식을 골고루 먹어야 합니다. 우리 몸에는 탄수화물, 단백질, 지방, 비타민, 무기질이 모두 필요하기 때문에 주식으로 밥이나 죽, 국수, 빵을 활용하면서 단백질이 많은 음식을 함께 먹고, 채소 반찬으로 비타민과 무기질을 보충하는 것이 균형 잡힌 식사입니다. 이외에도 부족한 비타민, 무기질, 영양소를 위해 유제품과 과일을 섭취하는 것도 도움이 됩니다.

균형 잡힌 식사란?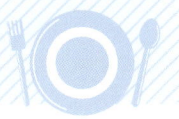

우리 몸에 필요한 영양소는 몇 가지 음식만 먹어서는 충족할 수 없습니다. 특히 회복을 위해서는 꼭 필요한 영양소를 모두 챙겨 먹어야 하므로 균형 잡힌 식사가 매우 중요합니다. 일반적으로 균형 잡힌 식사란 매끼 주식과 반찬, 후식 및 간식을 통해 여섯 가지 식품군을 고루 섭취할 수 있는 적당량의 식단을 뜻합니다.

수술 후에는 회복과 상처 치유를 돕기 위해 단백질 섭취의 중요성이 강조되기는 하지만, 균형 잡힌 식사의 기본에서 크게 벗어나지는 않습니다. 대장 수술 후 식사로는 매끼 주식(밥, 죽, 국수 등)과 함께 어육류(고기, 생선, 달걀, 두부, 해산물 등) 반찬 한두 가지와 채소 반찬 한두 가지를 권장합니다.

주로 많이 포함된 영양소를 기준으로 성분이 비슷한 음식끼리 묶어놓은 것을 식품군이라고 하는데, 이 식품군을 보고 해당 영양소가 많이 든 음식을 선택하여 조리하는 방식으로 식단을 구성하면 편리합니다.

곡류군
- 에너지를 제공하고 체중을 유지하게 하는 탄수화물을 주로 포함한 식품군.
- 밥, 죽, 면, 빵, 과자, 감자, 고구마, 옥수수, 떡, 밤, 묵 등이 대표적인 식품이다.
- 식사량이 부족할 때는 다양한 곡류군 간식을 이용한다.
- 대장 수술 직후에는 섬유소가 많은 잡곡밥보다 쌀밥을 선택하는 게 좋다.
- 찰떡, 옥수수, 감자, 고구마 등은 껍질은 질기거나 소화가 어려우므로 수술 초기에는 주의한다.

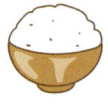 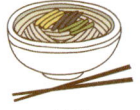 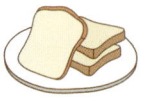 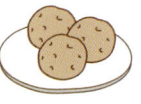 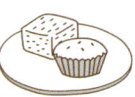

쌀밥 　　 소면 　　 흰빵 　　 감자 　　 백설기

어육류군
- 단백질 함량이 높은 식품군.
- 육류, 생선, 달걀, 두부, 콩, 해물 등이 대표적인 식품이다.
- 단백질은 신체에서 세포, 조직, 근육, 혈액을 만들고 구성하는 역할을 한다. 수술 후 회복을 위해 충분한 섭취가 필요하다.
- 대장 수술 직후에는 기름진 부분은 제거하고 살코기 등 담백한 부분을 활용한다.
- 고온 조리, 튀김, 탄 육류는 주의한다.

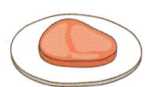 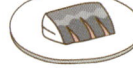 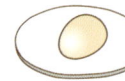 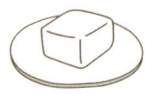 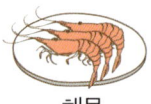

육류 　　 생선 　　 달걀 　　 두부 　　 해물

지방군
- 적절한 열량 및 필수지방산 섭취에 필요한 식품군.
- 식용유, 참기름, 들기름, 버터, 마가린, 마요네즈, 견과류 등이 대표적인 식품이다.
- 대장 수술 직후에는 소화가 어려울 수 있으니 딱딱한 견과류는 소량씩 꼭꼭 씹어 섭취한다.
- 포화지방산이 높은 동물성 지방보다는 식물성 지방을 선택하는 게 좋다.

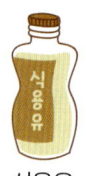 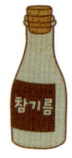 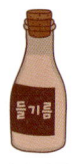 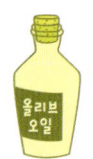 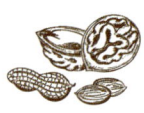

식용유 　　 참기름 　　 들기름 　　 올리브오일 　　 견과류

- 우리 몸의 원활한 대사를 돕는 비타민과 무기질을 공급해주는 식품군.
- 호박, 배추, 무, 가지, 양파, 오이 등 다양한 채소를 말하며, 섬유소 함량이 많다.
- 대장 수술 직후에는 섬유소 많은 질긴 채소를 다량 섭취하지 않도록 주의한다.

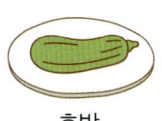 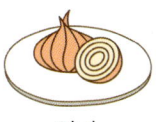 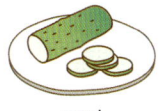 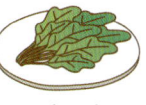

호박 　　　 양파 　　　 오이 　　　 시금치

- 비타민, 무기질, 섬유소뿐 아니라 다양한 생리활성물질을 포함한 식품군.
- 사과, 배, 바나나, 수박, 포도 등 다양한 과일을 말한다.
- 대장 수술 직후에는 섬유소가 많은 껍질과 딱딱한 씨는 제거하고 섭취한다.

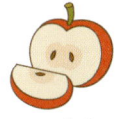 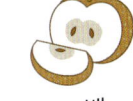 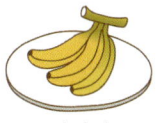

사과 　　　 배 　　　 바나나

- 단백질과 칼슘 같은 무기질을 포함한 식품군.
- 우유, 저지방 우유, 두유, 요구르트 종류를 아울러 말한다.
- 하루 1~2회의 우유군 섭취를 권장한다.
- 우유 섭취 시 설사 등 불편 증상이 있다면 떠먹는 요구르트(요거트)나 액상 요구르트 등 발효유를 섭취한다.

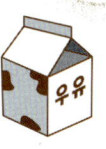 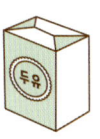  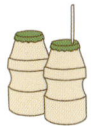

우유 　　　 두유 　　　 떠먹는 요구르트 　　　 요구르트

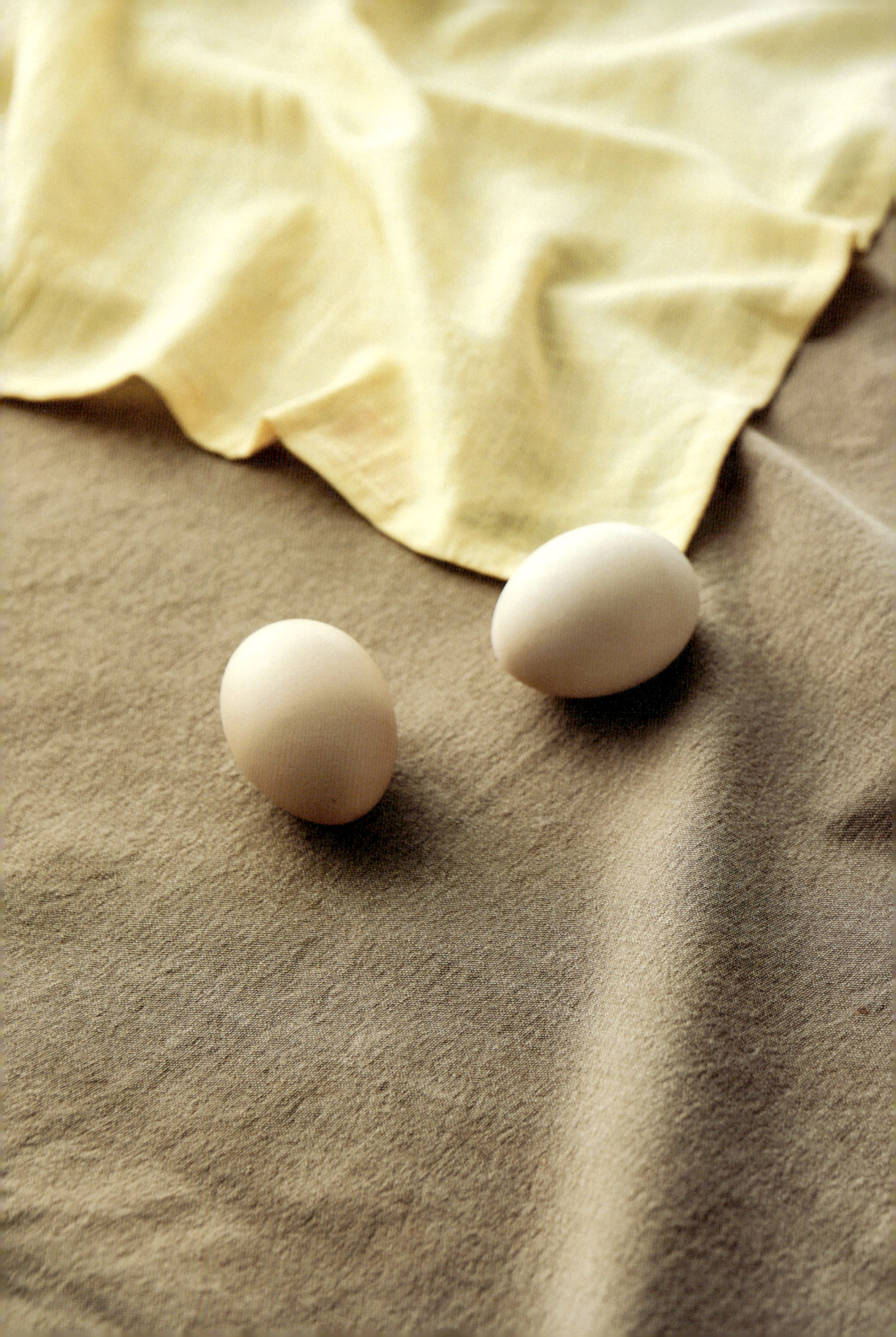

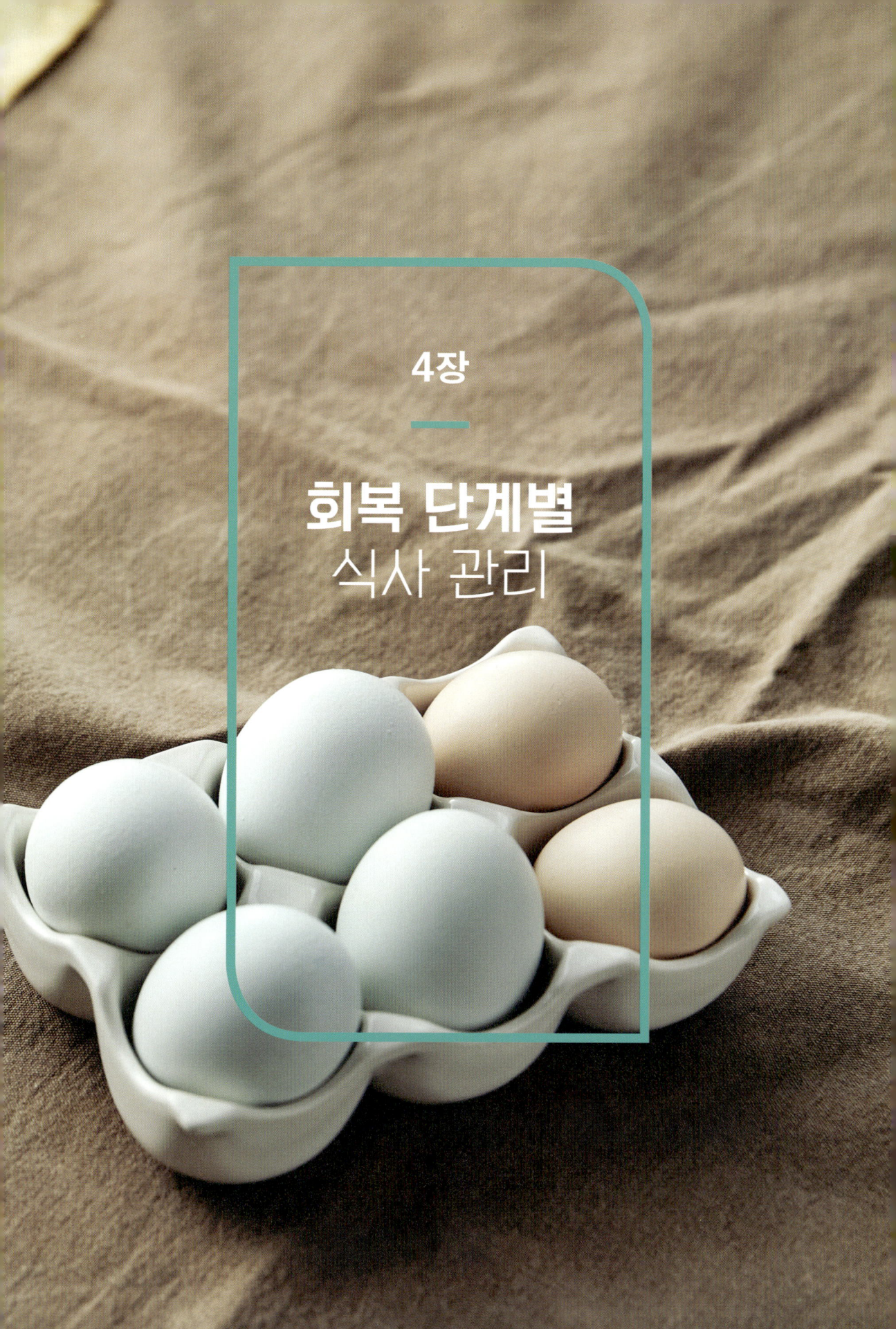

4장

회복 단계별 식사 관리

#STEP 1
수술 후부터 퇴원 전까지의 식사

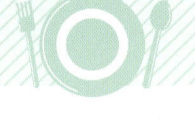

　수술 부위와 절제 길이, 환자의 상태에 따라 다르지만 대체로 대장 수술 후 1~2일은 금식하게 됩니다. 직장을 수술한 경우는 결장 수술보다 하루 정도 식이 진행이 늦어지기도 하지만, 모두 의료진의 결정에 따르게 됩니다. 수술 전후 금식 기간을 줄이는 것이 환자의 회복 속도를 빠르게 해준다는 최근의 연구 결과를 토대로 요즘은 금식 기간이 더 짧아지고 있습니다. 수술 후 가스가 나오기 전이어도 물이나 식이를 진행하는 것이 추세입니다.

　수술 후 기본적인 식이 진행은 다음과 같습니다.

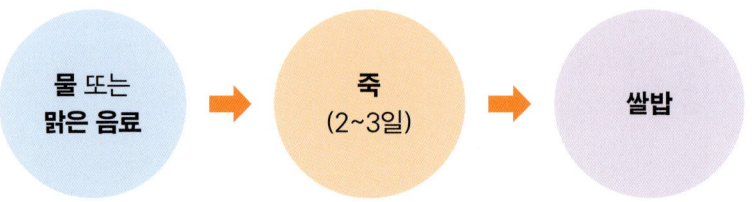

　금식 후 일정 시간이 지나면 물이나 맑은 음료를 섭취할 수 있습니다. 수분 섭취 후 이상이 없으면 다음날에는 죽을 먹을 수 있게 됩니다. 보통, 수술 후 2~3일째에는 죽을 먹게 되며, 처음 식사는 수술 부위에 무리가 없도록 흰죽 위주로 소량씩 천천히 섭취하게끔 합니다.

환자의 나이와 수술 부위, 장운동 등의 요인에 따라 회복에도 개인차가 있을 수 있으므로 첫 식사가 반갑다고 급하게 양껏 섭취하지 않도록 조심해야 합니다. 첫날 식사 후 심한 복통, 구토 등 부작용이 생기는 경우도 간혹 있기 때문에 잘 관찰해야 하며 과식하지 않는 것이 좋습니다. 부드러운 살코기, 생선, 달걀, 두부나 건더기가 적은 국, 물김치는 소량씩 섭취할 수 있습니다.

식사량이 적은 경우에는 간식으로 부드러운 과일, 주스, 감자, 빵, 요구르트 등을 섭취해볼 수 있습니다. 그러나 식사 후 2~3일이 지나도록 방귀가 나오지 않는데도 많은 음식을 섭취하다 보면, 속이 더부룩해지고 가스 배출이 안 되어 속이 울렁거리는 등 불편해질 수 있습니다. 그러니 방귀가 나오기 전까지는 조금씩 남기면서 섭취하는 것이 좋습니다.

죽을 오래 먹는다고 회복에 도움이 되는 것은 아닙니다. 오히려 적응 정도에 따라 며칠 죽을 먹다가 밥으로 빨리 진행하는 것이 좋습니다. 물론 개인의 적응 정도와 수술 상태에 따라 죽 먹는 기간이 길어질 수도 있으니 식이 진행에 대해서는 의료진의 결정에 따르는 게 좋습니다.

밥은 자극이 적고 소화가 편한 쌀밥으로 시작합니다. 입원 기간 동안 쌀밥까지 먹고 퇴원하는 환자가 많지만, 퇴원할 때까지 죽만 먹었다면 밥에 대한 거부감이 생기지 않도록 쌀 진밥부터 시도해보는 게 좋습니다.

밥을 먹을 때도 단백질 섭취를 위해 매끼 한두 가지의 어육류 반찬과 부드러운 채소 반찬 한 가지를 곁들입니다. 고춧가루가 들어간 김치와 국, 찌개도 섭취할 수 있습니다. 다만 지나치게 매운 음식과 기름지거나 딱딱한 음식은 섭취하지 않습니다.

수술 후 식사 가이드

수술을 마친 뒤부터 퇴원하기 전까지는 수술 후 달라진 몸이 음식에 적응하는 기간입니다. 이 시기는 대부분 병원에서 보내기 때문에 담당 의사가 환자를 면밀하게 관찰하며 회복 속도에 따라 음식을 조절해줍니다. 이때 환자나 보호자는 식사 이후에 불편감, 배변 이상, 신체 이상이 있는지 등을 체크하여 담당 의사에게 잘 전달하는 한편, 수술 후의 회복식에 대해 익혀나갑니다.

수술 후 2일 식단표 예시

	1일	2일
아침	흰죽 다시마무국 메추리알장조림 감자볶음 물김치	눌은밥 콩나물국 두부버섯스테이크(p.68) 호박나물 물김치
오전 간식	요구르트	떠먹는 요구르트(플레인)
점심	새송이죽 감자연두부국(p.64) 새우가지조림 숙주나물 나박김치	게살달걀죽(p.58) 배추국 돼지고기된장구이(p.66) 무나물 나박김치
오후 간식	바나나영양주스(p.74)	과일(사과100g)
저녁	대구미소죽(p.60) 된장찌개 소불고기 양배추볶음 물김치	야채죽 닭고기완자탕(p.62) 가자미간장양념구이(p.72) 오이나물 물김치

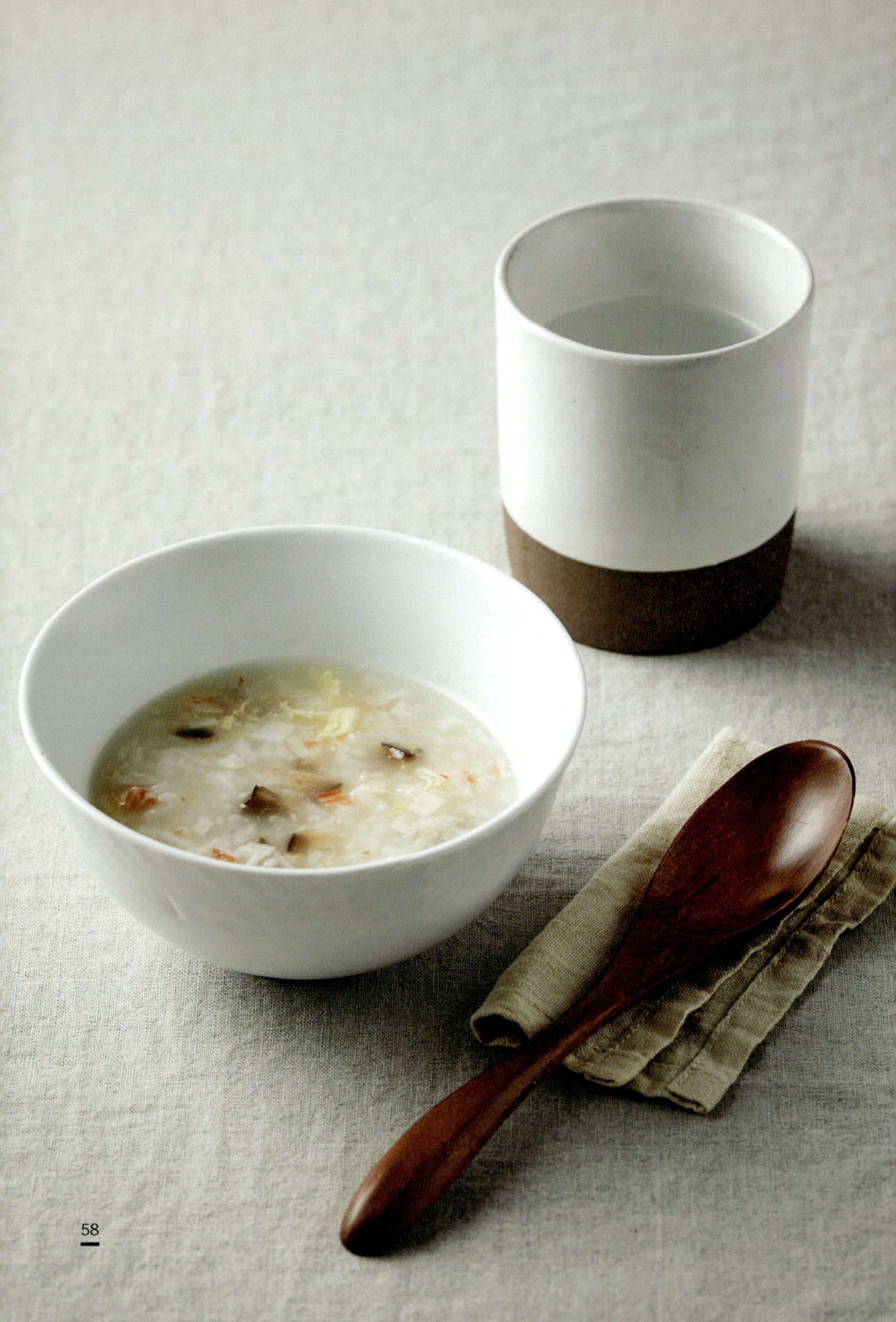

게살달걀죽

저지방 고단백 식품인 게살은 담백하고 달짝지근하여 입맛 없을 때 차려내기 딱 좋습니다. 신선한 생물 게도 좋지만 쉽게 구입 가능한 냉동 게살로 죽을 만들어도 좋습니다.

열량	탄수화물	단백질	지방	섬유소
220 kcal	34 g	12 g	3 g	1 g

재료 (1인분)

불린 쌀	60g	표고버섯	15g
게살	35g	물	250ml
달걀	20g	참기름	0.3g
		소금	0.3g

1. 표고버섯과 게살을 깨끗이 손질한 뒤 잘게 다지고 마른 팬에 살짝 볶는다.
2. 냄비에 참기름을 두르고 불린 쌀과 표고버섯을 볶다가 물을 붓고 끓인다.
3. 쌀알이 퍼지면 게살을 넣고 더 끓이다가 달걀을 풀어 넣는다.
4. 달걀이 다 익으면 소금으로 간하고 한소끔 더 끓인다.

달걀 대신 연두부를 넣으면 식감이 더욱 부드러워집니다. 연두부도 훌륭한 단백질 식품이라 영양 면에서도 나무랄 데 없습니다.

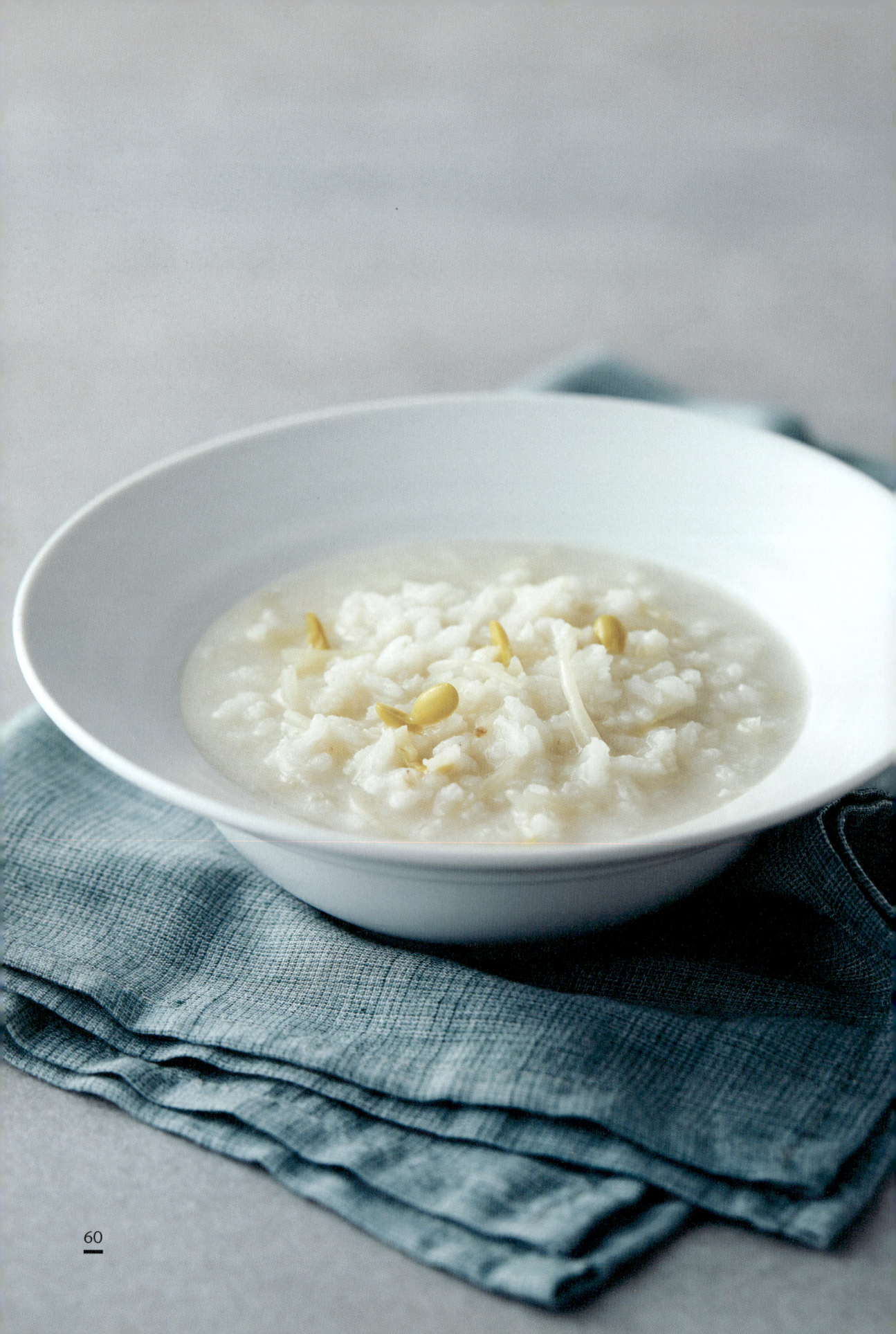

대구미소죽

대구는 지방 함량이 적고 소화도 잘돼 수술 후 먹기에도 부담이 적은 단백질 식품입니다. 여기에 미소의 구수함이 조화롭게 어우러져 식욕을 한층 돋웁니다.

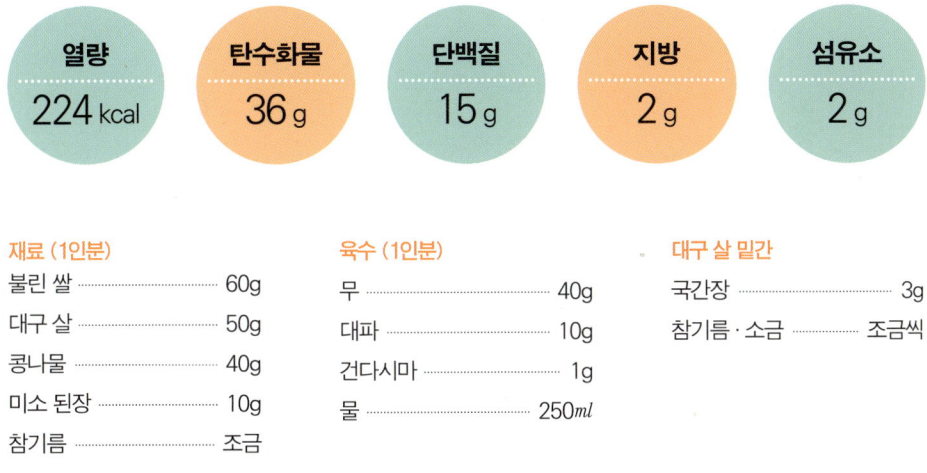

열량	탄수화물	단백질	지방	섬유소
224 kcal	36 g	15 g	2 g	2 g

재료 (1인분)
- 불린 쌀 ········· 60g
- 대구 살 ········· 50g
- 콩나물 ········· 40g
- 미소 된장 ······ 10g
- 참기름 ··········· 조금

육수 (1인분)
- 무 ················ 40g
- 대파 ············· 10g
- 건다시마 ········· 1g
- 물 ············· 250ml

대구 살 밑간
- 국간장 ············ 3g
- 참기름·소금 ····· 조금씩

1. 콩나물은 깔끔하게 다듬어 한입 크기로 썬다.
2. 냄비에 분량의 육수 재료를 넣고 팔팔 끓여낸다.
3. 김이 오른 찜통에 대구 살을 쪄서 밑간 양념으로 간하고 잘게 다진다.
4. 냄비에 참기름을 두르고 불린 쌀을 넣어 볶다가 **2**의 육수를 붓고 끓인다.
5. 쌀알이 퍼지면 다진 대구 살, 콩나물을 넣고 미소 된장을 풀어 한소끔 더 끓인다.

 대구는 흰 살 생선 중 지방 함량이 가장 적고 단백질 함량은 높아 담백하면서도 고소합니다. 살이 도톰해서 먹기도 편하지요. 특히 탕으로 국물을 내어 먹으면 시원하면서도 깔끔한 맛이 일품입니다.

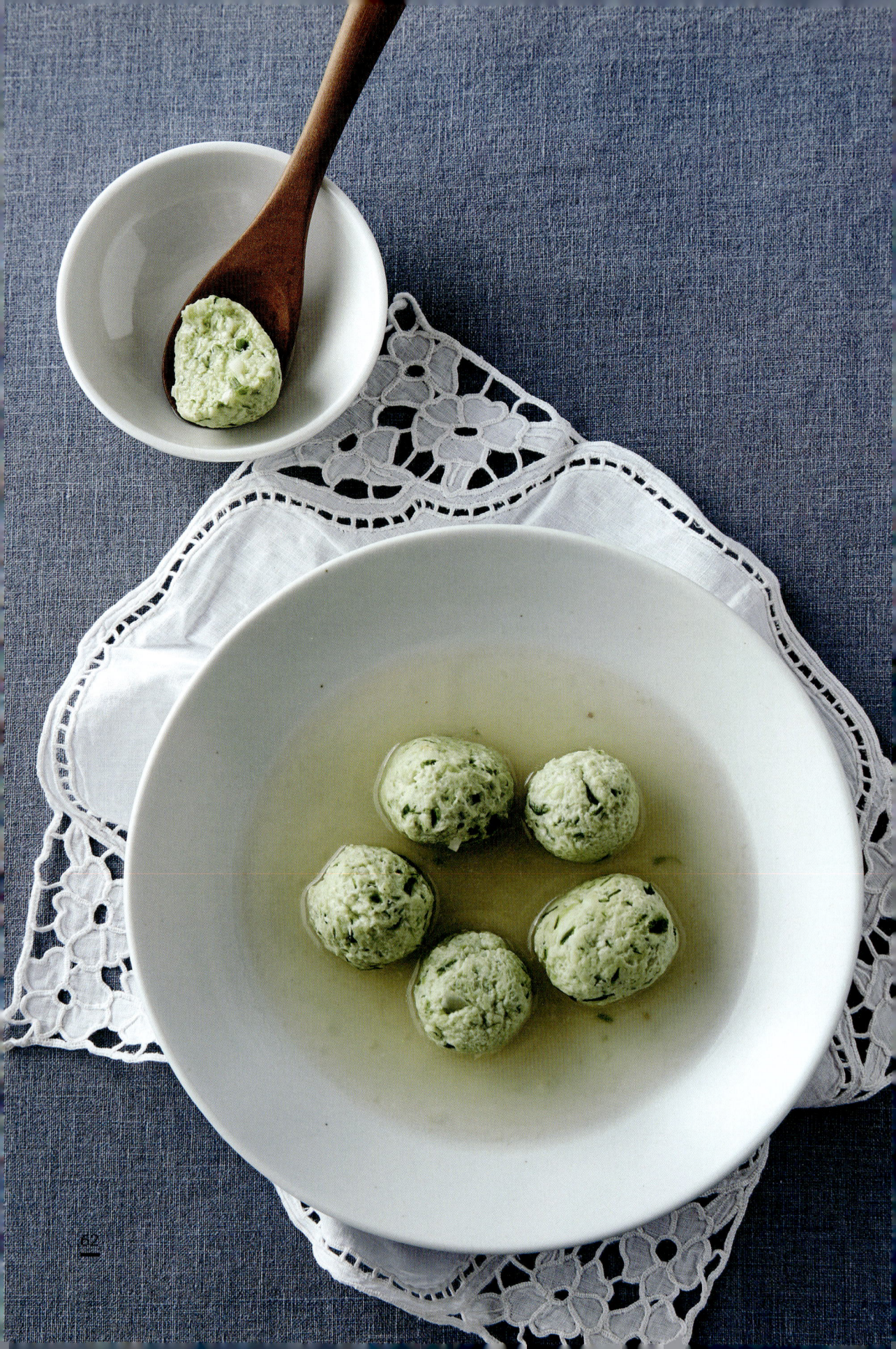

닭고기완자탕

닭 가슴살은 수술 후 회복에 좋은 양질의 단백질 급원이지만 퍽퍽한 질감 때문에 선뜻 도전하기 부담스럽지요. 닭 가슴살을 완자로 빚어 탕을 만들면 더 부드럽게, 더 편하게 먹을 수 있습니다.

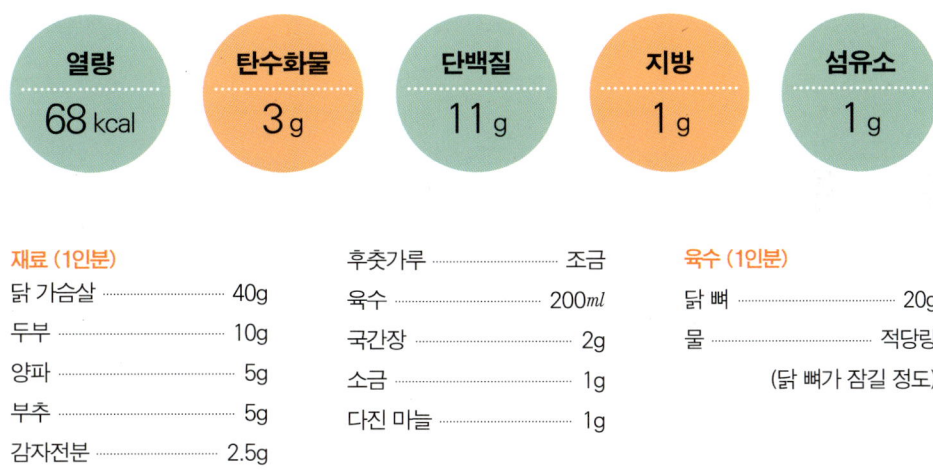

재료 (1인분)
- 닭 가슴살 40g
- 두부 10g
- 양파 5g
- 부추 5g
- 감자전분 2.5g
- 후춧가루 조금
- 육수 200ml
- 국간장 2g
- 소금 1g
- 다진 마늘 1g

육수 (1인분)
- 닭 뼈 20g
- 물 적당량 (닭 뼈가 잠길 정도)

1. 닭 가슴살, 두부, 양파, 부추, 후춧가루를 함께 믹서에 간다.
2. 1을 감자전분으로 반죽하여 지름 1.5~2cm 크기로 동그랗게 완자를 빚는다.
3. 냄비에 육수 재료를 담고 팔팔 끓여 육수를 낸 다음 국물만 따라둔다.
4. 냄비에 준비한 육수를 붓고 끓인다. 국물이 끓어오르면 완자를 넣고 국간장, 소금, 다진 마늘을 넣어 간을 맞춘다.
5. 완자가 다 익어 떠오르면 불을 끄고 그릇에 담아낸다.

 닭 가슴살을 칼로 곱게 다져서 반죽하면 퍽퍽한 느낌을 줄일 수 있습니다.

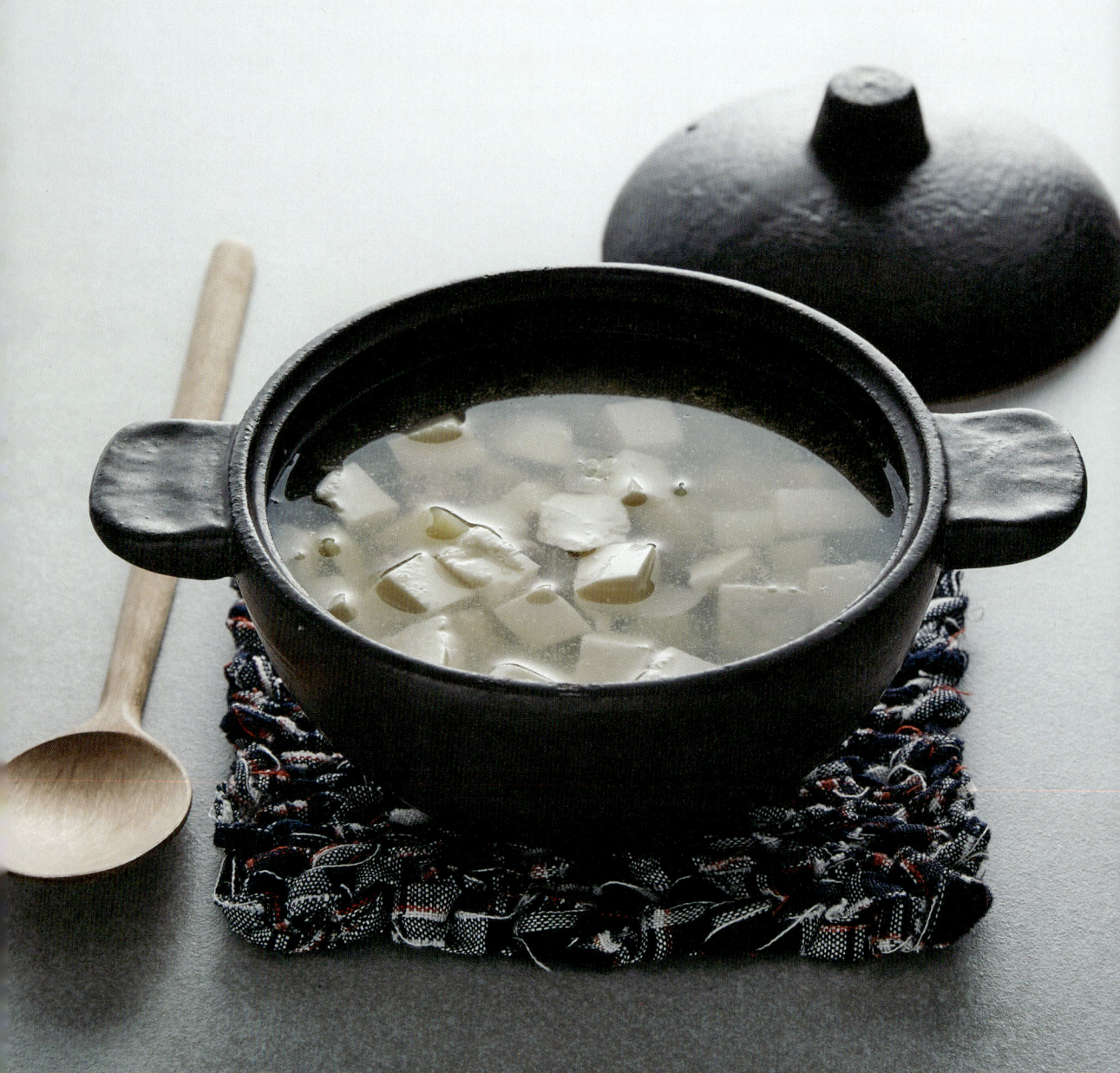

감자연두부국

일반 두부보다 보들보들한 연두부는 수분이 많고 부드러워 소화가 잘되는 식품입니다. 여기에 비타민C가 풍부하고 식감이 부드러운 감자를 더해 영양은 높이고 술술 잘 넘어가는 맑은 국을 만들었습니다.

열량	탄수화물	단백질	지방	섬유소
138 kcal	15 g	12 g	5 g	2 g

재료 (1인분)
- 감자 … 70g
- 양파 … 20g
- 다진 소고기 … 20g
- 연두부 … 1팩(125g)
- 물 … 300㎖

국 양념
- 다진 파 … 5g
- 다진 마늘 … 5g
- 국간장 … 3g
- 참기름 … 1g

1. 감자와 양파는 한입 크기로 썬다. 연두부는 먹기 좋은 크기로 잘라 물에 담가둔다.
2. 냄비에 참기름을 두르고 다진 소고기를 볶다가 물을 부어 한소끔 끓인다. 끓어오르면 준비한 감자와 양파를 넣는다.
3. 감자와 양파가 부드럽게 익으면 국간장으로 간한 다음 다진 파와 다진 마늘을 넣는다.
4. 연두부를 넣고 한소끔 더 끓인다.

 연두부는 칼로 잘라서 준비해도 되지만 팩의 물기를 뺀 다음 숟가락으로 한입 크기씩 떠 넣어도 좋습니다.

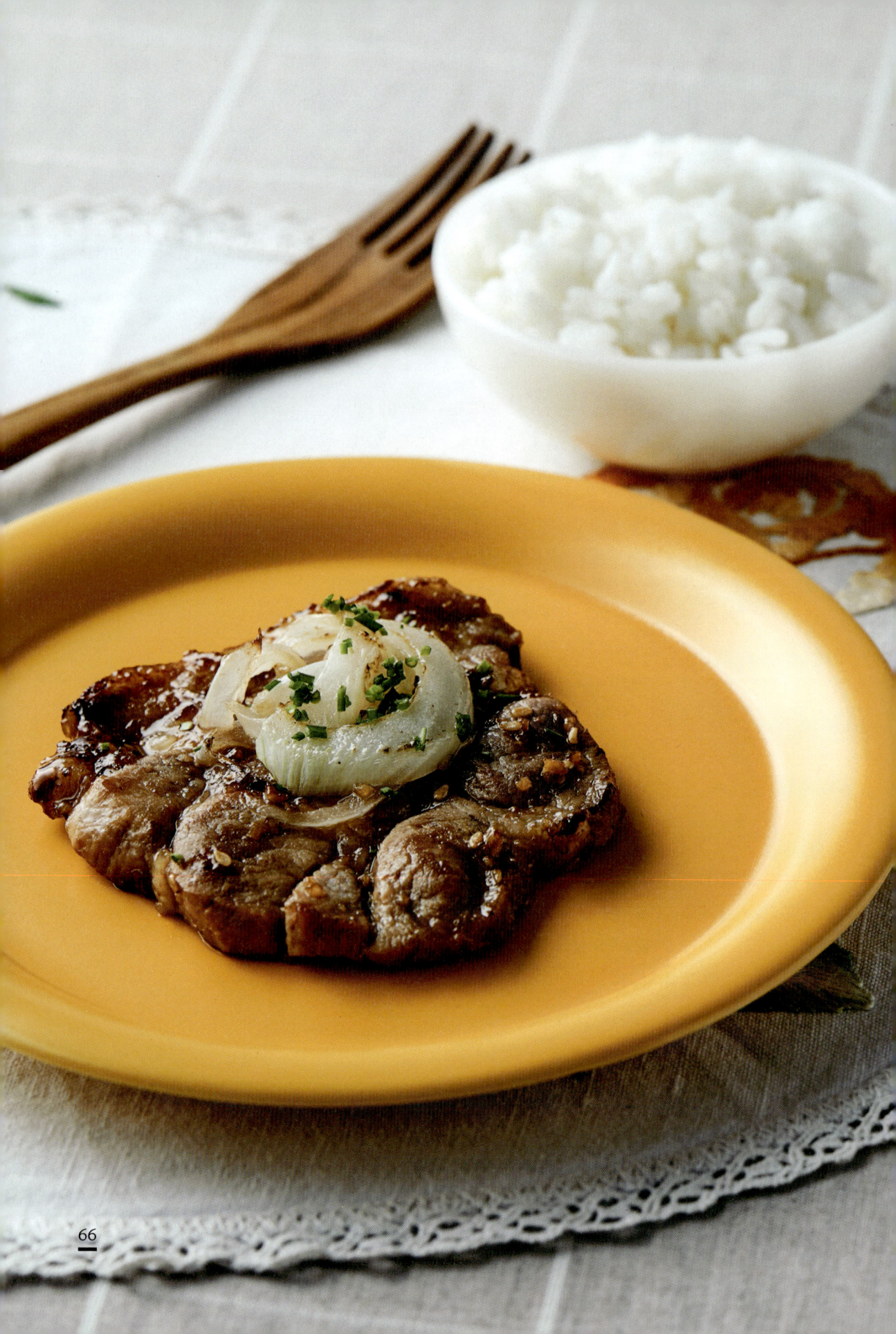

돼지고기된장구이

돼지고기에는 단백질뿐만 아니라 신진대사를 활발히 하고 면역체계를 강화하는 비타민B군이 풍부하게 들어 있지요. 특히 부드러운 목살은 환자식으로 인기 만점입니다. 된장으로 누린내를 잡고 풍미를 더해 식욕을 촉진합니다.

열량	탄수화물	단백질	지방	섬유소
145 kcal	9g	9g	8g	0g

재료 (1인분)
- 돼지고기(목살) ········ 40g
- 양파 ········ 5g
- 식용유 ········ 3g
- 영양부추(고명용) ········ 조금

된장양념
- 된장 ········ 2g
- 간장 ········ 5g
- 맛술 ········ 5g
- 설탕 ········ 5g
- 물엿 ········ 1g
- 참기름 ········ 1g
- 다진 마늘 ········ 1g
- 다진 생강 ········ 0.5g
- 참깨 ········ 조금

1. 돼지고기는 물에 담가 핏물을 제거해둔다.
2. 분량의 된장양념 재료를 고루 섞어둔다.
3. 준비한 돼지고기 목살을 **2**의 된장양념에 반나절 정도 재운다.
4. 양파는 모양을 살려 0.5cm 폭으로 둥글게 썰고 영양부추는 잘게 다진다.
5. 식용유를 두른 팬에 양파를 노릇하게 굽고 꺼낸다.
6. **5**의 팬에 다시 식용유를 두르고 양념에 재운 돼지고기 목살을 노릇하게 앞뒤로 굽는다. 고기를 접시에 담고 양파를 올린 후 다진 영양부추를 뿌린다.

수술 후 1개월 이내 환자라면 영양부추는 제외하고 조리합니다. 수술 후 1개월이 지난 환자라면 영양부추, 채 썬 양파, 제철 채소 등을 곁들여보세요. 씹을 거리가 풍부해져 더욱 맛있는 별미 요리가 됩니다.

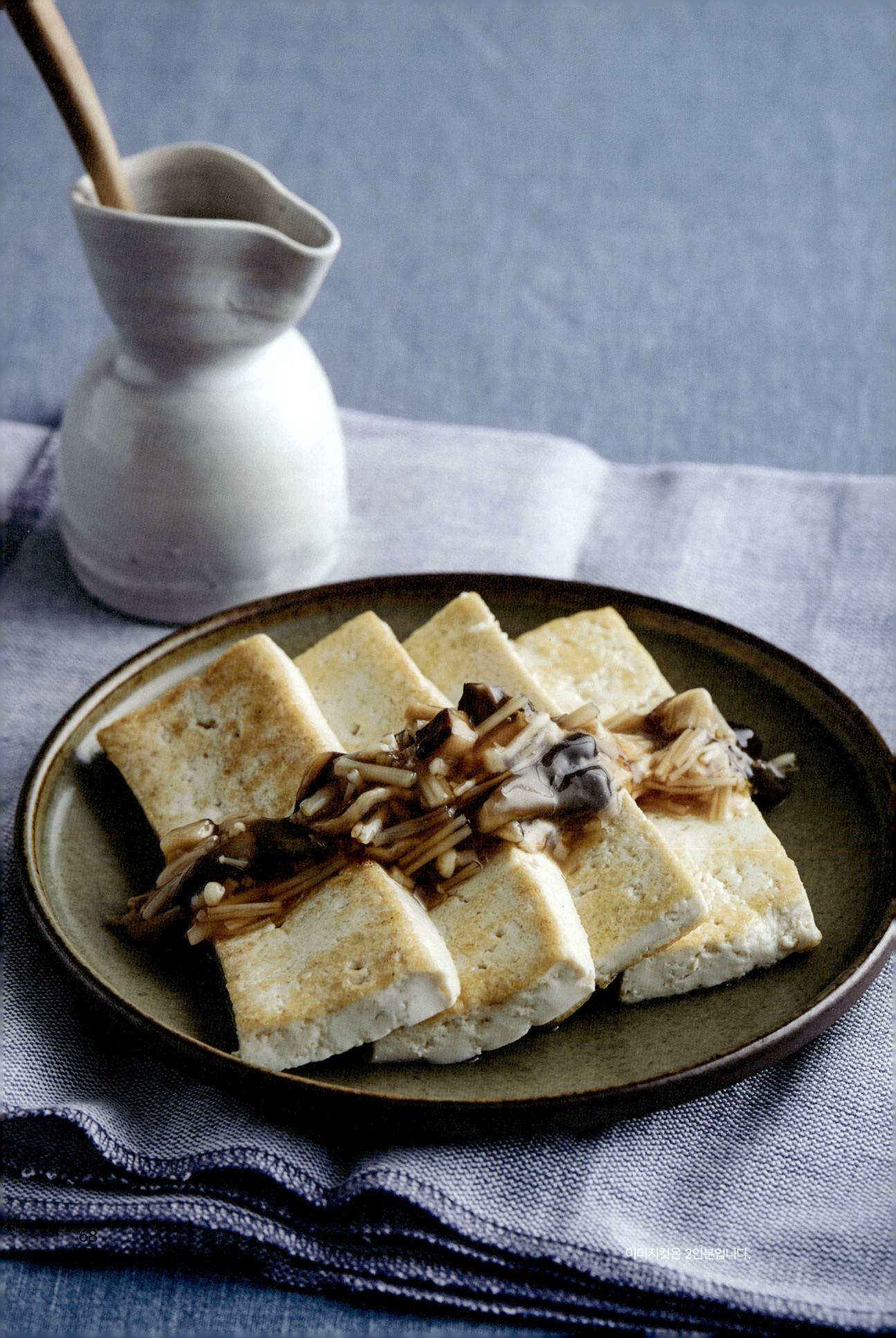

이미지컷은 2인분입니다.

두부버섯스테이크

필수아미노산이 풍부하고 소화흡수율까지 높은 두부는 수술 후 어려움 없이 먹을 수 있는 단백질 식품입니다. 다양한 버섯으로 향을 더하고 굴소스로 맛을 내어 특별한 날을 위한 일품요리로도 즐길 수 있습니다.

열량	탄수화물	단백질	지방	섬유소
144 kcal	13 g	9 g	8 g	3 g

재료 (1인분)
- 두부 ········· 80g
- 양파 ········· 40g
- 팽이버섯 ······ 15g
- 느타리버섯 ····· 5g
- 표고버섯 ······ 5g
- 전분 ········· 3g
- 식용유 ······· 3g
- 쪽파 ········· 1g

스테이크소스
- 굴소스 ······· 5g
- 설탕 ········· 3g
- 간장 ········· 2g
- 다진 마늘 ····· 1g
- 소금 ········ 0.5g

1. 두부는 먹기 좋은 크기로 도톰하게 자르고, 양파는 채 썰고, 쪽파는 한입 크기로 썰어둔다.
2. 느타리버섯은 한 가닥씩 찢고 표고버섯, 팽이버섯은 밑동을 잘라 먹기 좋은 크기로 썬다.
3. 팬에 식용유를 두르고 두부를 앞뒤로 노릇하게 지져낸다.
4. 팬에 분량의 소스 재료와 버섯, 채소를 모두 넣어 끓인 다음 마지막에 전분으로 농도를 맞춘다.
5. 그릇에 두부를 담고 **4**의 소스를 끼얹는다.

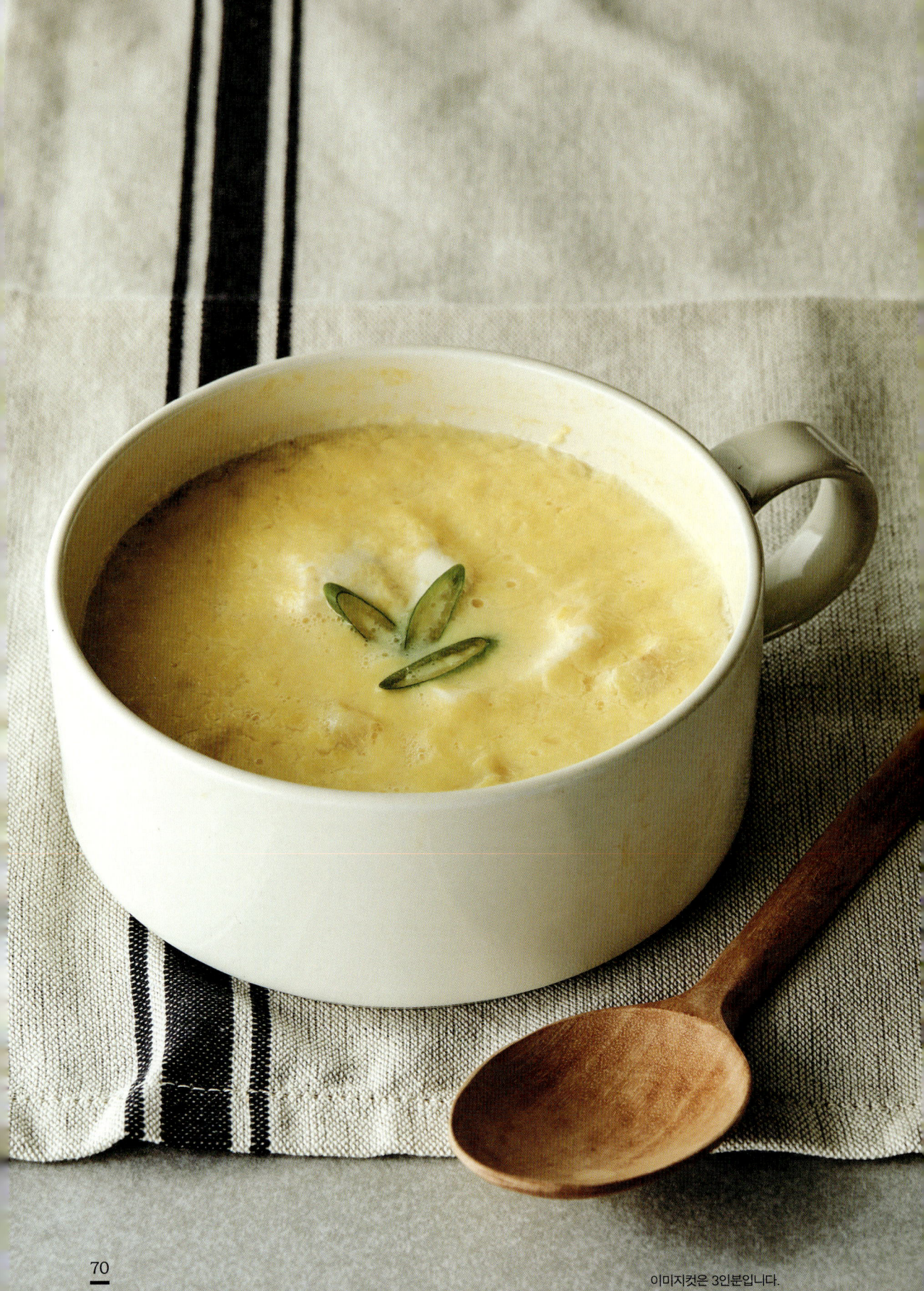

이미지컷은 3인분입니다.

순두부생선달걀찜

부드러운 순두부와 담백한 동태 살이 들어간 달걀찜입니다. 순두부와 동태 덕분에 일반 달걀찜보다 훨씬 고소한 것이 특징입니다. 단백질 함량도 높아 수술 후 회복에 안성맞춤이지요.

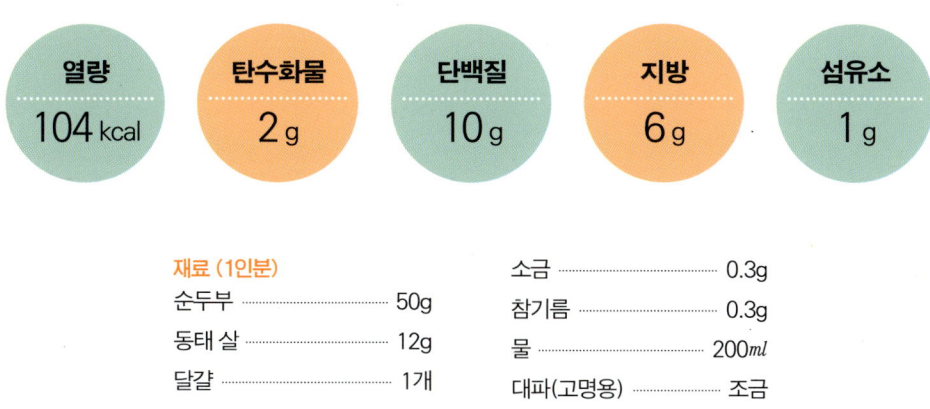

재료 (1인분)

순두부	50g	소금	0.3g
동태 살	12g	참기름	0.3g
달걀	1개	물	200ml
		대파(고명용)	조금

1. 볼에 달걀과 물을 섞어 고르게 잘 푼다.
2. 1에 순두부를 한입 크기로 뚝뚝 떠 넣고 소금과 참기름으로 간한다.
3. 동태 살을 먹기 좋게 잘라 2에 잘 섞는다. 대파는 어슷하게 썰어 고명으로 얹는다.
4. 3을 찜통에 담고 중간 불에서 20분 동안 찐다.

 동태가 없다면 다른 흰 살 생선이나 껍질을 제거한 칵테일 새우로 대체해도 됩니다.

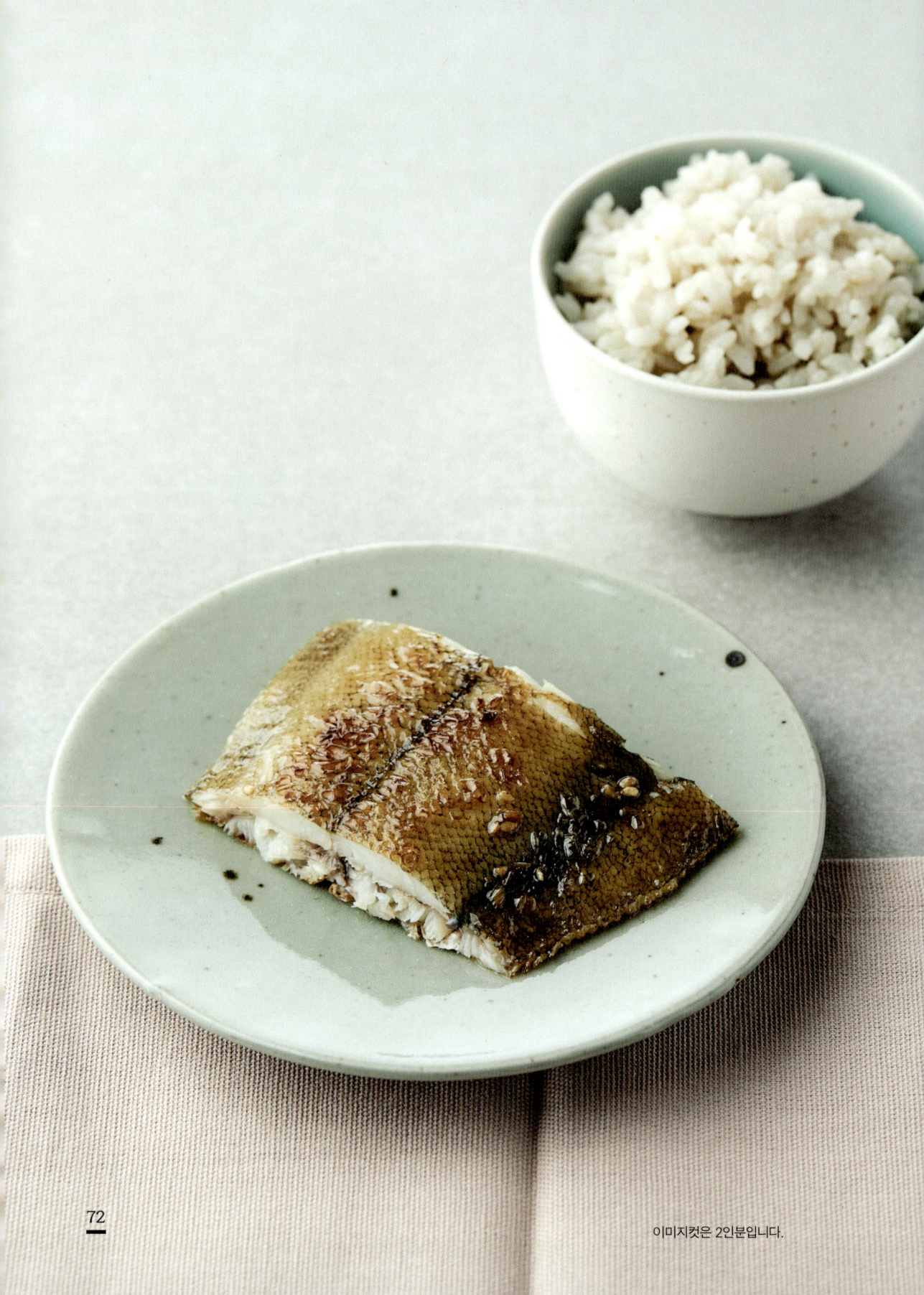

이미지컷은 2인분입니다.

가자미간장양념구이

가자미는 두툼한 살과 살살 녹는 고소한 맛으로 유명합니다. 다른 생선보다 비린내가 적어 남녀노소를 막론하고 반찬으로 인기가 높지요.

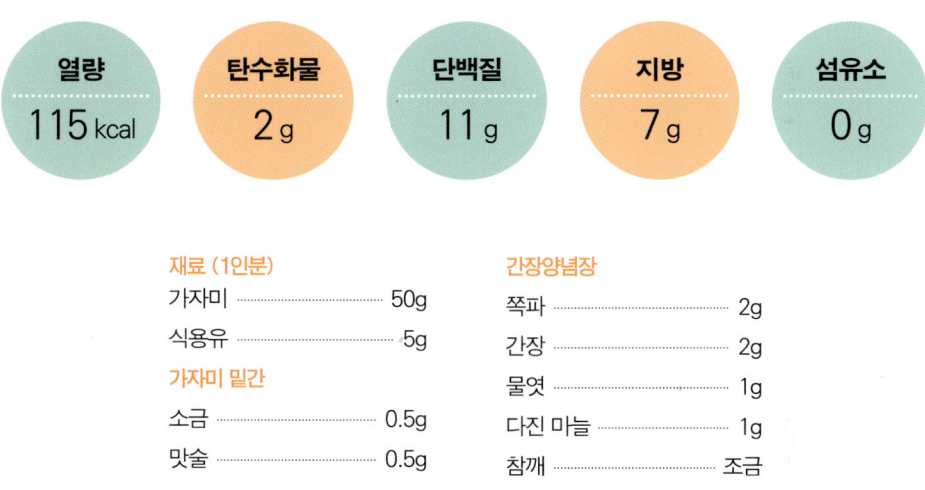

재료 (1인분)
가자미 ········· 50g
식용유 ········· 5g

가자미 밑간
소금 ·········· 0.5g
맛술 ·········· 0.5g

간장양념장
쪽파 ·········· 2g
간장 ·········· 2g
물엿 ·········· 1g
다진 마늘 ······ 1g
참깨 ·········· 조금

1. 가자미는 깨끗하게 손질하여 소금과 맛술로 밑간해둔다.
2. 분량의 간장양념장 재료를 골고루 섞는다.
3. 밑간한 가자미에 2의 양념장을 고루 발라 양념이 잘 배도록 반나절 정도 재운다.
4. 팬에 식용유를 두르고 양념을 발라 재워둔 가자미를 약한 불에서 앞뒤로 노릇하게 구워낸다.

 간장양념장에 유자청을 추가하면 더 향긋하게 즐길 수 있습니다.

바나나영양주스

수술 후 섭취량이 부족하고 식사량 증가가 어려운 경우 중간 중간 간식을 준비하여 칼로리를 끌어올리는 것이 중요하지요. 바나나영양주스는 식사량이 적은 환자의 칼로리 보충에 큰 도움이 됩니다.

재료 (1인분)
영양보충음료 ·································· 1캔
바나나 ··· 1개

1. 바나나는 껍질을 벗기고 한 입 크기로 자른다.
2. 믹서에 영양보충음료와 바나나를 담아 곱게 갈아낸다.

 바나나 외에도 딸기 등 다양한 과일을 이용하여 기호에 맞게 즐기세요.

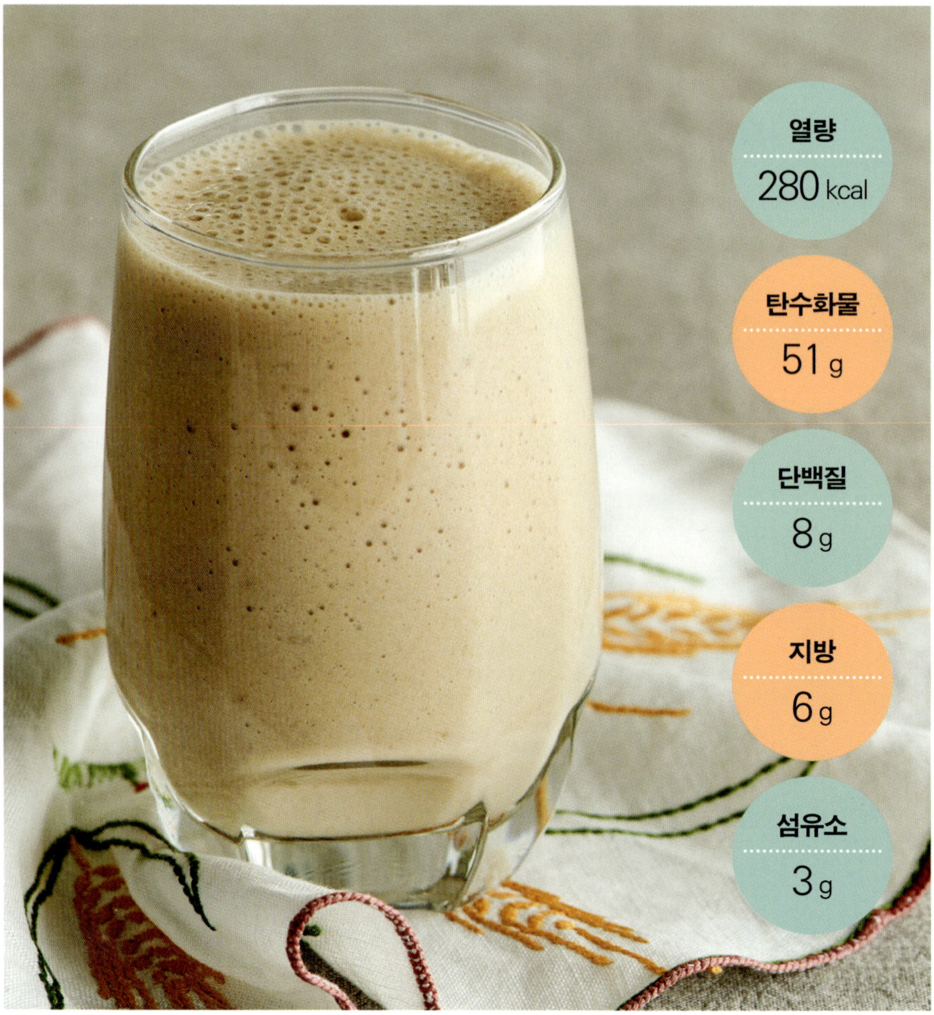

열량 280 kcal

탄수화물 51 g

단백질 8 g

지방 6 g

섬유소 3 g

#STEP2
퇴원한 날부터 수술 후 1개월까지의 식사

수술 후에는 회복과 상처 치유를 위한 식사가 필요합니다. 우선 단백질을 포함하여 골고루 먹는 것이 가장 중요하며, 매끼 주식(밥, 죽)과 함께 어육류 반찬(고기, 생선, 두부, 달걀, 해산물)과 채소 반찬을 섭취하도록 합니다.

대장의 주요 기능은 변을 만들어 배출하는 것입니다. 우리가 먹은 음식물은 소장에서 소화 흡수되고 남은 찌꺼기는 대장을 지납니다. 이때 수분과 나트륨 같은 전해질은 흡수되고 고형 변이 만들어지는데, 이 고형 변은 직장에 저장되었다가 항문을 통해 배출됩니다. 대장을 절제해도 소화와 영양소 흡수에는 문제가 거의 없지만 수술 초기 상처로 장벽이 부어 있으며, 짧아진 대장으로 인해 묽은 변 또는 설사 양상의 변이 나오거나 잦은 변을 보는 등 불편감이 나타날 수 있습니다. 대개 우측대장(상행결장)이나 대장의 많은 부분을 절제한 경우에는 수분을 흡수하는 능력이 떨어져 묽은 변을 보는 경우가 많으며, 구불결장이나 직장을 수술한 경우에는 변을 저장하는 공간이 줄어들어 하루에도 여러 차례 변을 보게 됩니다.

대부분 수술 후 4~6주가 경과하면 배변 불편감이 많이 호전되지만, 개인별 수술 상태나 적응도에 따라 차이가 날 수 있습니다. 따라서 수술 초기 장벽이 부어 있고 배변이 어느 정도 적응되는 시기인 약 1개월 정도는 과도하게 장을 자극할 수 있는 음식은 피하는 것이 바람직하며, 배변의 불편함을 줄이기 위한 식사 조절이 필요합니다.

식욕 저하로 식사량이 많이 줄었다면 부드러운 간식을 섭취하는 것도 좋습니다. 식빵, 모닝빵 등 흰 빵이나 감자, 국수, 죽 등을 다양하게 먹고, 배변이 심하게 불편하지 않다면 과일과 유제품도 하루 1~2회 섭취를 권장합니다.

▶ **수술 직후 ~ 1개월까지 주의해야 할 음식**

- **양념을 과다하게 사용한 음식** : 매운탕, 아구찜, 카레, 불닭 등
- **지나치게 기름진 음식** : 삼겹살, 튀김류, 중국 음식, 도넛 등
- **소화하기 어려운 음식** : 찰떡, 곶감, 마른오징어, 쥐포 등
- **섬유질이 과도하게 많은 음식** : 잡곡밥, 쌈밥, 질긴 채소 등

섬유소는 과량 섭취를 피하고 적절히 섭취

섬유소는 잡곡, 채소, 과일, 버섯류, 해조류 등에 많으며 위와 소장에서 소화, 흡수되지 않고 대장으로 내려가 변을 구성하는 기능을 합니다. 과량의 섬유소를 섭취하면 배변량이 많아져 수술 부위에 자극이 될 수 있으므로, 수술 직후 1개월까지는 섬유소 섭취량을 줄였다가 배변 양상에 따라 점차 늘려가도록 합니다.

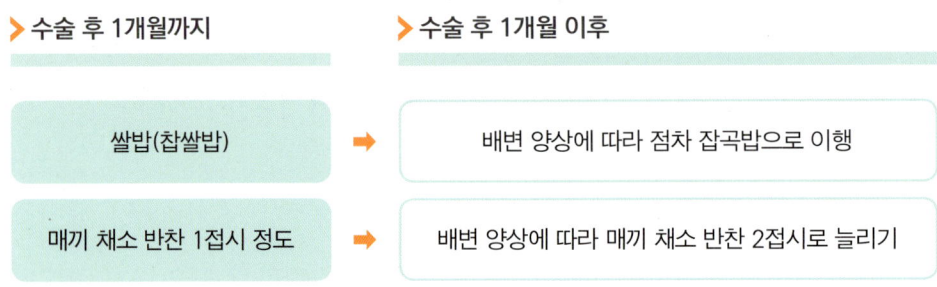

수술 후 1개월까지의 2일 식단표 예시

	1일	2일
아침	흰밥 배추콩국(p.88) 소고기가지볶음(p.90) 토마토달걀구이(p.102) 무김치	흰밥 닭곰탕(p.86) 시금치두부굴소스볶음(p.100) 가지나물 깍두기
오전 간식	백설기	딸기연두부셰이크(p.112)
점심	바지락소면(p.82) 호박나물 흑임자두부닭고기전(p.92) 청포묵무침 배추김치	소고기무밥(p.78) 미소된장국 고등어된장조림(p.96) 모듬버섯유자소스볶음(p.106) 배추김치
오후 간식	두부요거트크래커(p.110)	밤&감자경단(p.108)
저녁	대구살진밥(p.80) 소고기무국 닭살청경채볶음(p.94) 깻잎감자채전(p.104) 나박김치	찹쌀밥 새우게살순두부탕(p.84) 돼지고기생강볶음(p.98) 청경채나물 무김치

* 밥은 섬유소 양이 적고 부드러운 쌀밥이나 찹쌀밥을 선택합니다. 섬유소가 많은 채소 위주로 식사하기보다는 매끼 어육류 반찬과 부드러운 채소 1접시 정도를 섭취합니다.

소고기무밥

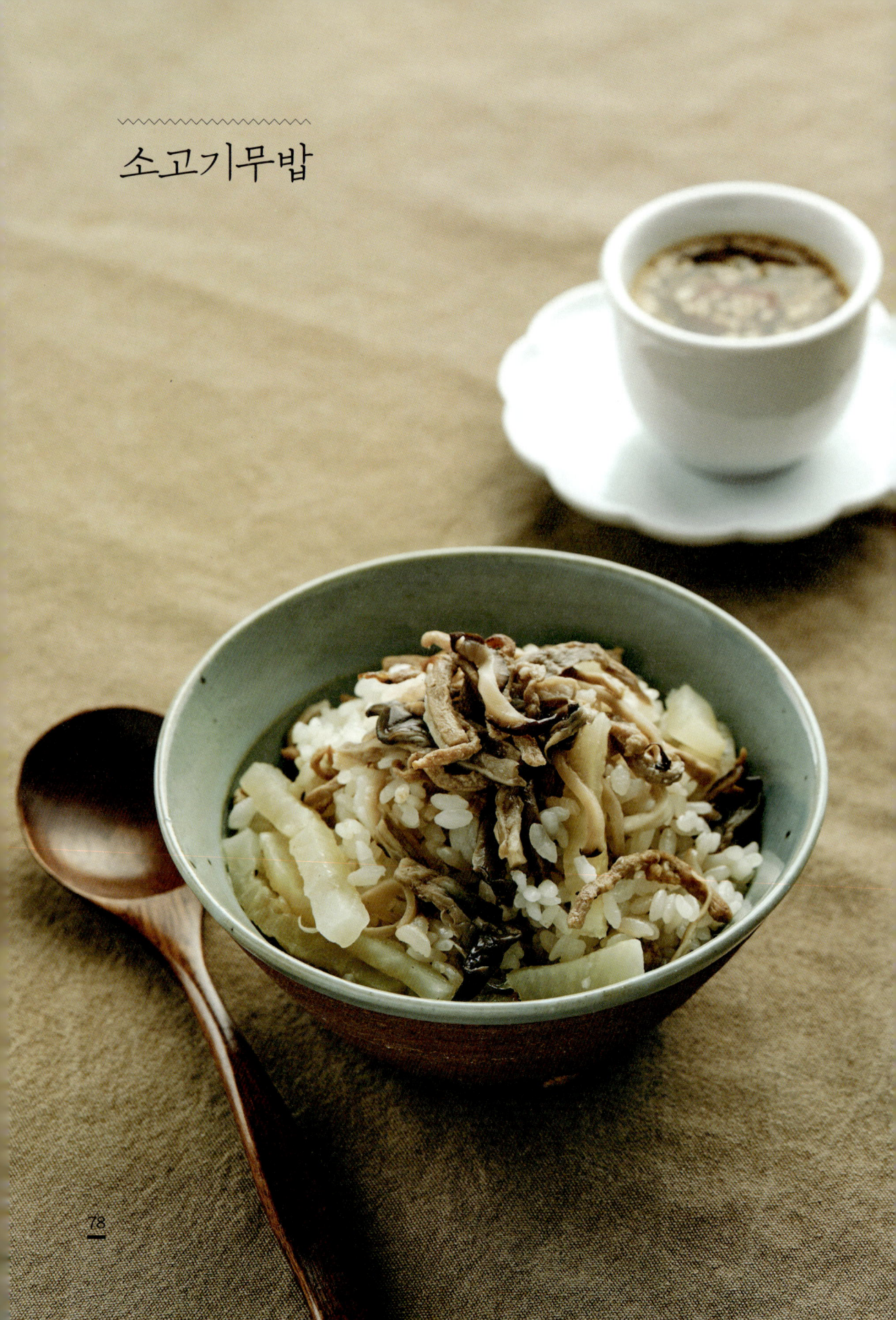

무의 달콤함과 소고기의 고소함을 동시에 맛볼 수 있는 별미 밥입니다. 무는 섬유소가 적은 채소이므로 대장암 수술 후에도 부담 없이 먹을 수 있습니다. 특히 가을과 겨울 무에는 당분이 많아 자연 그대로의 달콤한 맛을 느낄 수 있습니다.

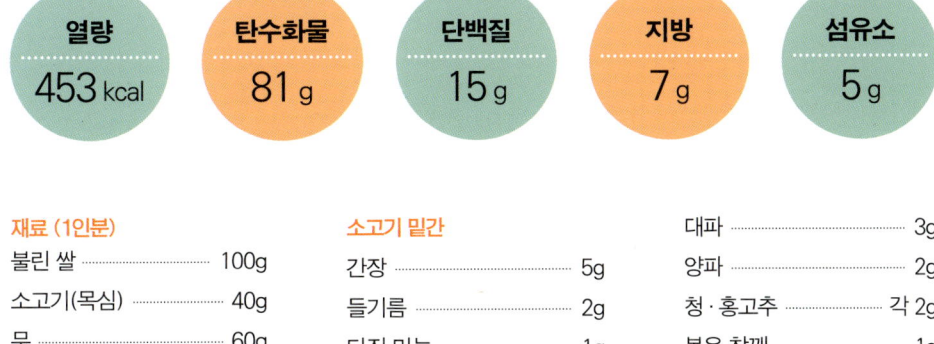

열량	탄수화물	단백질	지방	섬유소
453 kcal	81 g	15 g	7 g	5 g

재료 (1인분)
- 불린 쌀 ········ 100g
- 소고기(목심) ········ 40g
- 무 ········ 60g
- 느타리버섯 ········ 20g
- 표고버섯 ········ 20g
- 물 ········ 100ml

소고기 밑간
- 간장 ········ 5g
- 들기름 ········ 2g
- 다진 마늘 ········ 1g

간장양념장
- 간장 ········ 10g
- 참기름 ········ 3g
- 대파 ········ 3g
- 양파 ········ 2g
- 청·홍고추 ········ 각 2g
- 볶은 참깨 ········ 1g
- 고춧가루 ········ 조금
- 다진 마늘 ········ 2g
- 물 ········ 30g

1. 쌀을 씻어 물에 불린 후 체에 건져 물기를 뺀다.
2. 무는 굵게 채 썬다. 느타리버섯은 한입 크기로 찢고 표고버섯은 가늘게 채 썬다.
3. 소고기는 핏물을 뺀 후 채 썰어 소고기 밑간 양념에 30분간 재운다.
4. 양념장 재료 중 대파, 양파는 0.5㎝ 크기로 썰고 청고추, 홍고추는 어슷하게 썬다.
5. 양념장 재료를 모두 골고루 섞어 간장양념장을 준비한다.
6. 팬을 올리고 소고기를 센 불에서 3~4분간 볶는다.
7. 불린 쌀과 소고기, 무, 느타리버섯, 표고버섯을 넣고 밥을 짓는다. 완성된 밥을 잘 섞어 그릇에 담고 양념장을 비벼 먹는다.

 수분이 많으면 밥이 혼탁해질 수 있으니 소고기를 볶을 땐 국물이 많이 생기지 않도록 주의합니다. 무는 채 썬 다음 식초나 맛술에 살짝 담갔다가 사용하면 쓴맛을 줄일 수 있습니다.

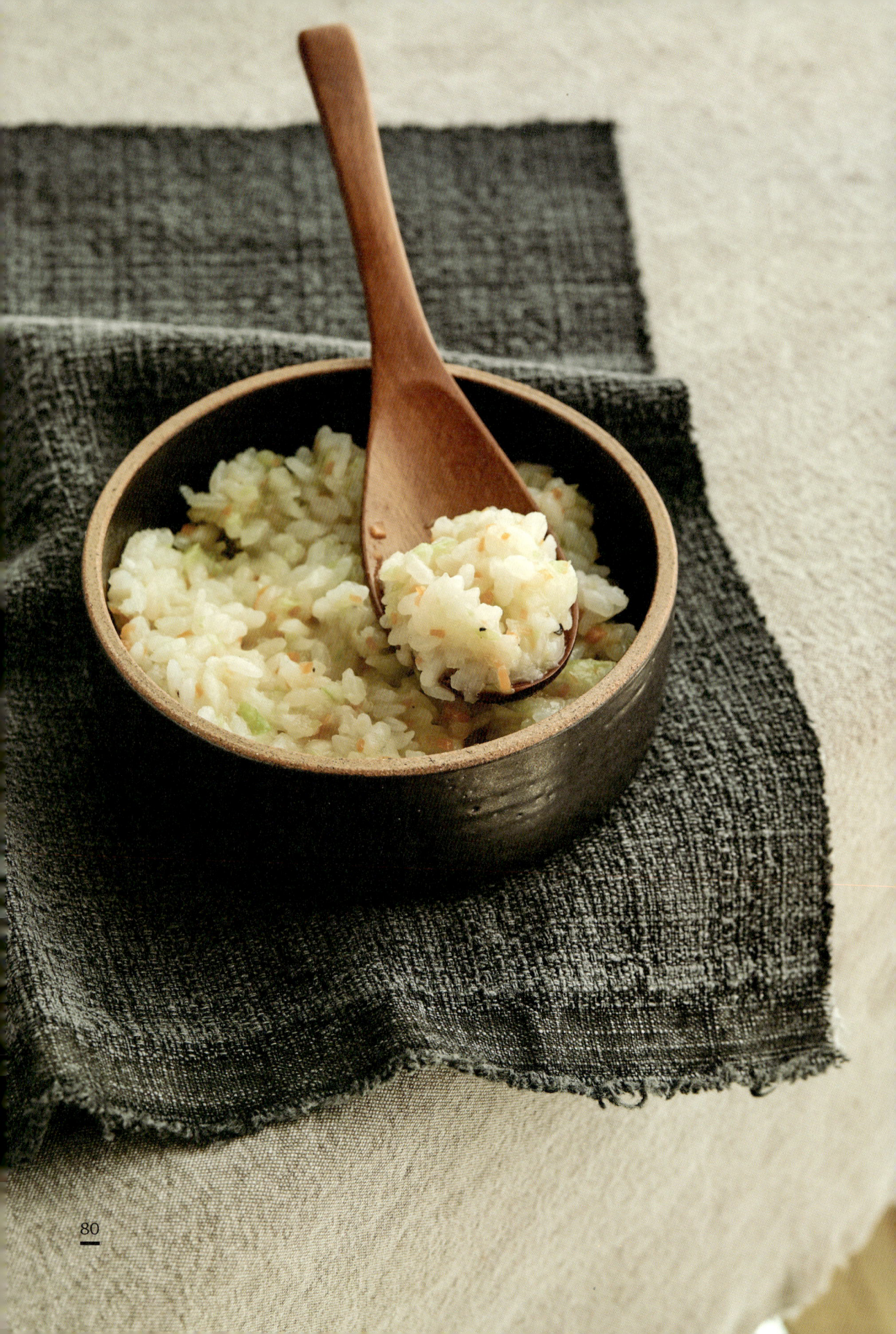

대구살진밥

흰 살 생선은 무른 변을 볼 때나 설사할 때 섭취하기 좋은 고단백 식품으로, 특히 밥이나 채소와 함께 조리하면 영양 만점 일품요리로 즐길 수 있습니다.

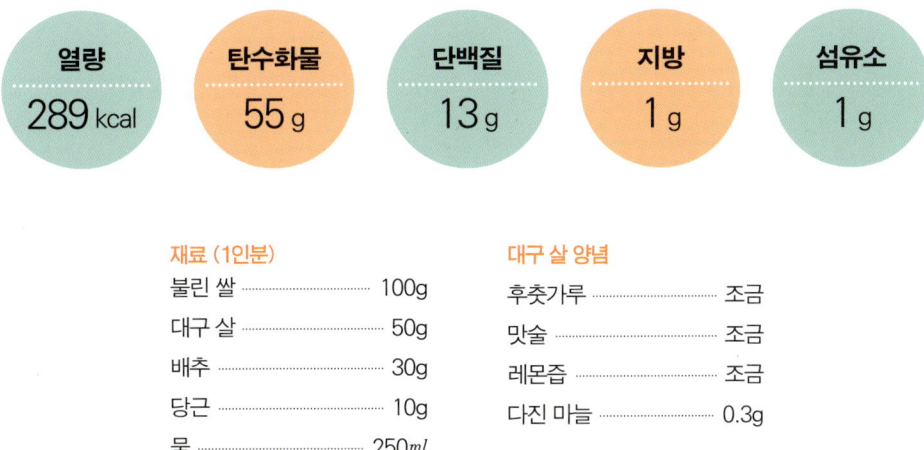

열량	탄수화물	단백질	지방	섬유소
289 kcal	55 g	13 g	1 g	1 g

재료 (1인분)
- 불린 쌀 ······ 100g
- 대구 살 ······ 50g
- 배추 ······ 30g
- 당근 ······ 10g
- 물 ······ 250㎖

대구 살 양념
- 후춧가루 ······ 조금
- 맛술 ······ 조금
- 레몬즙 ······ 조금
- 다진 마늘 ······ 0.3g

1. 대구 살 양념 재료를 고루 섞은 다음 대구 살을 재워둔다.
2. 기름기 없는 마른 팬에 **1**을 살짝 익힌 후 짓이긴다.
3. 배추와 당근은 잘게 다진다.
4. 달군 팬에 불린 쌀을 볶다가 물을 붓고 밥알이 퍼질 때까지 끓인다.
5. **4**에 당근, 배추와 익힌 대구 살을 넣어 팔팔 끓이고 소금으로 간한다.

 대구 대신 깐 새우, 게살 등을 활용해도 좋습니다. 팬에 쌀을 볶을 때는 기름을 두르지 않아도 되지만 고소한 맛을 내고 싶다면 참기름을 살짝 둘러도 좋아요.

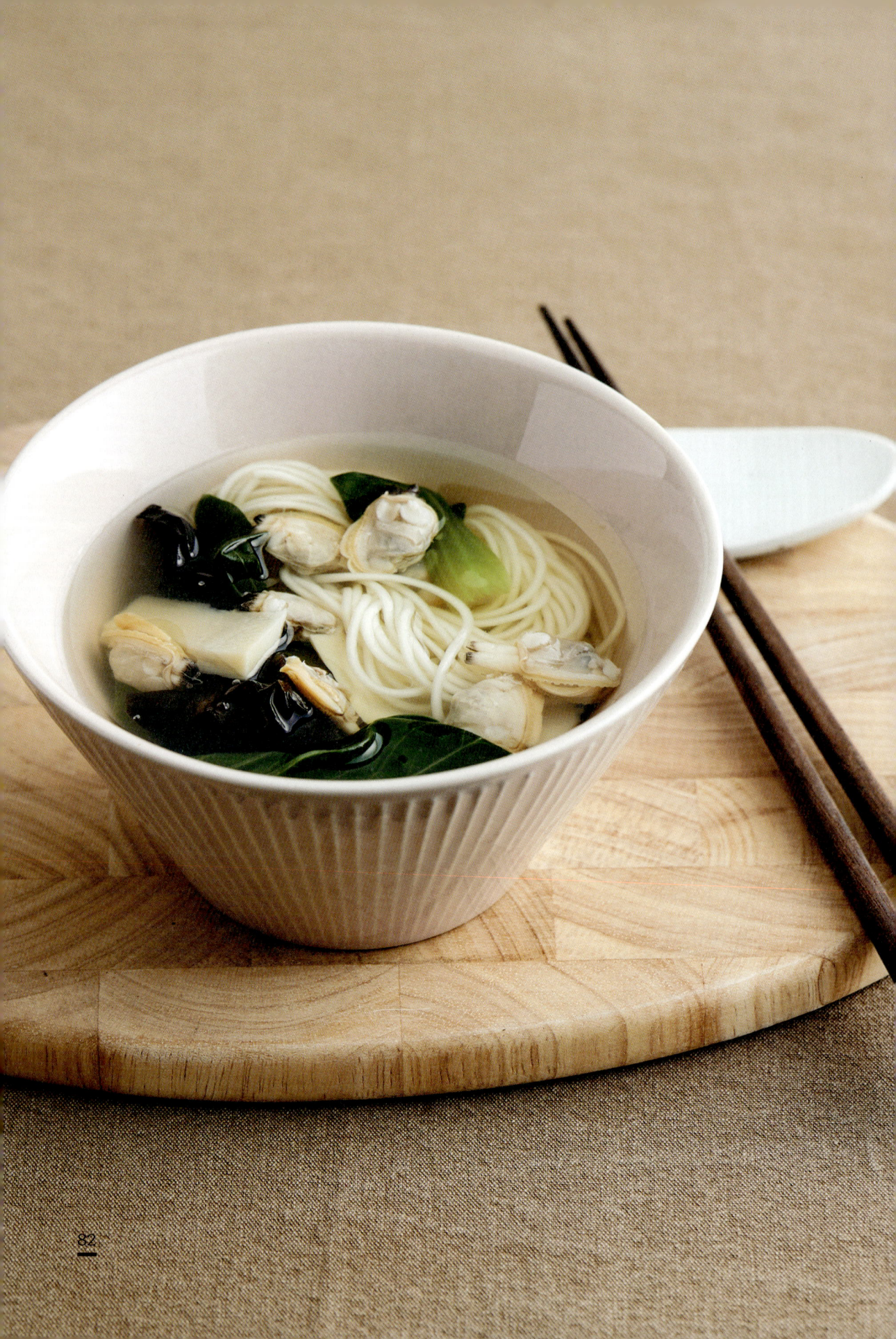

바지락소면

부드럽게 넘길 수 있는 소면에 깔끔하고 개운한 맛을 내는 바지락이 추가되면 맛은 물론 영양까지 챙길 수 있습니다. 채소를 곁들이면 한 그릇에 영양이 골고루 들어 있는 안성맞춤 균형식 메뉴가 됩니다.

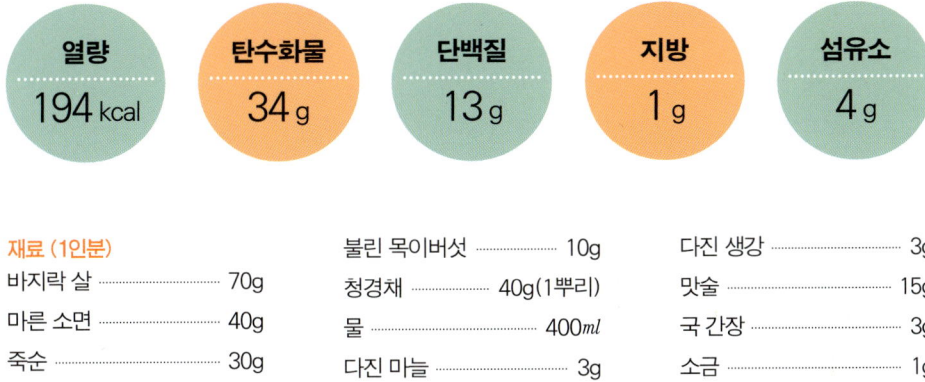

열량	탄수화물	단백질	지방	섬유소
194 kcal	34 g	13 g	1 g	4 g

재료 (1인분)

바지락 살 ⋯⋯ 70g	불린 목이버섯 ⋯⋯ 10g	다진 생강 ⋯⋯ 3g
마른 소면 ⋯⋯ 40g	청경채 ⋯⋯ 40g(1뿌리)	맛술 ⋯⋯ 15g
죽순 ⋯⋯ 30g	물 ⋯⋯ 400ml	국 간장 ⋯⋯ 3g
	다진 마늘 ⋯⋯ 3g	소금 ⋯⋯ 1g

1. 불린 목이버섯은 먹기 좋게 자르고, 청경채는 길게 썰고, 죽순은 편으로 썬다.
2. 냄비에 물을 붓고 목이버섯, 청경채, 죽순, 맛술, 다진 마늘, 생강을 넣고 끓인다.
3. **2**에 바지락을 넣어 끓이다가 간장과 소금으로 간을 맞춘 다음 한소끔 끓여 육수를 완성한다.
4. 국수는 끓는 물에 삶았다가 찬물로 헹구어 그릇에 담고 **3**의 육수와 건더기를 붓는다.

 겨울에는 제철인 굴을 사용해보세요. 굴은 조직이 부드럽고 소화 흡수가 잘되어 환자가 섭취하기 좋습니다. 특히 겨울철의 굴은 영양분이 최대치로 축적되어 더욱 좋답니다. 싱싱하고 좋은 굴을 고르고 싶다면 빛깔이 맑고 선명하며 광택이 있는 것으로 고르세요.

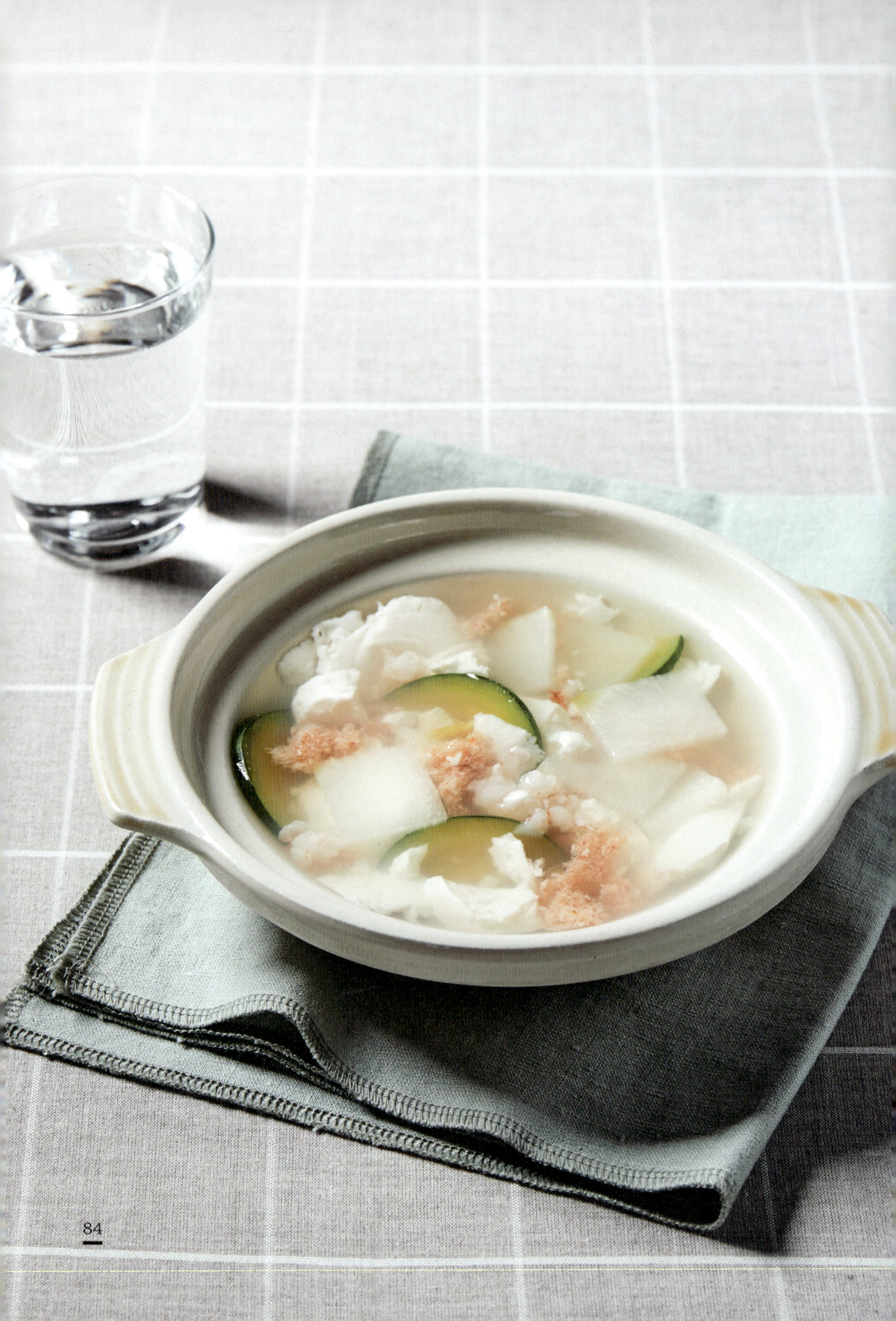

새우게살순두부탕

새우와 게살의 쫄깃함과 순두부의 부드러움을 함께 느낄 수 있는 시원한 탕입니다. 단백질이 풍부하고 소화가 잘 되어 부담 없이 즐길 수 있습니다.

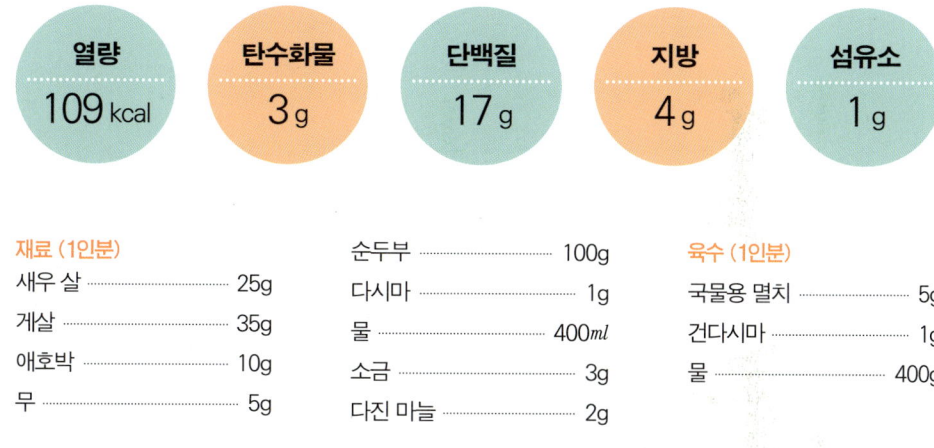

열량	탄수화물	단백질	지방	섬유소
109 kcal	3g	17g	4g	1g

재료 (1인분)
새우 살 ······ 25g
게살 ······ 35g
애호박 ······ 10g
무 ······ 5g

순두부 ······ 100g
다시마 ······ 1g
물 ······ 400ml
소금 ······ 3g
다진 마늘 ······ 2g

육수 (1인분)
국물용 멸치 ······ 5g
건다시마 ······ 1g
물 ······ 400g

1. 물에 멸치와 다시마를 넣고 팔팔 끓여 육수를 낸다.
2. 새우 살과 게살은 잘 씻어 잘게 다진다.
3. 애호박은 반달 모양으로 썰고 무는 나박썰기 한다.
4. 1의 육수에서 멸치와 다시마를 건져낸 다음 손질한 새우, 게살, 무, 애호박을 넣고 팔팔 끓인다.
5. 4에 순두부를 먹기 좋게 떠 넣고 다진 마늘, 소금으로 간하여 한소끔 끓여낸다.

 기호에 따라 새우, 게살 대신 달걀을 풀어 넣어도 좋습니다.

닭곰탕

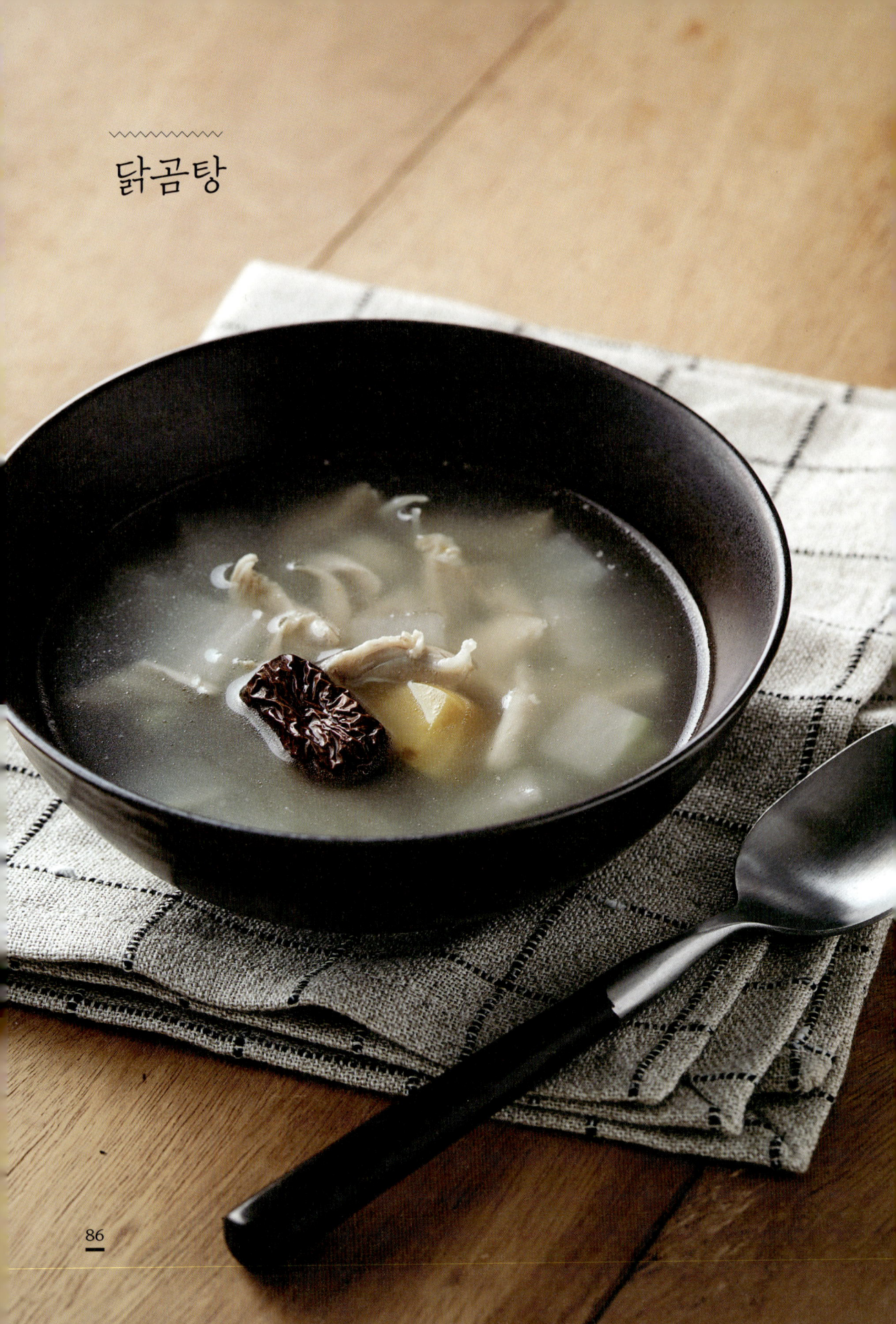

수술 후 입이 깔깔할 때 국이나 탕이 나오면 건더기보다 국물 위주로 섭취하는 환자가 많습니다. 그러나 환자식은 국물만이 아니라 건더기까지 섭취해야 영양분을 충분히 챙길 수 있으니, 푸짐한 닭고기도 꼭 함께 섭취해 맛과 영양을 동시에 챙기기 바랍니다.

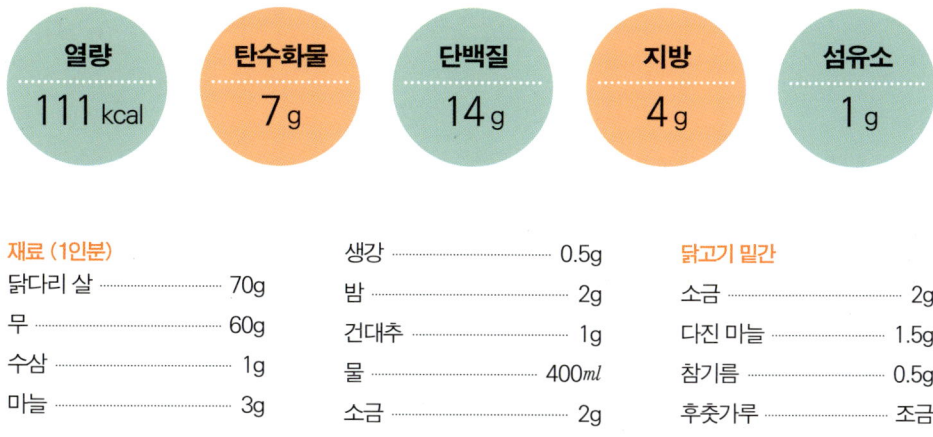

재료 (1인분)
- 닭다리 살 ······ 70g
- 무 ······ 60g
- 수삼 ······ 1g
- 마늘 ······ 3g
- 생강 ······ 0.5g
- 밤 ······ 2g
- 건대추 ······ 1g
- 물 ······ 400ml
- 소금 ······ 2g

닭고기 밑간
- 소금 ······ 2g
- 다진 마늘 ······ 1.5g
- 참기름 ······ 0.5g
- 후춧가루 ······ 조금

1. 닭은 차가운 물에 담가 핏물을 제거한다.
2. 무는 깨끗이 씻어 한입 크기로 나박썰기 한다. 마늘과 생강은 다듬어서 다진다.
3. 수삼은 겉의 잔뿌리를 살살 긁어내고 깨끗하게 씻어 0.5cm 두께로 어슷하게 썬다.
4. 냄비에 물을 붓고 핏물을 제거한 닭을 끓이다가 다 익으면 건져내어 살을 발라낸다.
5. 4의 육수에 무, 수삼, 생강, 대추, 밤을 넣고 끓이다가 한소끔 끓으면 마늘과 소금으로 간하고 10분간 더 끓이며 기름기를 걷어낸다.
6. 육수를 끓이는 동안 닭고기 밑간 재료를 모두 섞고 닭고기를 무쳐둔다.
7. 육수가 충분히 끓으면 밑간한 닭고기를 넣고 한소끔 끓인 뒤 그릇에 담는다.

 닭고기의 뼈 있는 부분을 넣고 끓이면 더 진한 맛의 국물을 우려낼 수 있습니다. 그중에서도 뼈와 살이 적절한 닭다리 부분을 추천합니다. 기름을 걷어내면 국물이 맑아지지만 더 깔끔한 국물을 원한다면 육수를 낸 뒤 면보에 걸러내는 방법을 추천합니다. 또한 파를 곁들여 끓이면 시원한 맛을 더할 수 있습니다.

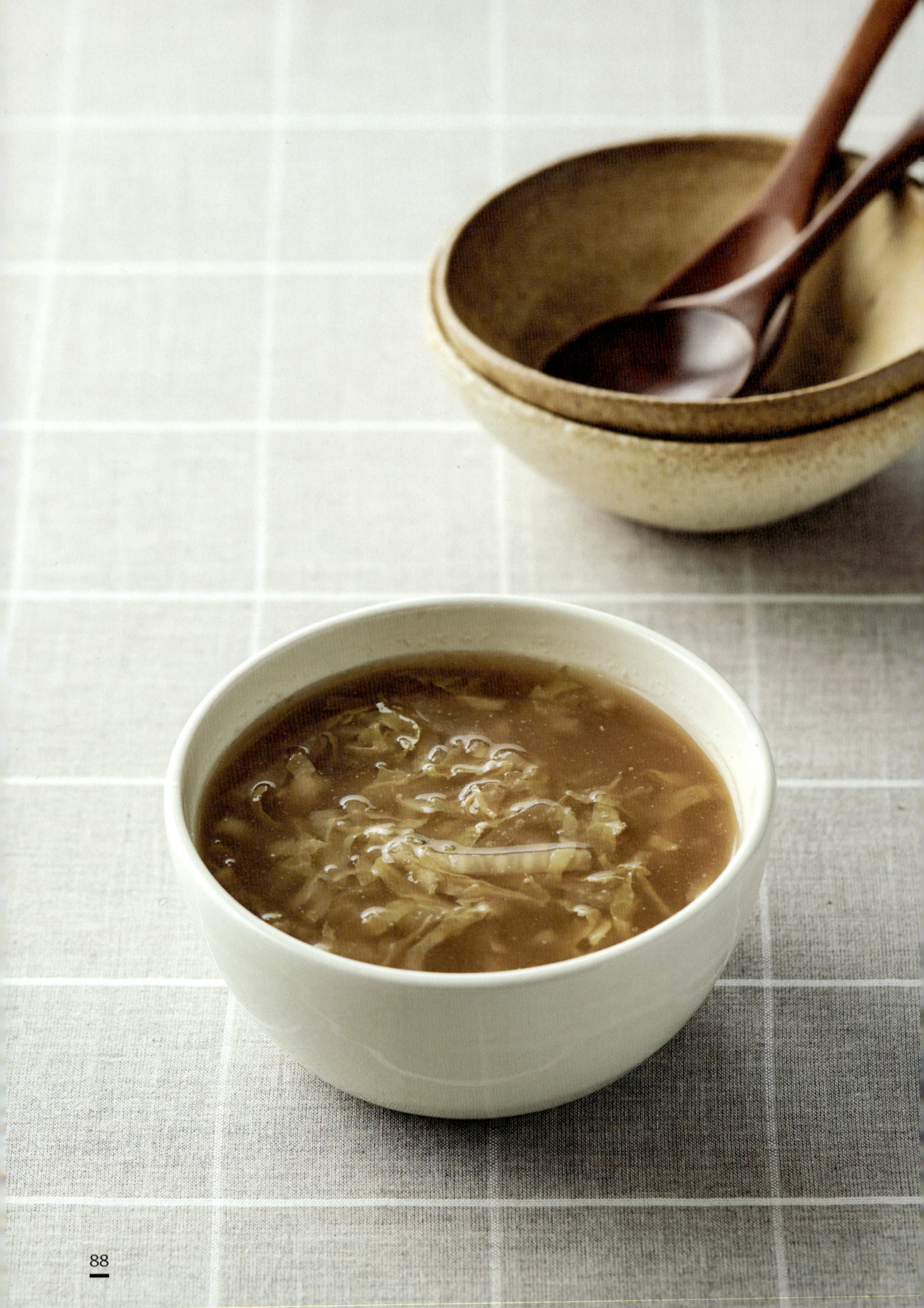

배추콩국

배추는 원래 섬유소가 많은 재료이지만 다른 채소보다 조직이 연하고 달아 국으로 끓이면 환자도 부드럽게 넘길 수 있습니다. 시원한 배춧국 국물에 고소한 콩을 더하면 일반 배춧국보다 더 풍부한 맛을 냅니다.

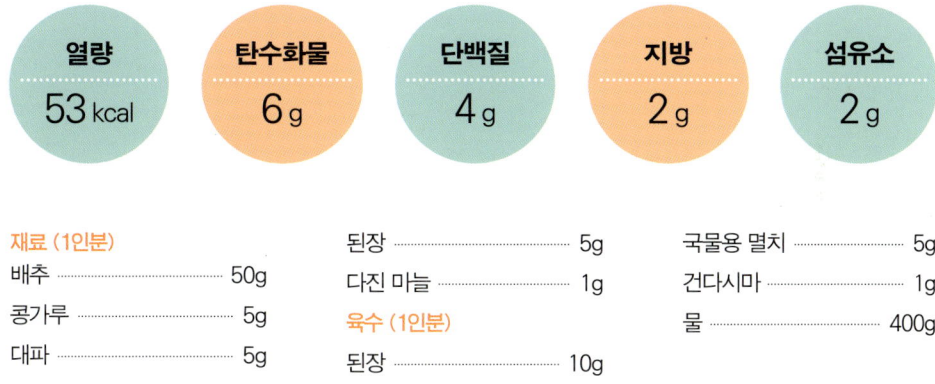

재료 (1인분)
- 배추 ············ 50g
- 콩가루 ·········· 5g
- 대파 ············ 5g
- 된장 ············ 5g
- 다진 마늘 ······· 1g

육수 (1인분)
- 된장 ············ 10g
- 국물용 멸치 ····· 5g
- 건다시마 ········ 1g
- 물 ············ 400g

1. 물에 멸치와 다시마를 넣고 끓여 육수를 낸 뒤, 된장을 체에 걸러 풀어 넣고 20분 정도 팔팔 끓인다.
2. 배추는 다듬어서 끓는 물에 1분간 데치고 물기를 뺀 다음 2cm 길이로 썰어 된장, 콩가루에 무쳐둔다.
3. 대파는 다듬어서 1.5cm 길이로 썬다.
4. **1**의 육수에 **2**의 양념한 배추를 10분간 팔팔 끓이다가 다진 마늘을 넣고 중간 불에서 5분간 더 끓인다.
5. **4**에 대파를 넣고 한소끔 더 끓인 후 그릇에 담는다.

 달래, 냉이를 넣고 끓이면 향긋함을 더할 수 있습니다. 배추는 들었을 때 무게가 나가고 잎이 연한 것을 선택하는 것이 좋으며, 보관할 때는 통째로 신문지 여러 겹 싼 다음 바람이 잘 통하고 서늘한 곳에 밑동이 아래를 향하도록 두는 것이 좋습니다.

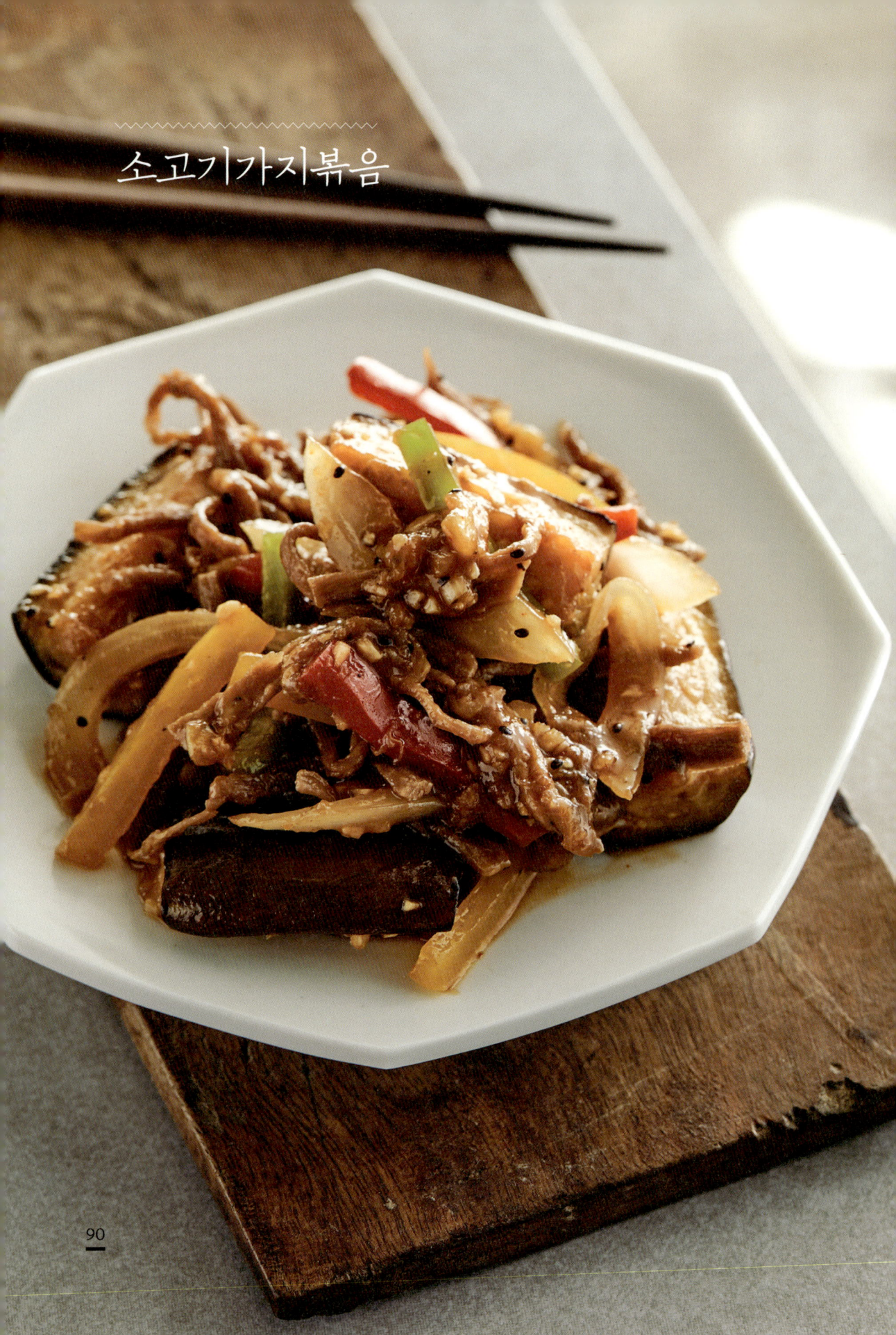
소고기가지볶음

양질의 단백질인 소고기를 채 썰어 먹기 좋게 만든 음식입니다. 소고기에는 철분이 많이 들어 있어 수술 후 빈혈 예방에도 좋습니다. 부드럽고 소화가 잘되는 가지와 여러 가지 색의 채소를 곁들이면 부담 없이 채소 섭취를 시도할 수 있습니다.

열량	탄수화물	단백질	지방	섬유소
162 kcal	20 g	9 g	7 g	3 g

재료 (1인분)

소고기(채 썬 것)	40g	간장	5g
가지	40g	설탕	2g
양파	20g	소금	1g
청피망	10g	식용유	3g
노란색 파프리카	10g	후춧가루	조금
빨간색 파프리카	10g		
키위	1/4개		

볶음양념장

굴소스	12g
간장	12g
맛술	4g
다진 파	4g
다진 마늘	4g
고춧가루	4g
참기름	2g
통깨	조금
후춧가루	조금

1. 키위를 갈아 간장, 설탕, 소금, 후춧가루와 함께 섞는다. 여기에 채 썬 소고기를 재워둔다.
2. 가지는 4~5cm 길이로 썰고 세로로 4등분한 다음 소금물에 담갔다가 숨이 죽으면 건져서 물기를 꼭 짠다.
3. 양파와 피망, 파프리카는 굵게 채 썬다.
4. 볶음양념장 재료를 모두 골고루 섞어둔다.
5. 팬에 식용유를 두르고 **1**의 소고기 채를 볶다가 **4**의 양념장을 붓고 가지와 양파, 피망, 파프리카를 넣어 재빨리 볶아낸다.

취향에 따라 고춧가루의 양을 조절해도 좋습니다. 함께 올리는 반찬을 살펴보고 단백질이 부족하다면 고기를, 채소가 부족하다면 채소의 양을 늘려 유동적으로 조리하세요.

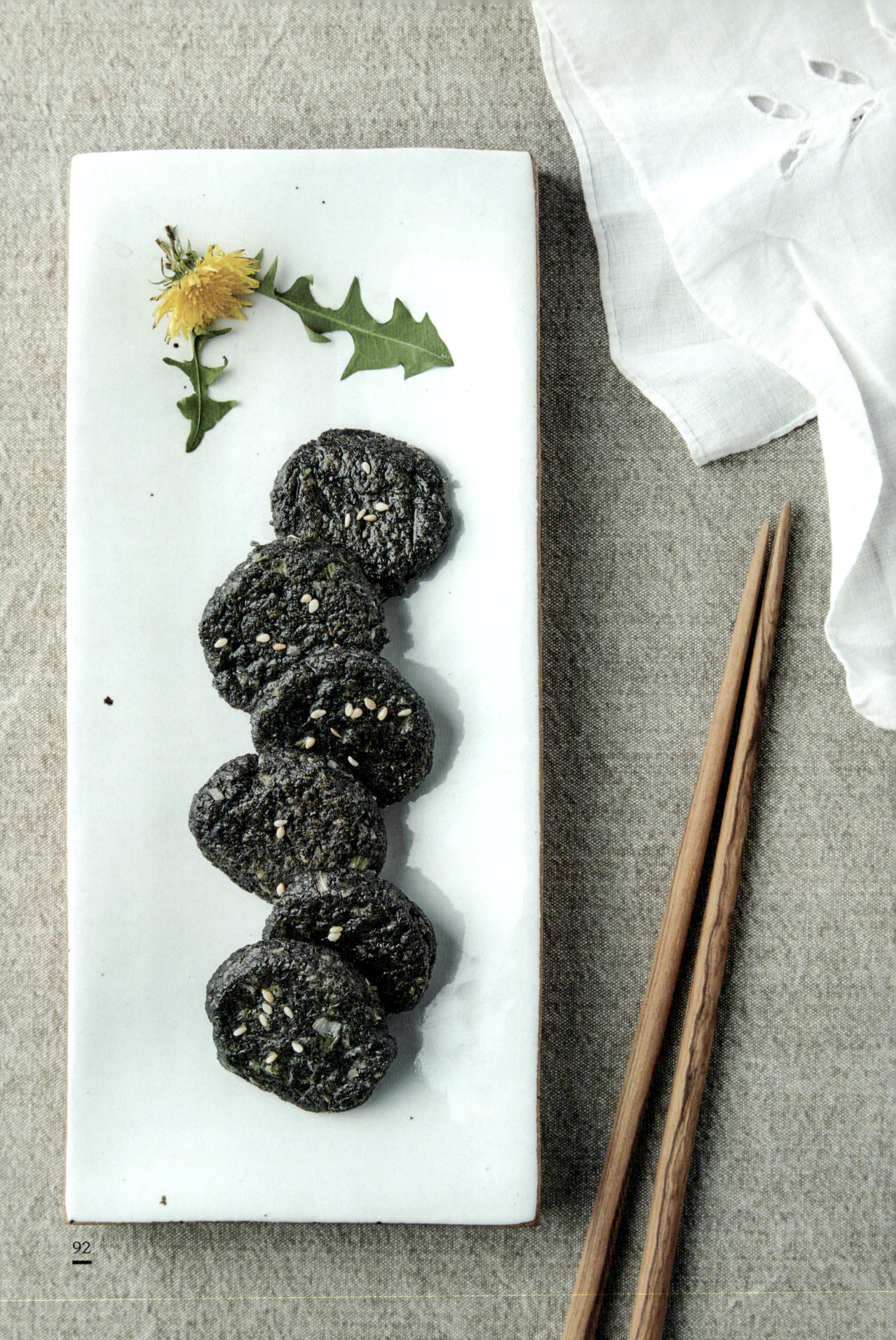

흑임자두부닭고기전

두부와 닭고기, 달걀 같은 고단백 식품을 듬뿍 넣은 영양 보충식입니다. 재료를 곱게 다지면 부드럽게 입안에서 풀어져 편하게 넘어가지요. 여기에 고소한 흑임자가 어우러져 더욱 입맛을 돋웁니다.

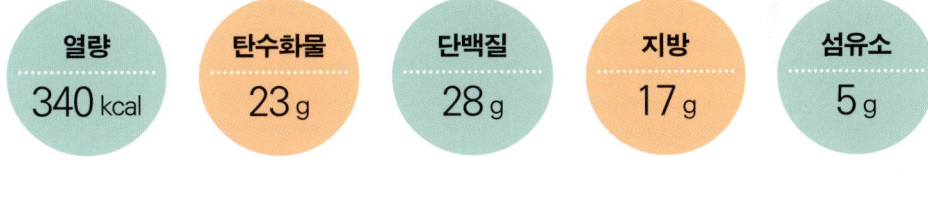

열량	탄수화물	단백질	지방	섬유소
340 kcal	23 g	28 g	17 g	5 g

재료 (1인분)

두부 70g	흑임자가루 20g	다진 마늘 8g
닭고기 40g	부침가루 20g	소금 3g
달걀 1/2개	다진 풋고추 15g	후춧가루 조금
	다진 파 15g	

1. 두부는 물기를 빼서 잘 으깨고 닭고기는 잘게 다진다.
2. 흑임자가루는 체에 한두 번 곱게 친다.
3. 큰 볼에 **1**과 **2**를 섞고 풋고추, 파, 마늘을 넣어 고루 섞는다.
4. **3**에 달걀을 풀어 만든 달걀물과 부침가루를 넣어 골고루 섞는다.
5. 기름을 두른 팬에 반죽을 동그랗게 떠 넣고 앞뒤로 노릇하게 부쳐낸다.

 항암치료 부작용 등으로 입안이 따끔거리고 음식을 삼키기 힘든 구내염 증상이 있다면 흑임자가 깔끄러울 수 있습니다. 이럴 때는 흑임자를 빼고 조리하세요.

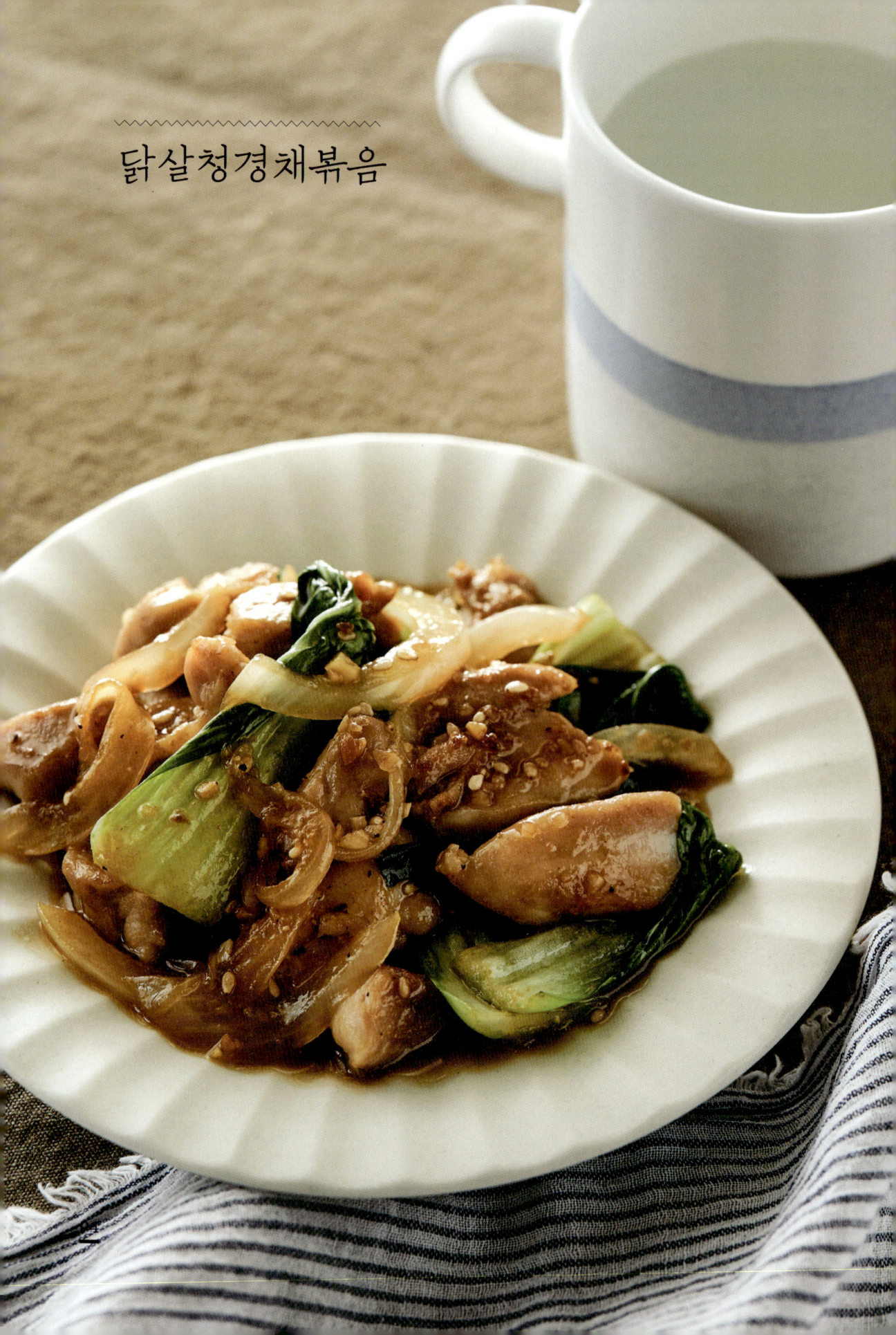

닭살청경채볶음

아삭아삭 씹히는 식감과 특유의 청량감이 입맛을 돋우는 청경채는 칼슘과 비타민C 등이 풍부하여 영양적으로도 우수한 식품입니다. 동물성 단백질의 대명사인 닭고기를 곁들이면 영양학적으로 풍부한 음식이 됩니다. 또한 색의 조화도 좋아 보기만 해도 맛깔스럽습니다.

열량	탄수화물	단백질	지방	섬유소
120 kcal	4 g	9 g	8 g	1 g

재료 (1인분)

닭다리 살 — 40g	간장 — 3g	다진 마늘 — 1g
청경채 — 15g	소금 — 1g	다진 생강 — 0.2g
양파 — 10g	참기름 — 3g	후춧가루 — 조금
식용유 — 3g	설탕 — 2g	볶은 참깨 — 조금
	굴소스 — 3g	

1. 닭다리 살은 소금, 후춧가루로 밑간을 해둔다.
2. 양파는 채 썰고, 청경채는 한 잎씩 떼어 다듬은 후 자르지 말고 그대로 사용한다. 만약 잎이 너무 길면 반으로 자른다.
3. 다듬은 청경채를 끓는 물에 살짝 데친다.
4. 예열해둔 팬에 식용유를 두르고 다진 마늘, 다진 생강을 넣고 볶다가 밑간해둔 닭다리살을 볶는다.
5. 4에 굴소스, 설탕, 간장을 넣고 볶는다.
6. 5에 양파를 넣고 더 볶다가 청경채를 넣고 마지막에 참기름과 참깨를 뿌려 완성한다.

청경채는 마지막에 넣어야 푸릇한 색깔과 아삭한 식감이 죽지 않습니다.

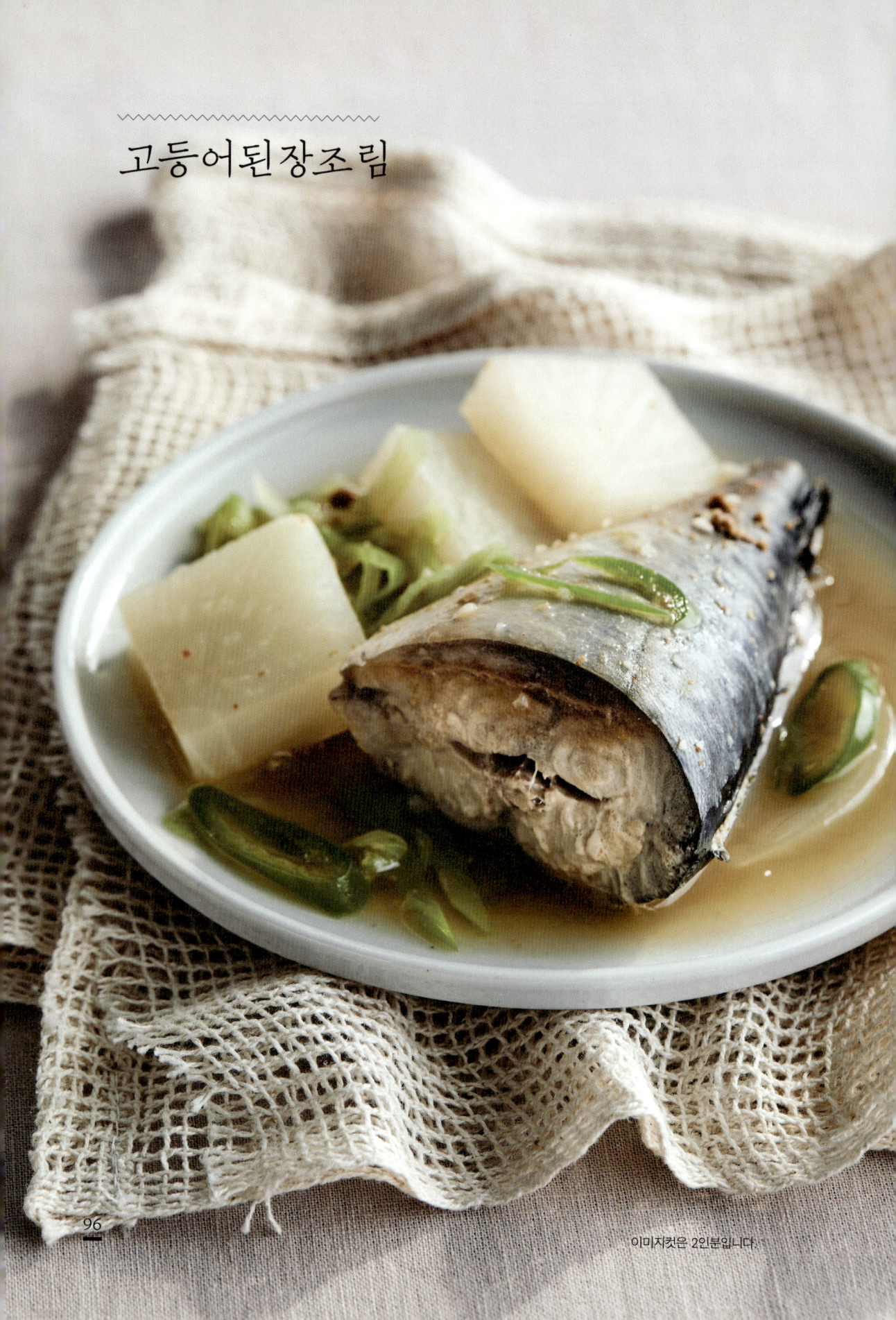

고등어된장조림

이미지컷은 2인분입니다

고등어는 몸에 좋은 불포화지방산의 대표적인 급원 식품입니다. 쉽게 구할 수 있고 조리법도 간단하여 '서민과 가까운 생선'으로 불리지요. 된장과 무가 고등어의 비린내를 잡고 깊은 맛을 더하는 역할을 합니다.

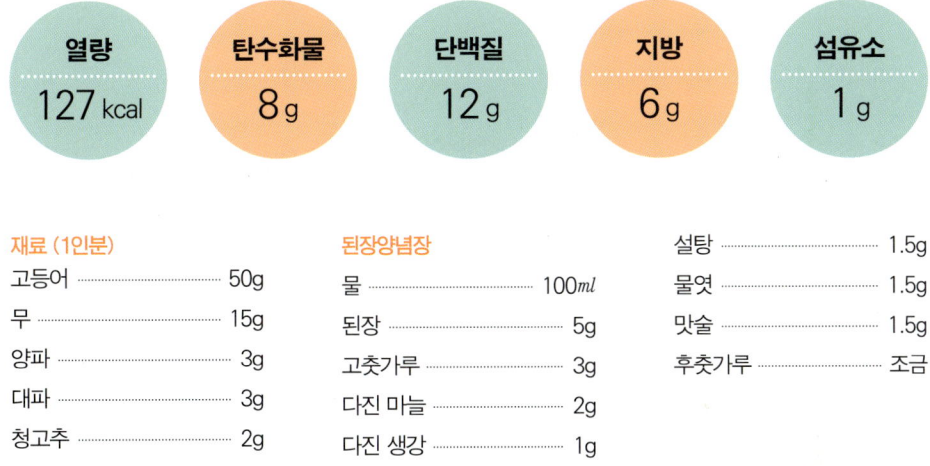

재료 (1인분)

고등어	50g
무	15g
양파	3g
대파	3g
청고추	2g

된장양념장

물	100ml
된장	5g
고춧가루	3g
다진 마늘	2g
다진 생강	1g
설탕	1.5g
물엿	1.5g
맛술	1.5g
후춧가루	조금

1. 무는 네모난 모양으로 도톰하게 썬다.
2. 청고추와 대파는 깨끗하게 씻고 다듬어 어슷하게 썬다.
3. 된장양념장 재료를 모두 섞어둔다.
4. 냄비 바닥에 무를 깔고 고등어를 얹은 다음 위에 된장양념장을 뿌리고 뭉근하게 졸인다.
5. 양념장이 반 이상 졸아들면 양파, 대파, 고추를 넣고 5분간 더 졸인 후 불을 끈다.

 고등어를 쌀뜨물에 담가두었다 조리하면 비린내가 적어지고 염분 섭취량도 줄일 수 있습니다.

돼지고기생강볶음

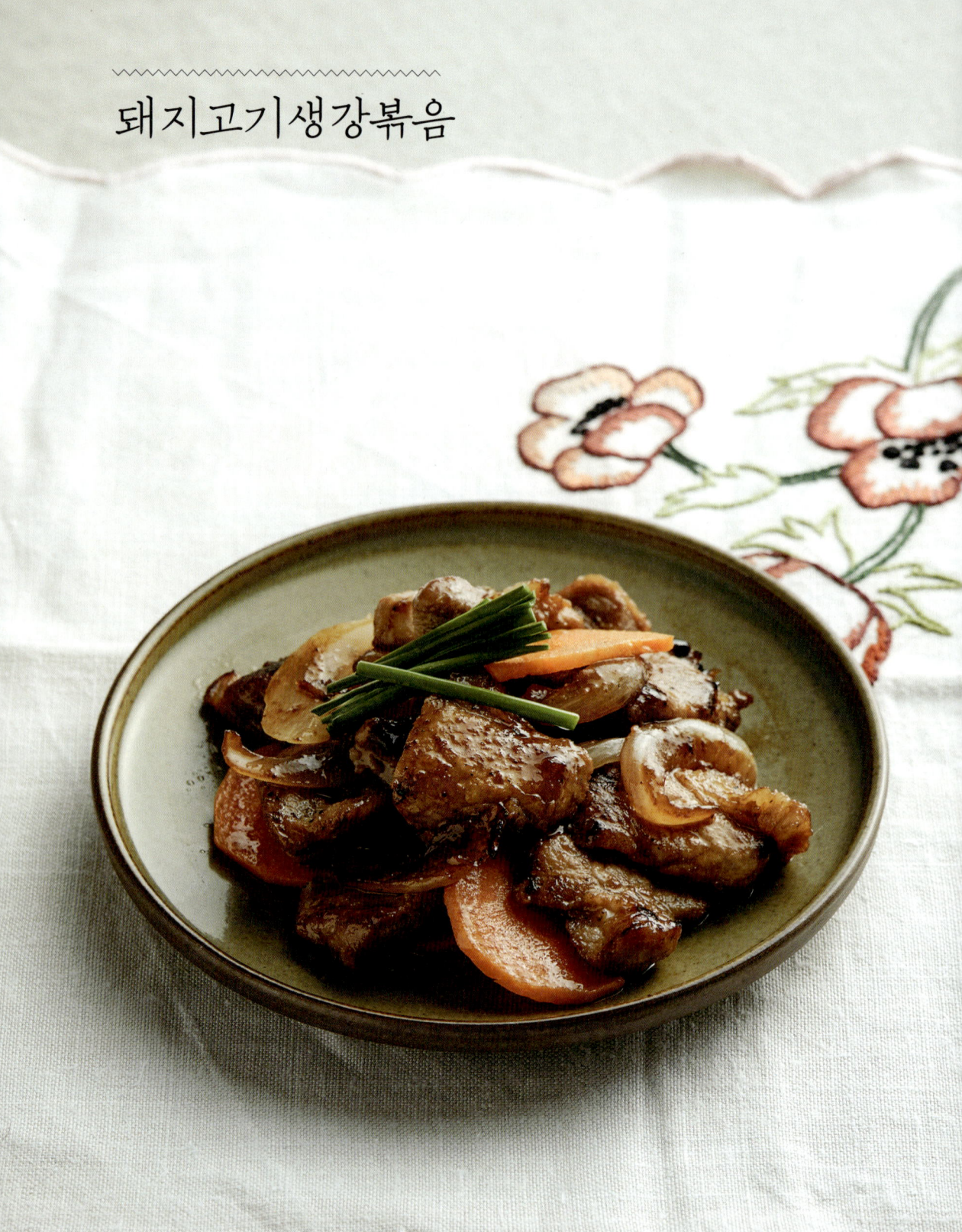

이미지컷은 3인분입니다.

돼지고기는 단백질은 물론 철분도 많아 수술 후 떨어지기 쉬운 빈혈 수치 회복에 도움이 됩니다. 수술 후 단백질을 섭취해야 한다는 사실을 잘 알지만 누린내가 난다는 이유로 거부하는 환자가 있습니다. 이럴 때는 양념을 잘 써서 고기 특유의 냄새를 가능한 한 잡아주어야 합니다.

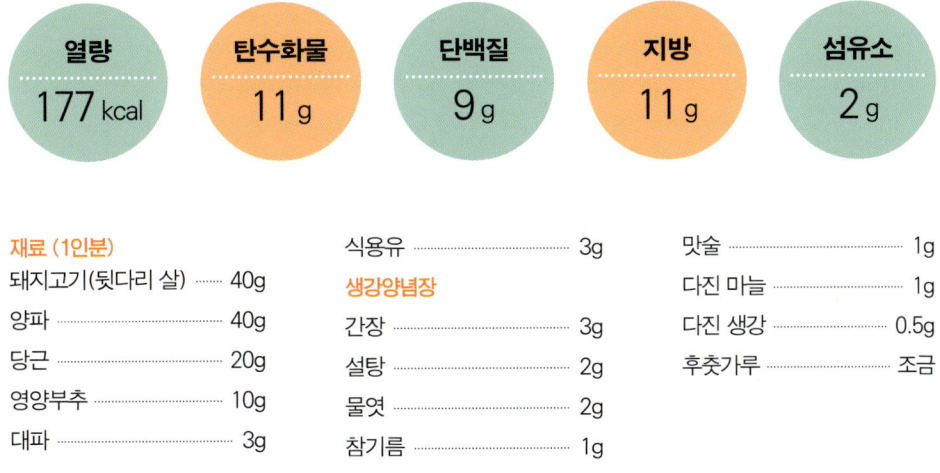

재료 (1인분)
돼지고기(뒷다리 살) ······ 40g
양파 ······························· 40g
당근 ······························· 20g
영양부추 ························ 10g
대파 ································· 3g

식용유 ····························· 3g
생강양념장
간장 ································· 3g
설탕 ································· 2g
물엿 ································· 2g
참기름 ····························· 1g

맛술 ································· 1g
다진 마늘 ······················· 1g
다진 생강 ···················· 0.5g
후춧가루 ······················ 조금

1. 생강양념장 재료를 모두 섞은 다음 먹기 좋은 크기로 자른 돼지고기를 생강양념장에 재워둔다.
2. 당근은 반달 모양으로 얇게 썰고 양파와 대파는 채 썬다.
3. 식용유를 두른 팬에 대파와 양파를 먼저 볶아 향을 낸다.
4. 3의 팬에 당근을 볶다가 어느 정도 익으면 양념장에 재워둔 돼지고기를 넣어 함께 볶는다.
5. 깨끗이 씻은 부추는 먹기 좋게 썰어둔다.
6. 그릇에 노릇노릇하게 볶은 돼지고기를 담고 준비한 부추를 곁들여 먹는다.

 볶은 돼지고기를 밥에 올리면 덮밥처럼 즐길 수 있습니다.

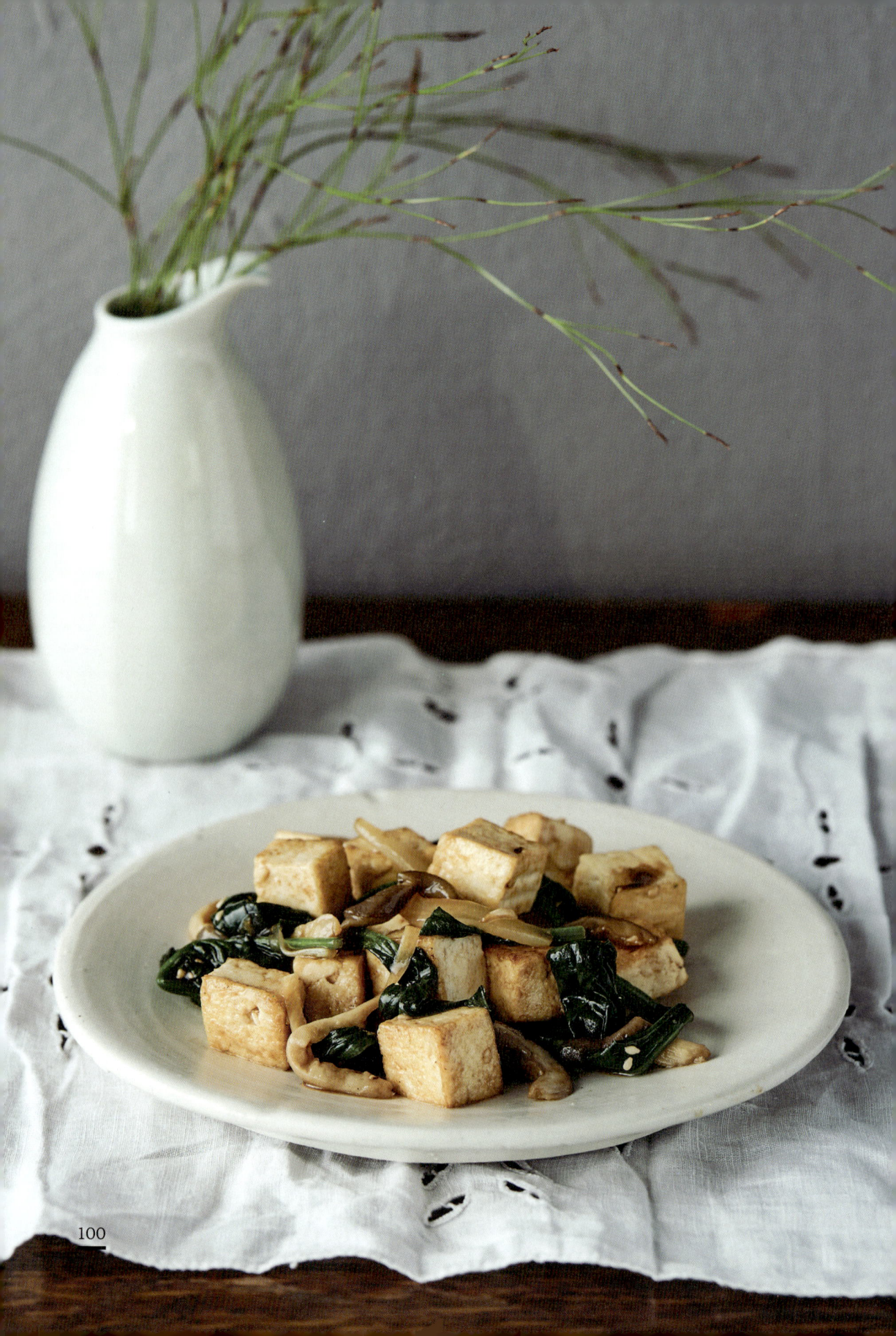

시금치두부굴소스볶음

노릇하게 구워 폭신폭신한 두부와 부드러운 볶은 채소의 식감, 그리고 입맛 당기는 굴소스 맛까지 어우러져 반찬으로 먹기 좋은 음식입니다. 집에 쓰다 남은 채소가 있다면 다양하게 넣어서 활용해도 좋습니다.

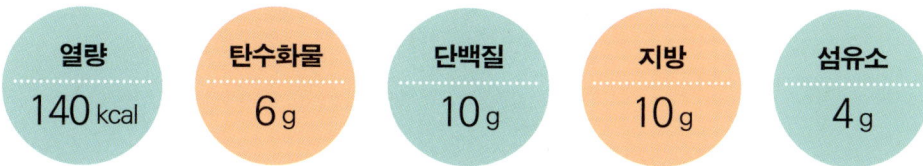

열량 140 kcal | 탄수화물 6g | 단백질 10g | 지방 10g | 섬유소 4g

재료 (1인분)
두부 ········· 80g
시금치 ········· 40g
느타리버섯 ········· 15g
양파 ········· 6g
굴소스 ········· 6g
식용유 ········· 5g
간장 ········· 1g
마늘 ········· 1g
소금 ········· 1g
참기름 ········· 0.3g
후춧가루 ········· 조금
통깨 ········· 조금

1. 시금치는 흙을 털어내고 다듬어 끓는 물에 소금을 조금 넣고 데친 뒤 찬물에 헹군다.
2. 두부는 도톰하게 채 썰어 소금을 뿌린 뒤 10분 정도 두었다가 물기를 닦고 식용유를 두른 팬에 노릇하게 굽는다.
3. 느타리버섯은 밑동을 자른 후 가닥을 나누고 양파와 마늘은 채 썬다.
4. 식용유를 두른 팬에 채 썬 양파와 마늘을 볶다가 향이 나면 느타리버섯과 시금치를 볶는다.
5. 시금치의 숨이 죽으면 간장과 굴소스, 통깨를 넣고 볶다가 두부를 넣고 재빨리 뒤적인다.
6. 참기름으로 향을 내고 후춧가루를 뿌려 마무리한다.

 시금치를 볶을 때 숨이 너무 많이 죽지 않도록 주의하세요. 양념을 만들 때는 다시마 우린 물에 당근, 건고추, 대파, 마늘, 생강, 간장을 1시간 정도 끓인 뒤, 굴소스와 물엿을 넣어 만들면 맛이 좋습니다.

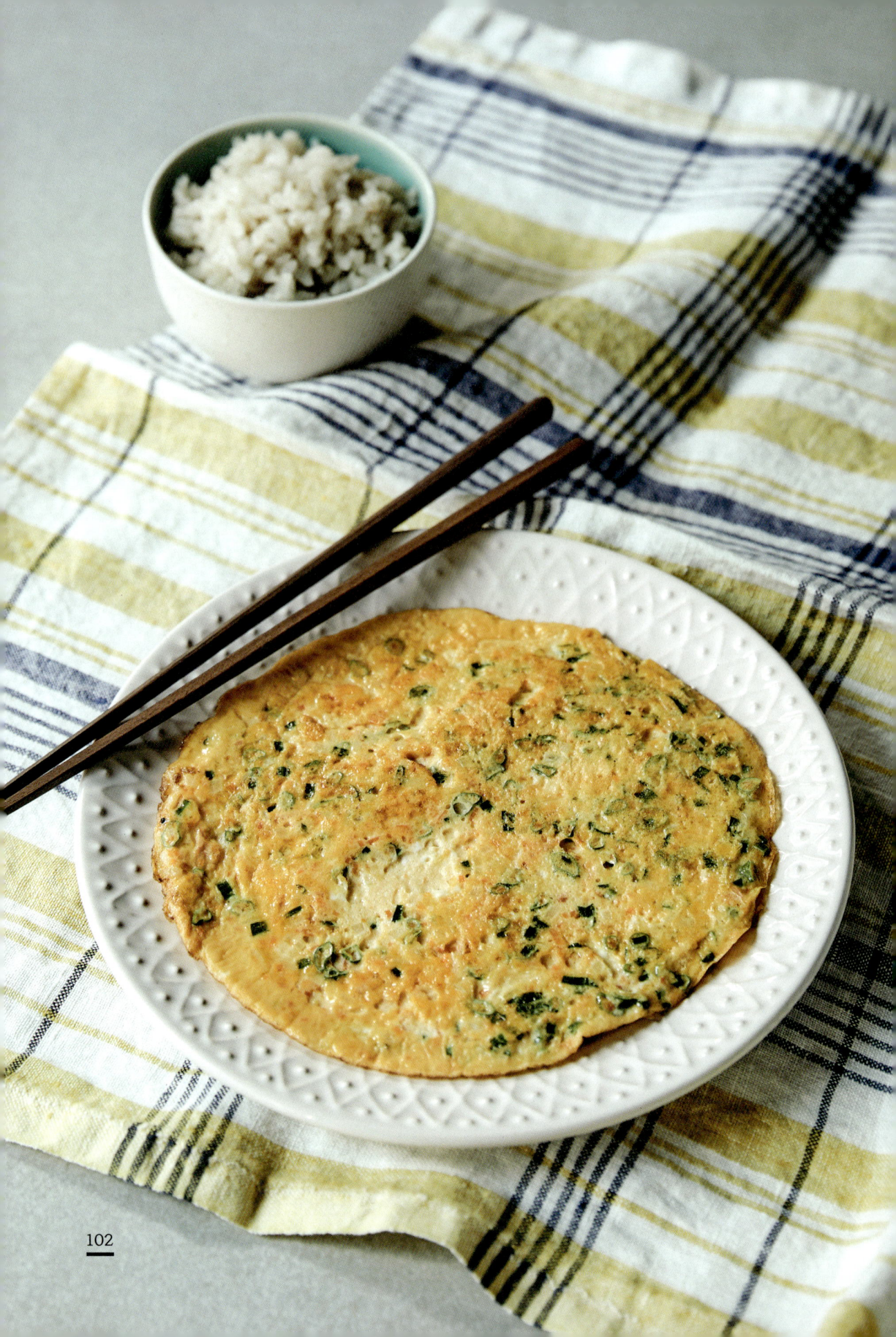

토마토달걀구이

토마토는 비타민C와 항산화 물질 라이코펜이 풍부하게 든 건강식품의 대명사입니다. 토마토를 기름에 살짝 구우면 토마토 안에 들어 있는 지용성 비타민의 흡수력이 더 좋아집니다. 여기에 양질의 단백질 급원인 달걀을 곁들이면 영양적으로도 균형 잡힌 음식이 됩니다.

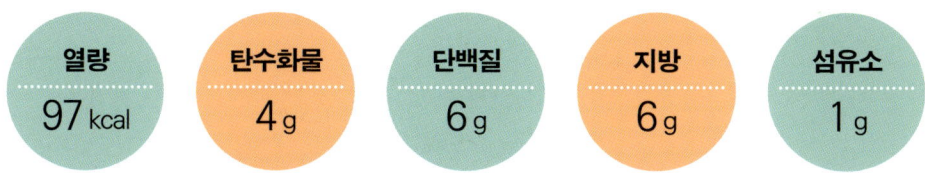

재료 (1인분)

토마토	30g	달걀	1개
양파	10g	소금	2g
당근	5g	식용유	2g
쪽파	5g	후춧가루	조금

1. 토마토는 씨 부분을 제외하고 믹서에 곱게 간다.
2. 양파, 당근, 쪽파는 모두 잘게 썬 다음 1과 함께 섞는다.
3. 달걀을 깨어 2와 섞은 다음 소금과 후춧가루로 간한다.
4. 작은 팬에 식용유를 두르고 3을 두툼하게 붓는다.
5. 반죽을 앞뒤로 노릇하게 잘 익혀 완성한다.

 오븐이 있다면 오븐 틀에 반죽을 붓고 구워보세요. 모양을 쉽고 예쁘게 잡을 수 있습니다.

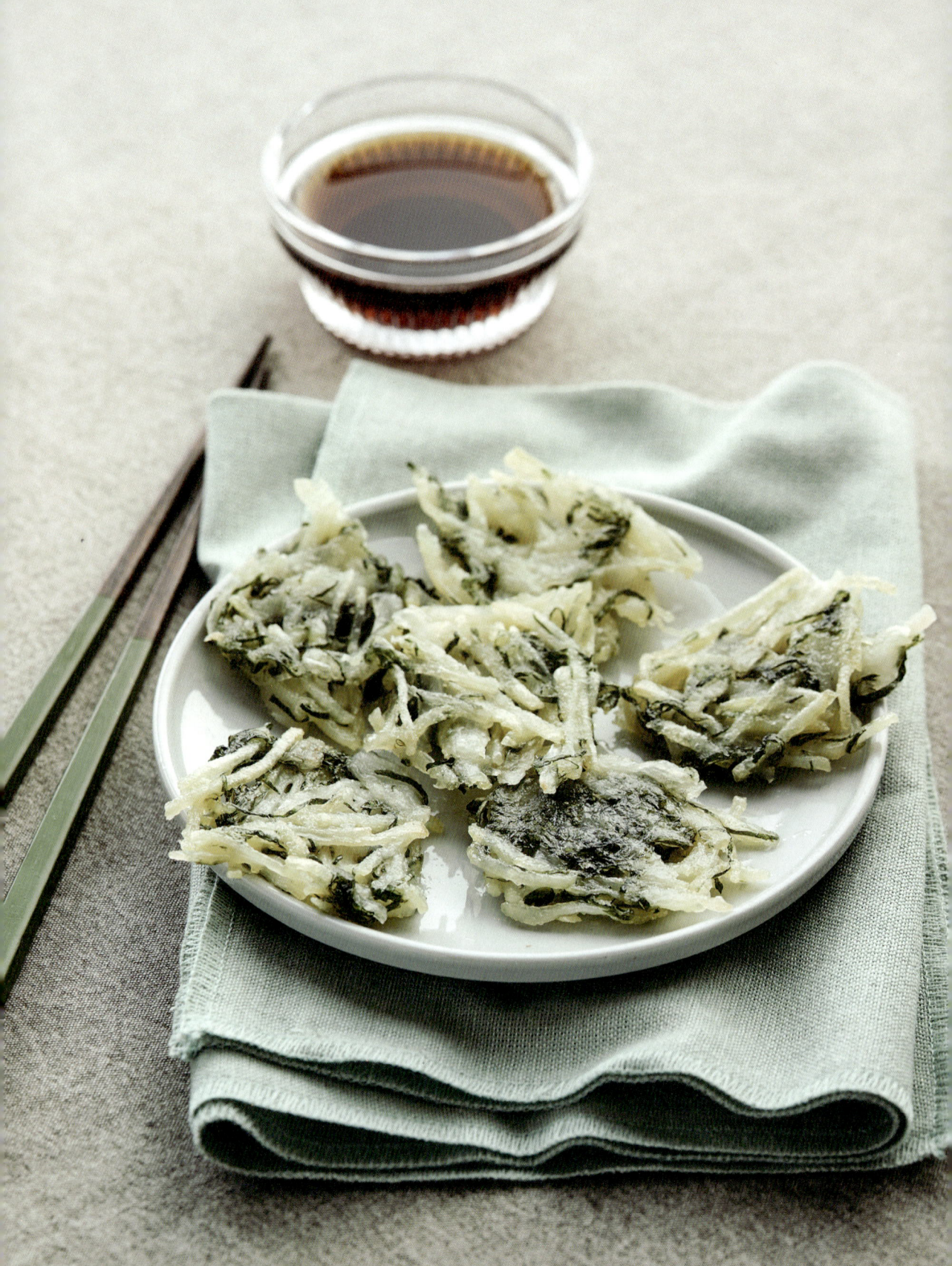

깻잎감자채전

향긋한 깻잎과 부드러운 감자를 바삭하게 구운 깻잎감자채전은 독특한 향과 식감만으로도 군침이 돌게 만듭니다. 특히 감자를 기름에 부쳐냈기 때문에 열량이 높아져 수술 후 체중 감소로 고민하는 환자에게 안성맞춤입니다.

열량	탄수화물	단백질	지방	섬유소
320 kcal	61 g	8 g	6 g	4 g

재료 (1인분)
- 감자 ······ 100g
- 양파 ······ 25g
- 깻잎 ······ 15g
- 밀가루 ······ 30g
- 감자전분 ······ 20g
- 물 ······ 30㎖
- 소금 ······ 1g
- 후춧가루 ······ 조금

양념장
- 식용유 ······ 5g
- 간장 ······ 5g
- 물엿 ······ 3g
- 고춧가루 ······ 3g

1. 감자는 0.5㎝ 두께로 편 썬 다음 0.5㎝ 두께로 채 썬다.
2. 소금을 넣고 끓인 물에 채 썬 감자를 40초간 데친 후 체에 밭치고 찬물에 헹궈 그대로 물기를 뺀다.
3. 깻잎은 돌돌 말아 0.5㎝ 두께로 채 썰고 양파도 0.5㎝ 두께로 채 썬다.
4. 큰 볼에 깻잎, 감자, 양파, 밀가루, 감자전분, 물, 소금, 후춧가루를 섞는다.
5. 달군 팬에 식용유를 두르고 **4**의 반죽을 한 숟가락씩 올려 얇게 편다.
6. 중간 불에서 앞뒤로 각각 노릇하게 굽고 양념장을 곁들여 낸다.

 당근 등 다양한 채소를 활용하여 함께 부쳐 즐길 수도 있습니다.

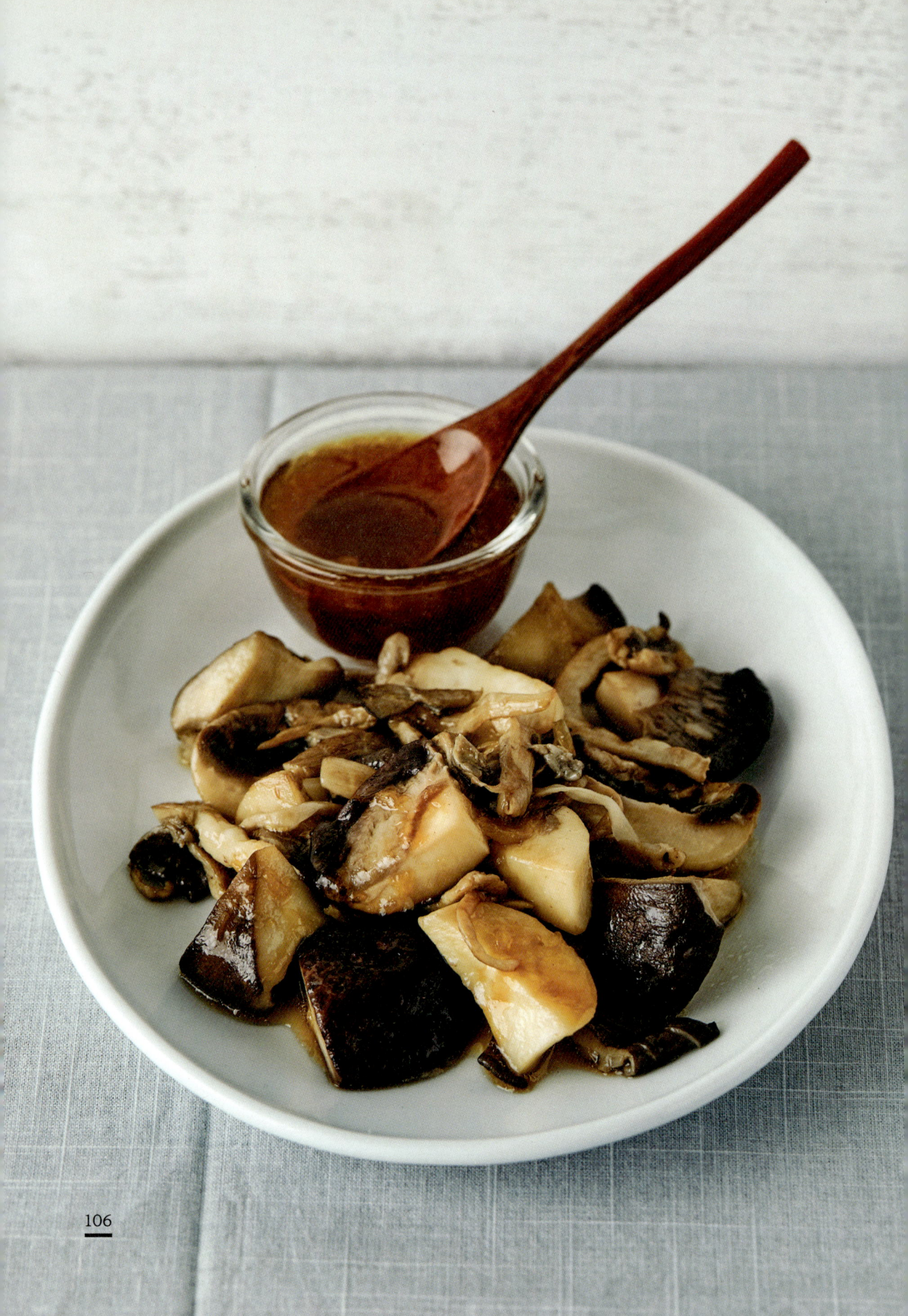

모듬버섯유자소스볶음

섬유소가 풍부한 버섯에 상큼한 유자와 새콤달콤한 소스를 곁들였습니다. 신맛은 입맛이 없을 때 시도하기 가장 좋은 맛입니다. 식사하기 싫을 때는 반찬으로 새콤한 음식을 하나씩 집어 먹어보세요. 어느새 입맛이 돌아올 겁니다.

열량	탄수화물	단백질	지방	섬유소
109 kcal	13 g	4 g	5 g	7 g

재료 (1인분)
느타리버섯 ··············· 45g
새송이버섯 ··············· 45g
표고버섯 ··············· 45g
양송이버섯 ··············· 20g

올리브오일 ··············· 5g
유자소스
유자청 ··············· 10g
간장 ··············· 7g
식초 ··············· 2g

맛술 ··············· 1g
설탕 ··············· 1g
레몬주스 ··············· 조금

1. 느타리버섯은 밑동을 제거한 후 가닥가닥 찢고 새송이버섯은 먹기 좋은 크기로 어슷하게 썬다. 표고버섯은 밑동을 제거한 후 세로로 2등분 또는 4등분하고 양송이버섯은 세로로 2등분한다.
2. 손질한 버섯과 올리브오일을 골고루 섞는다.
3. 팬에 버섯을 앞뒤로 구웠다가 차갑게 식힌다.
4. 유자소스 재료를 모두 섞어둔다.
5. 구운 버섯과 유자소스를 골고루 혼합하여 담아낸다.

매콤한 맛을 추가하고 싶다면 기호에 맞추어 연겨자를 넣어보세요.

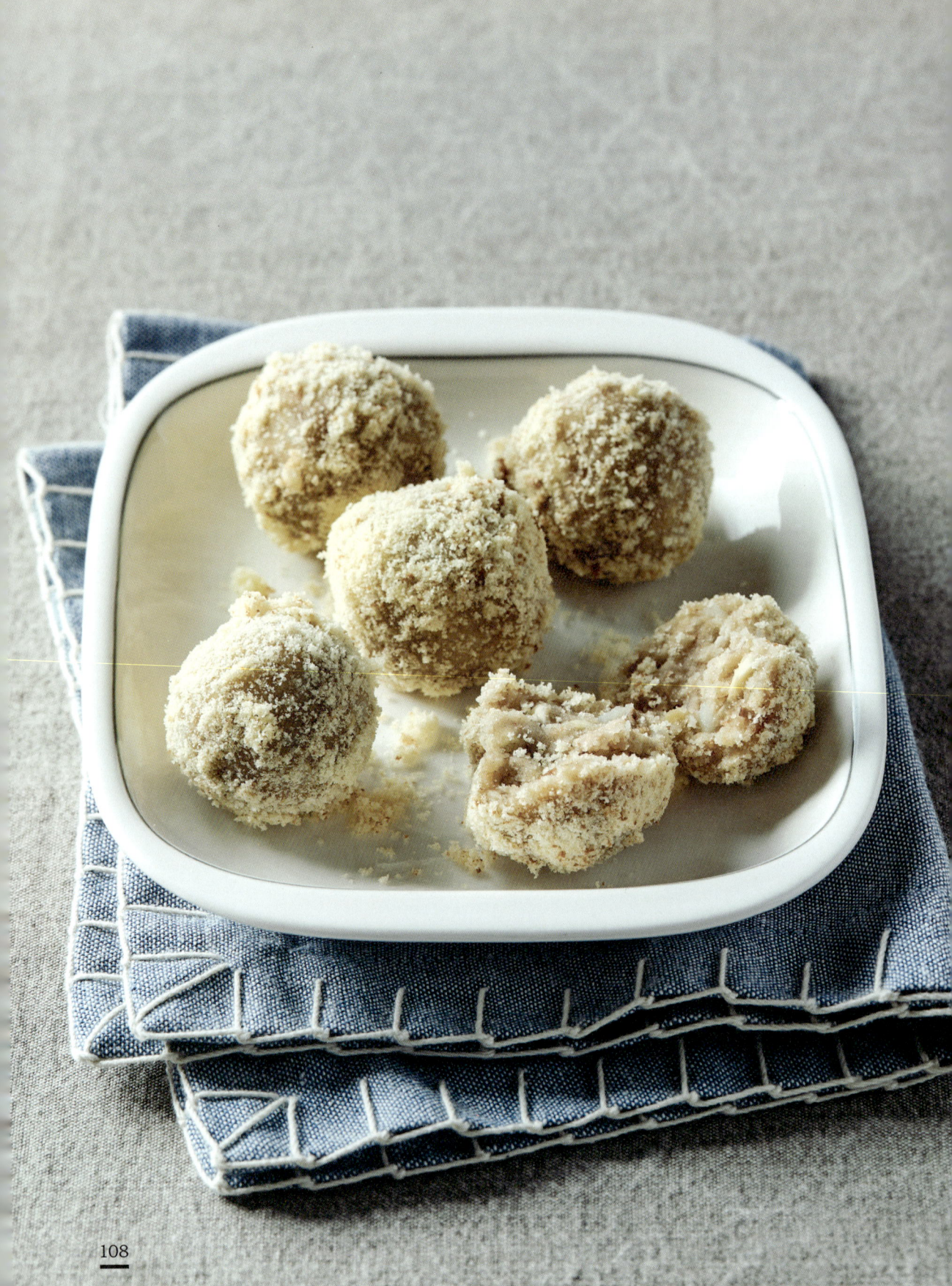

밤&감자경단

밤과 감자로 만든 경단은 쫀득한 찹쌀경단보다 씹기 편해 수술 후 환자들이 쉽게 도전할 수 있는 간식입니다. 카스텔라 가루를 묻히면 더욱 부드럽고 달콤한 경단을 만들 수 있습니다.

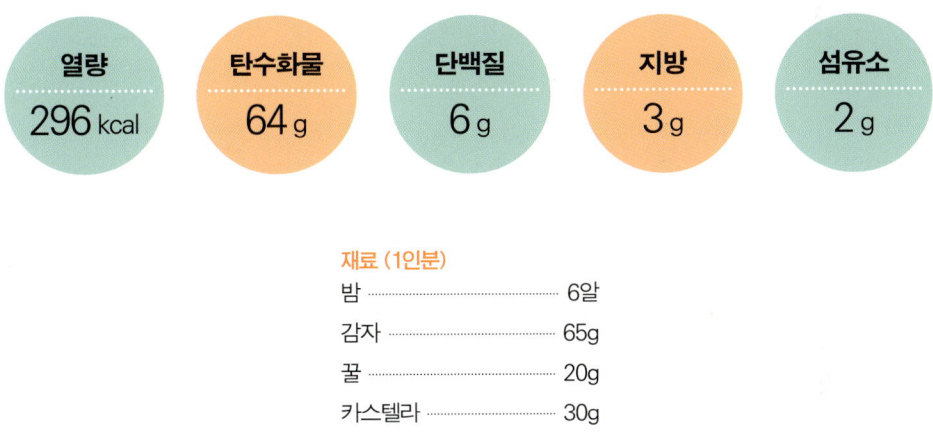

열량	탄수화물	단백질	지방	섬유소
296 kcal	64 g	6 g	3 g	2 g

재료 (1인분)

밤	6알
감자	65g
꿀	20g
카스텔라	30g

1. 밤과 감자는 각각 김이 오른 찜통에 쪄서 껍질을 벗기고 으깬다.
2. 카스텔라를 믹서에 갈거나 체에 으깨듯 걸러 카스텔라 가루를 낸다.
3. 으깬 밤과 감자를 꿀로 버무린 뒤 한입 크기로 동그랗게 빚어 카스텔라 가루 위에 굴린다.

 찐 밤과 감자는 뜨거울 때 으깨야 쉽게 부서집니다.
기호에 따라 카스텔라 가루 대신 잣가루, 콩가루에 굴려서 만들어도 됩니다.

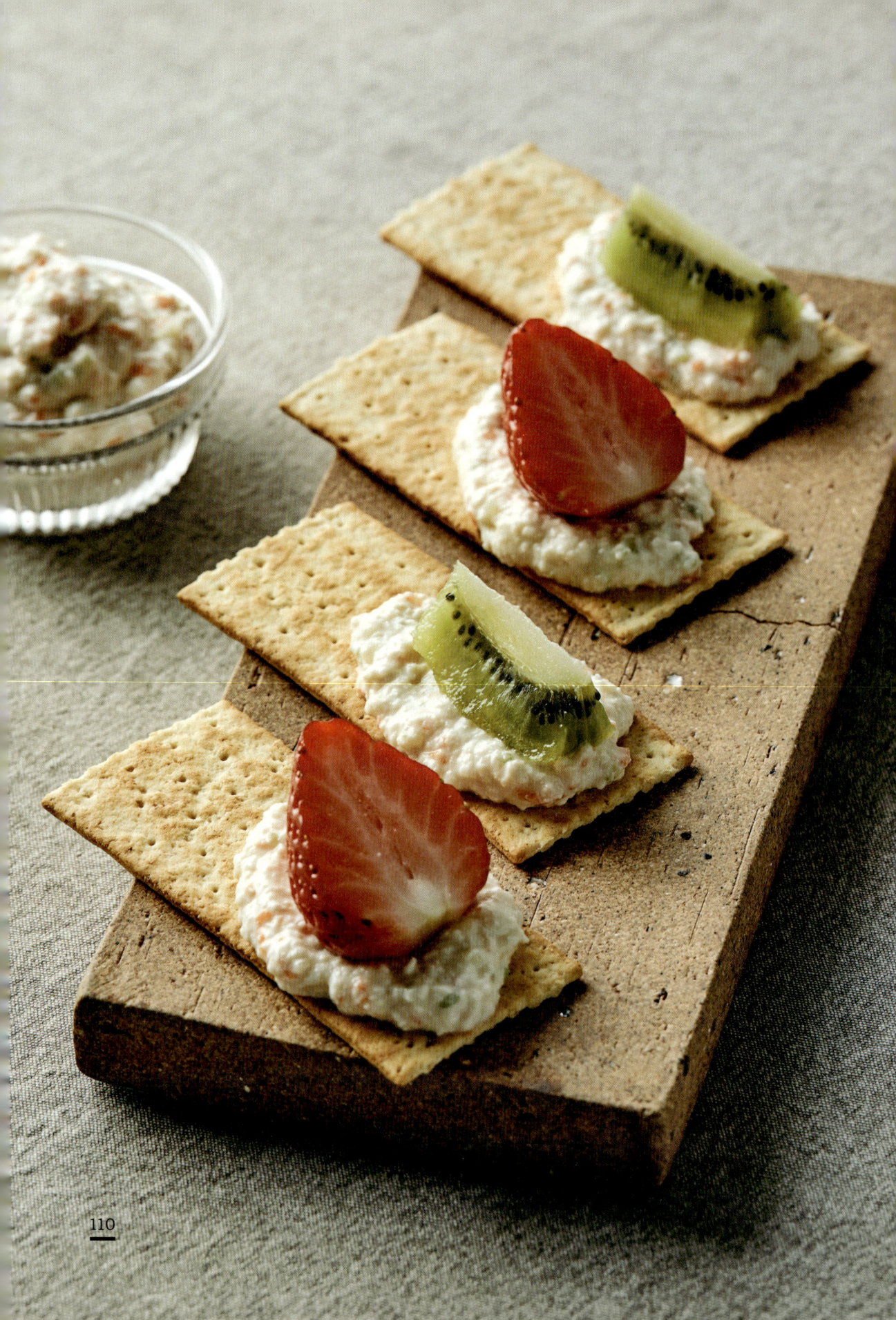

두부요거트크래커

바삭바삭하고 담백한 크래커는 속이 울렁거리거나 불편할 때 가장 쉽게 넘길 수 있는 음식입니다. 한식 특유의 반찬 냄새에 질렸다면 산뜻한 요거트에 싱싱한 채소와 과일을 곁들인 향긋한 간식을 즐겨보세요.

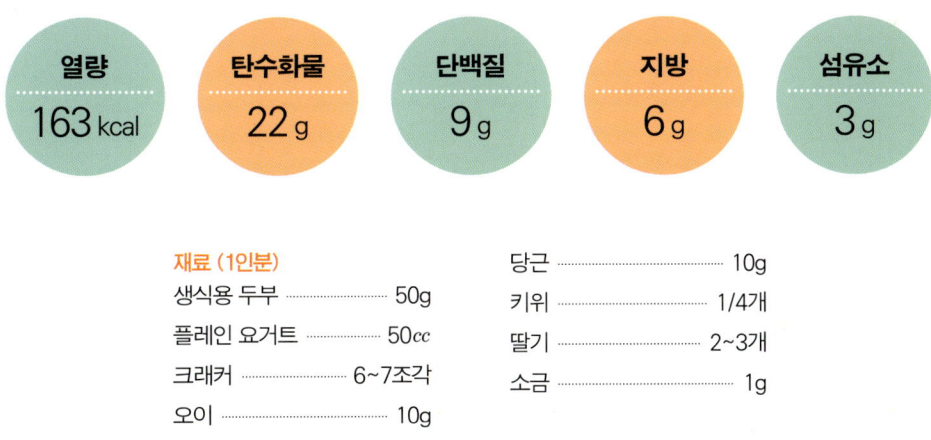

재료 (1인분)

생식용 두부	50g
플레인 요거트	50cc
크래커	6~7조각
오이	10g
당근	10g
키위	1/4개
딸기	2~3개
소금	1g

1. 생식용 두부는 물기를 빼고 으깬다.
2. 오이와 당근은 잘게 다지고, 키위와 딸기는 모양을 내서 썬다.
3. 그릇에 두부, 요거트, 오이, 당근을 담고 소금으로 간한 다음 고루 섞는다.
4. 크래커 위에 3을 얹고, 그 위에 키위와 딸기를 올려 장식한다.

 키위와 딸기 이외에도 바나나, 방울토마토 등 다양한 과일을 활용할 수 있습니다.

딸기연두부셰이크

비타민C가 듬뿍 든 딸기는 특유의 새콤달콤한 맛으로 혀를 유혹하는 봄의 전령사입니다. 딸기를 갈아낸 음료는 싫어하는 사람이 거의 없을 정도로 기호성이 뛰어납니다.

재료 (1인분)
연두부 ·········· 1팩(125g)
딸기 ·········· 5개

1. 딸기는 잘 씻어서 꼭지를 제거하고 한입 크기로 자른다.
2. 연두부와 손질해둔 딸기를 믹서에 곱게 간다.

기호에 따라 설탕 또는 꿀을 넣을 수 있습니다. 딸기가 제철이 아닐 때는 냉동 딸기를 이용하세요.

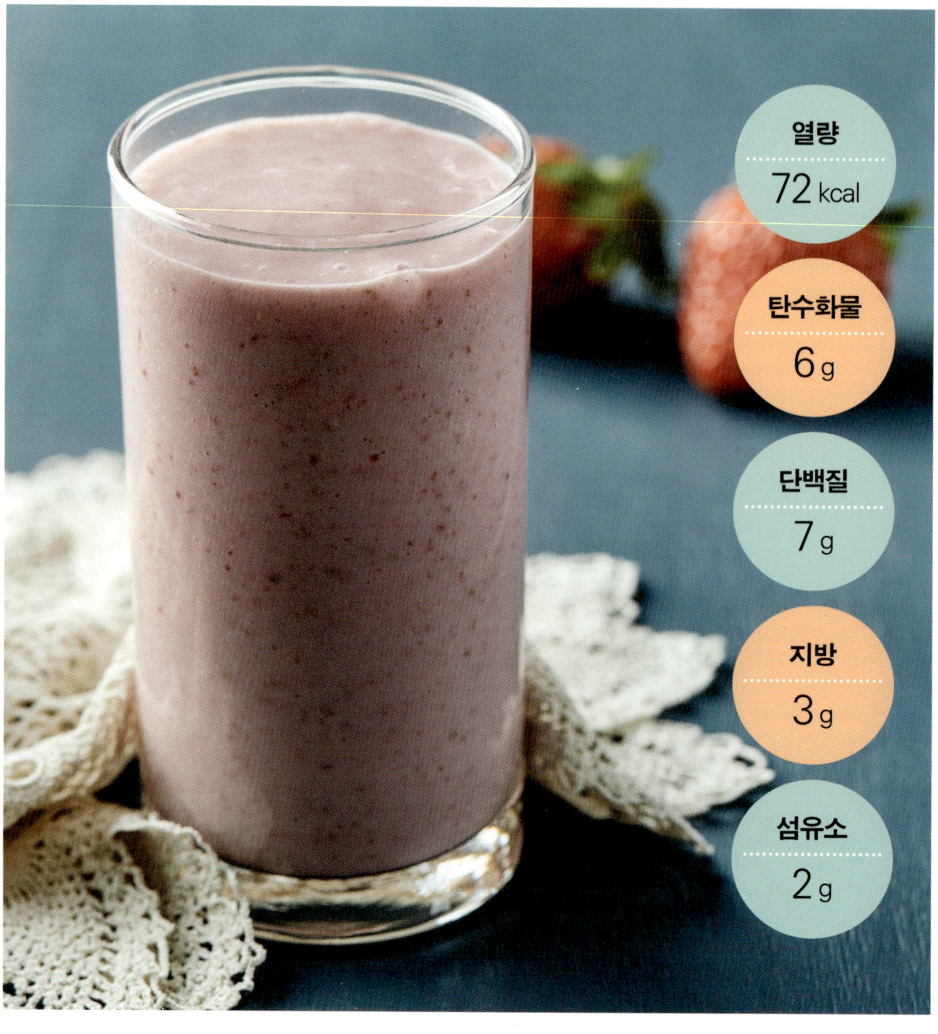

- 열량 72 kcal
- 탄수화물 6g
- 단백질 7g
- 지방 3g
- 섬유소 2g

#STEP3
수술 1개월 이후 식사

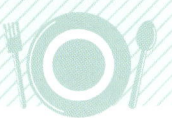

퇴원 1개월 이후가 되면 서서히 배변 불편 증상이 줄어듭니다. 그러나 수술 부위, 나이, 몸 상태, 항암치료 등 다른 치료 유무 등에 따라 배변 호전 기간에는 차이가 있으므로 증상에 따라 식사를 조절해야 합니다. 대체로 결장 수술을 한 환자는 1개월 이후부터 설사와 묽은 변을 보던 증상이 호전되어 정상 변에 가깝게 적응됩니다. 그러나 직장 수술을 받은 환자는 배변 곤란 증상이 3~6개월 이상 지속될 수 있습니다.

대장(결장)을 수술했어요

상행결장, 횡행결장, 하행결장을 수술한 경우 묽은 변, 설사 증상이 호전되면서 대체로 정상 변을 보게 됩니다. 그러나 수술한 범위가 길거나(대장을 많이 절제한 경우), 두 군데 이상 수술한 경우는 묽은 변이 지속될 수 있으니 설사를 유발하는 자극적인 음식은 지속적으로 조심하는 것이 좋습니다. 구불결장 수술을 한 경우 2~3개월이 지나면서 변을 자주 보던 증상이 호전되기 때문에 천천히 일반 식사로 진행하면 됩니다.

수술 후 식욕 저하, 체중 감소가 동반될 수 있으며, 설사가 지속되거나 변비가 나타날 수 있습니다. 수술 후에는 단백질, 철분 섭취가 부족하여 빈혈로 이어지지 않도록 영양소를 골고루 섭취하면서 상황에 따라 음식을 선택하는 게 좋습니다.

◈ **식욕 저하와 체중 감소**   대장 절제 수술 후 일시적으로 식욕이 떨어질 수 있습니다. 이 기간이 지속되면 체중 감소, 빈혈, 영양 불량으로 진행될 수 있으므로 떨어진 식욕을 빠르게 회복하는 것이 중요합니다. 우선 싱겁게 먹겠다는 생각은 내려놓고 본인 입맛에 맞도록 양념을 다양하게 사용하기를 권장합니다. 소금, 간장, 된장, 청국장, 쌈장, 파, 마늘, 양파, 겨자, 고춧가루, 고추장, 식초, 설탕, 물엿, 꿀, 올리고당, 참기름, 들기름, 올리브오일 등 다양한 양념을 편하게 사용합니다. 단, 설사가 심할 때 매우 맵거나 기름진 음식은 설사를 악화시킬 수 있으므로 과도한 사용은 자제합니다.

다양한 양념 사용에 이어서 간식 활용도 중요합니다. 건강을 생각한다고 밥만 먹는다면 비슷한 음식에 질려 식욕이 더 떨어질 수 있으니 밥 외에 죽, 국수, 면, 수프, 만두, 전을 다양하게 활용하고 간식으로 빵, 떡, 감자, 고구마, 과일, 유제품, 견과류를 이용하면 식욕 향상에 도움이 됩니다.

한꺼번에 많이 먹겠다는 생각은 버리고 조금씩이라도 자주 챙겨 먹다 보면 자연스럽게 식욕이 증가할 수 있습니다. 다양한 음식, 간식 섭취가 어렵다면 영양보충음료를 마시는 것도 도움이 되니 담당 의료진이나 영양사와 상의합니다.

◈ **설사**   수술 초반에는 설사가 지속되다가 1~2개월 이후부터는 호전되기 시작합니다. 그러나 대장의 많은 부위를 수술한 경우에는 지속적으로 설사가 동반되기 때문에 탈수, 전해질 불균형, 체중 감소가 우려됩니다. 가장 중요한

> **설사 완화에 도움을 주는 팁**
>
> 1. 설사와 탈수를 예방하기 위해 따뜻한 보리차나 쌀미음 등의 수분을 자주 섭취합니다.
> 2. 적은 양을 자주 먹도록 합니다.
> 3. 소화가 쉬운 부드러운 음식을 위주로 먹습니다.
>   예) 흰죽이나 쌀밥, 흰 빵, 감자, 달걀찜, 연두부, 바나나, 껍질 벗긴 사과 등
> 4. 설사 증상을 악화할 수 있는 기름진 음식, 맵거나 자극적인 음식 등은 주의합니다.
> 5. 유제품 섭취 시 설사 양상이 심해진다면 유제품 섭취를 제한하도록 합니다.

것은 충분한 수분 보충이므로, 평소에 틈틈이 수분을 섭취합니다. 음료를 차갑게 섭취하면 설사가 심해지니 상온에 두거나 따뜻하게 만들어 마시도록 합니다. 커피나 녹차, 탄산음료처럼 카페인이 든 음료는 적게 마시고, 이온음료나 맑은국의 국물, 과일주스를 활용하여 수분을 채웁니다.

기름진 음식도 설사에 악영향을 미치니 튀김, 삼겹살, 케이크 등은 주의하고 견과류도 조금씩만 섭취합니다. 매운 음식보다는 담백한 음식을 선택하고, 유제품도 설사가 있을 때는 피하는 것이 좋습니다. 섬유소가 많은 잡곡, 콩, 채소, 과일 껍질, 해조류는 설사를 심하게 만들 수 있으므로 쌀밥으로 섭취합니다. 채소도 질긴 껍질과 줄기는 제거하고, 과일도 껍질을 깎아 먹도록 합니다.

◈ **변비** 대장 수술 후 없던 변비가 생기거나 심해지는 경우가 있습니다. 대장 수술 후 음식을 먹는 것이 겁나서 식사량을 줄이면 변비가 생길 수 있습니다. 또한 장운동 저하, 섬유소 섭취 부족, 수분 부족, 신체 활동 부족 등이 변비의 원인일 수 있습니다. 변비가 있다면 식사량이 부족하지 않도록 충분한 양을 먹도록 하며, 끼니를 챙기기 어려울 때는 간식을 활용합니다. 변비에는 섬유소가 많은 음식이 도움이 되므로 생채소, 과일, 잡곡, 고구마, 생과일을 먹습니다. 또한 수분 섭취도 충분해야 하므로 물은 하루 8~10잔 이상 마시고, 요구르트

를 포함한 유제품을 매일 1~2회 마십니다. 신체 활동량을 늘리거나 운동을 하면 장운동도 이루어지니 가벼운 운동이나 걷기를 꾸준히 하는 것이 좋습니다.

직장을 수술했어요

항문에서 가까운 직장 부위를 수술하면 직장의 변 저장 기능이 떨어지기 때문에 변이 자주 나오게 됩니다. 최근에는 수술 기술의 발달로 항문에서 더 가까운 직장 중하위부의 경우에도 영구 장루를 만들지 않고 수술을 하거나 혹은 일시적인 장루를 만들었다가 몇 개월 후 장루를 없애고 다시 항문으로 변을 보게 하는 경우가 많아졌습니다. 이렇게 직장 부위를 수술한 후 다시 변을 항문으로 보려고 하면 변을 자주 보게 되거나, 오히려 장 기능이 떨어져서 변이 나오지 않는 변비 증상이 생길 수 있습니다.

◆ **잦은 변** 직장 수술 후 보통 하루 수회에서 많게는 20~30회까지 변이 나오는 경우도 생깁니다. 변이 자주 나오는 것은 직장이라는 기능적인 공간이 사라졌기 때문이므로, 시간이 지나야 차츰 적응이 되고 나아집니다. 적응 기간은 보통 3~6개월에서 길게는 1년 이상 걸리는 환자도 있습니다. 변의 양이 많아지면 배변 곤란 증상이 악화될 수 있으므로 섬유소가 많은 잡곡밥, 채소, 해조류, 과일은 적게 먹는 것이 도움이 됩니다. 또한 유제품도 설사와 잦은 변과 관련이 있으므로 주의해야 합니다. 다만 변이 자주 나오는 것이 불편하고 힘들다고 식사를 자주 거르거나 몰아서 먹는 습관을 들이면 오히려 배변 시간과 습관이 불규칙해지므로 조금씩 섭취하더라도 하루 세 끼는 규칙적으로 식사하는 것이 좋습니다. 물은 충분히 마시고 맵거나 기름져서 자극이 될 수 있는 음식은 변이 호전될 때까지 피합니다.

◈ **변비**   직장 수술 후 장의 운동 기능이 떨어져 변이 잘 나오지 않거나, 식사량이 부족하여 변비가 생기는 경우가 있습니다. 이때는 충분한 음식을 섭취하고, 필요할 경우 간식도 적극 활용하도록 합니다. 신체 활동량을 늘리거나 가벼운 운동을 병행하는 것도 도움이 됩니다.

수술 1개월 이후 2일 식단표 예시

	1일	2일
아침	쌀밥 전복미역국(p.126) 소고기숙주볶음(p.128) 시금치나물 청포묵무침 포기김치	차조밥 아욱된장국 갈치구이 명란부추달걀말이(p.134) 봄동된장무침 총각김치
오전 간식	과일(사과)	과일(바나나)
점심	지중해식 샌드위치(p.120) 오믈렛 해물브로콜리샐러드(p.138) 비트무피클	흑미보리밥 황태두부전골(p.124) 묵은지삼치조림(p.136) 상추겉절이 애호박전 오이소박이
오후 간식	두유+찐감자	우유+증편
저녁	완두콩밥 콩나물국 더덕불고기(p.130) 양배추다시마쌈 무나물들깨볶음 열무김치	김치해물덮밥(p.122) 무다시마국 연두부찜+참깨소스 치커리사과생채(p.140) 새송이마늘볶음 포기김치

* 설사, 잦은 변이 지속된다면 섬유소 양을 천천히 증가시키는 것이 좋습니다.
* 변의 양상이 호전되면 섬유소 양을 점차 늘려서 잡곡밥을 시도해보세요. 입맛이 떨어지지 않도록 신선한 채소와 과일, 간식을 적극 활용합니다.

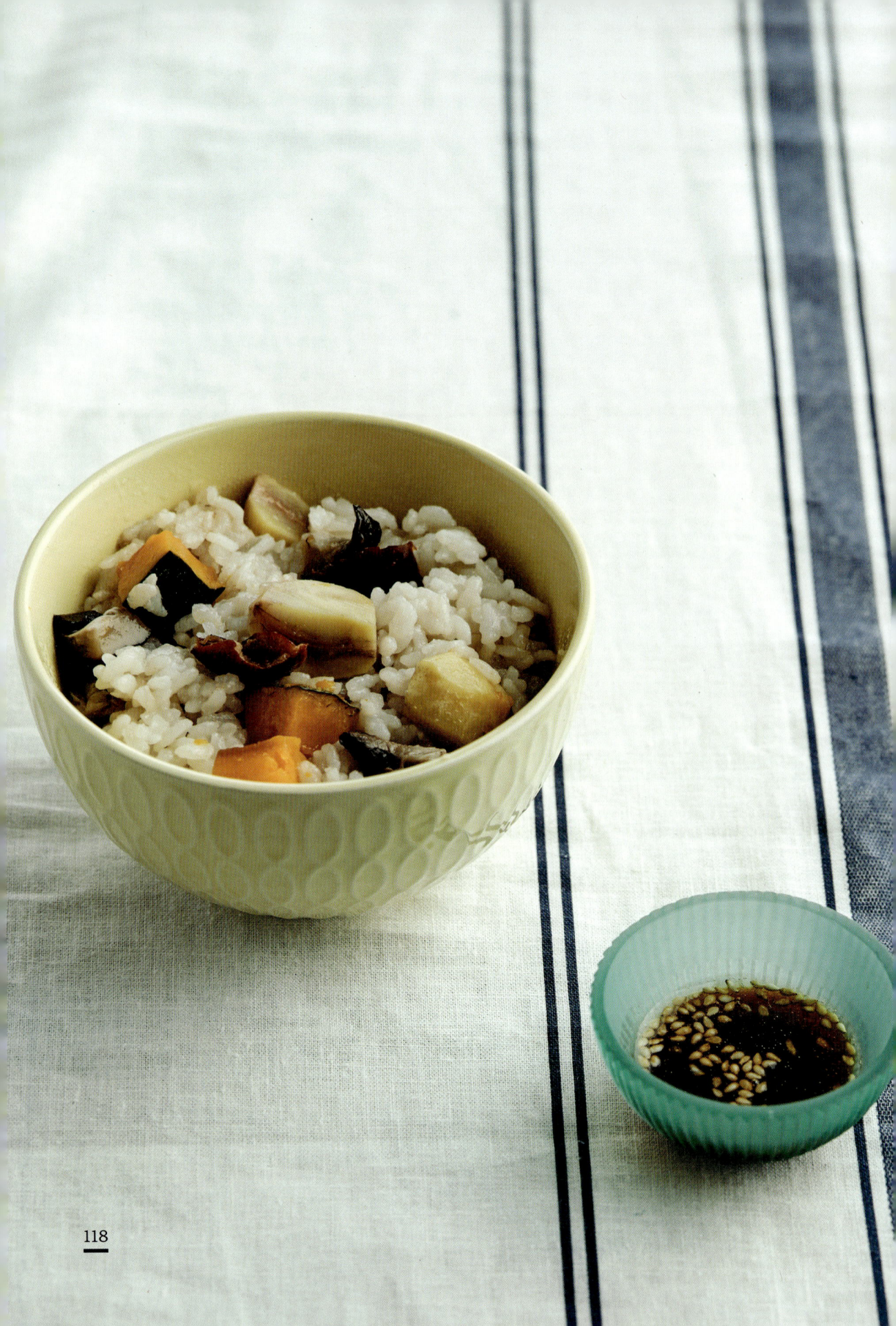

단호박영양밥

노랗게 잘 익은 단호박에는 베타카로틴과 알파카로틴이 풍부합니다. 또한 비타민A·B·C군은 물론 칼륨도 알차게 들어 암 예방 및 면역력 증가에 도움을 주며, 자외선으로부터 눈을 보호하고, 부종도 예방해줍니다.

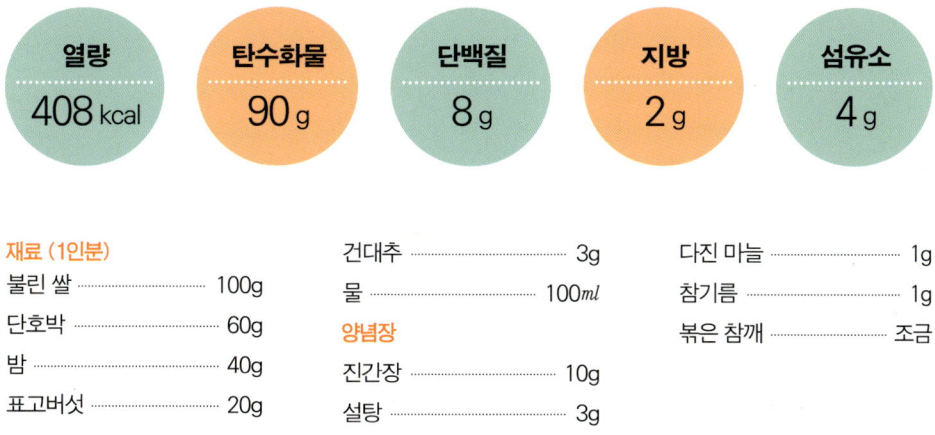

열량	탄수화물	단백질	지방	섬유소
408 kcal	90 g	8 g	2 g	4 g

재료 (1인분)
- 불린 쌀 ─── 100g
- 단호박 ─── 60g
- 밤 ─── 40g
- 표고버섯 ─── 20g
- 건대추 ─── 3g
- 물 ─── 100㎖

양념장
- 진간장 ─── 10g
- 설탕 ─── 3g
- 다진 마늘 ─── 1g
- 참기름 ─── 1g
- 볶은 참깨 ─── 조금

1. 단호박은 씨를 제거하고 사방 1~1.5㎝ 크기로 깍둑썰기 한다.
2. 밤은 껍질을 벗기고 반으로 자른다.
3. 표고버섯은 네모나게 자른다.
4. 대추는 반으로 갈라 씨를 제거하고 삼등분한다.
5. 냄비나 압력솥에 불린 쌀과 준비된 재료를 모두 넣고 밥을 짓는다.
6. 분량의 양념장 재료를 혼합하여 양념장을 만들고 밥과 곁들여 낸다.

 단호박은 충분히 숙성된 것으로 골라 사용하세요. 단호박의 윗부분을 자르고 씨를 긁어낸 다음 영양밥 재료를 넣고 통째로 쪄도 좋아요.

지중해식 샌드위치

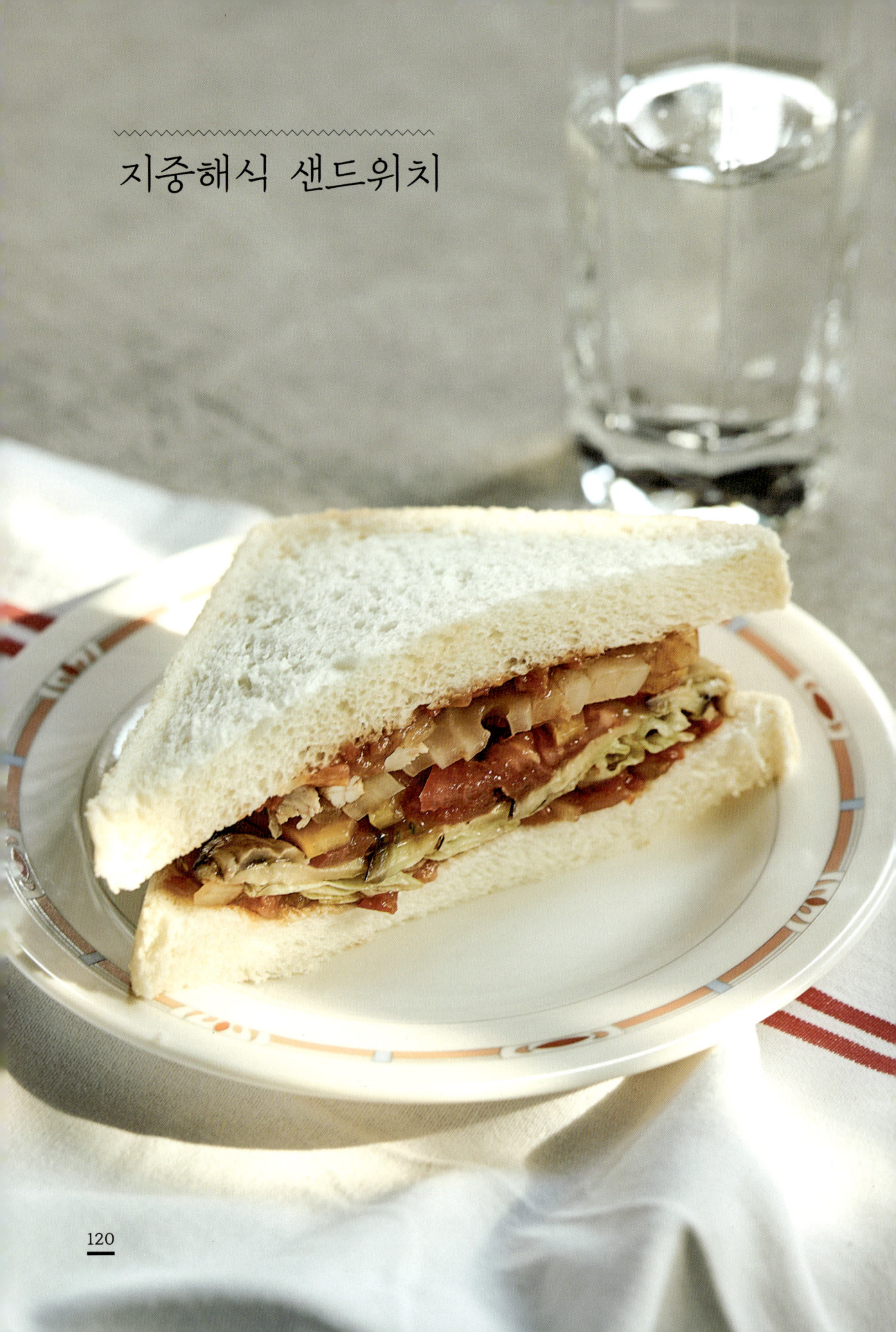

다양한 색상의 과일과 채소, 올리브오일, 토마토를 활용한 지중해식 식사는 심장병과 암 위험률 감소에 도움이 됩니다. 샌드위치 하나로 다양한 색상의 채소를 한 번에 섭취하세요.

열량	탄수화물	단백질	지방	섬유소
374 kcal	53 g	22 g	10 g	6 g

재료 (1인분)
식빵	70g
닭 가슴살	50g
양상추	50g
토마토	45g
가지	45g
양파	35g
양송이버섯	30g
파프리카	10g
올리브오일	3g
소금	조금
후춧가루	조금

토마토소스
토마토	80g
파프리카	10g
양파	5g
발사믹식초	6g
올리브오일	2g
설탕	4g

1. 닭 가슴살은 결대로 길쭉하게 찢어 소금과 후춧가루로 밑간해둔다.
2. 토마토, 파프리카, 양파는 0.5cm 두께의 원형으로 썬다.
3. 가지는 0.7cm 두께로 길게, 양송이는 0.4cm 두께로 얇게 썬다.
4. 양상추는 다듬어 씻은 후 적당히 찢는다.
5. 올리브오일을 두른 팬에 밑간한 닭 가슴살을 볶다가 어느 정도 익으면 토마토, 가지, 양송이, 파프리카, 양파를 30~60초가량 센 불에서 굽는다.
6. 토마토소스에 쓰일 토마토, 파프리카, 양파를 각각 0.5cm 크기로 잘게 자른다.
7. 올리브오일을 두른 팬에 6을 넣고 2~3분간 볶다가 발사믹식초, 설탕을 넣고 조려 토마토소스를 완성한다.
8. 식빵의 한쪽 면에 토마토소스를 골고루 바른다. 여기에 양상추, 가지, 파프리카, 양파, 토마토, 양송이를 올린 후 다시 한쪽 면에 토마토소스를 바른 식빵을 덮는다. 완성된 샌드위치를 대각선으로 어슷하게 썬다.

식빵 대신 모닝빵이나 치아바타 등을 활용해도 됩니다.
수술 후 3개월이 경과한 상태라면 호밀빵도 시도해볼 수 있습니다.

김치해물덮밥

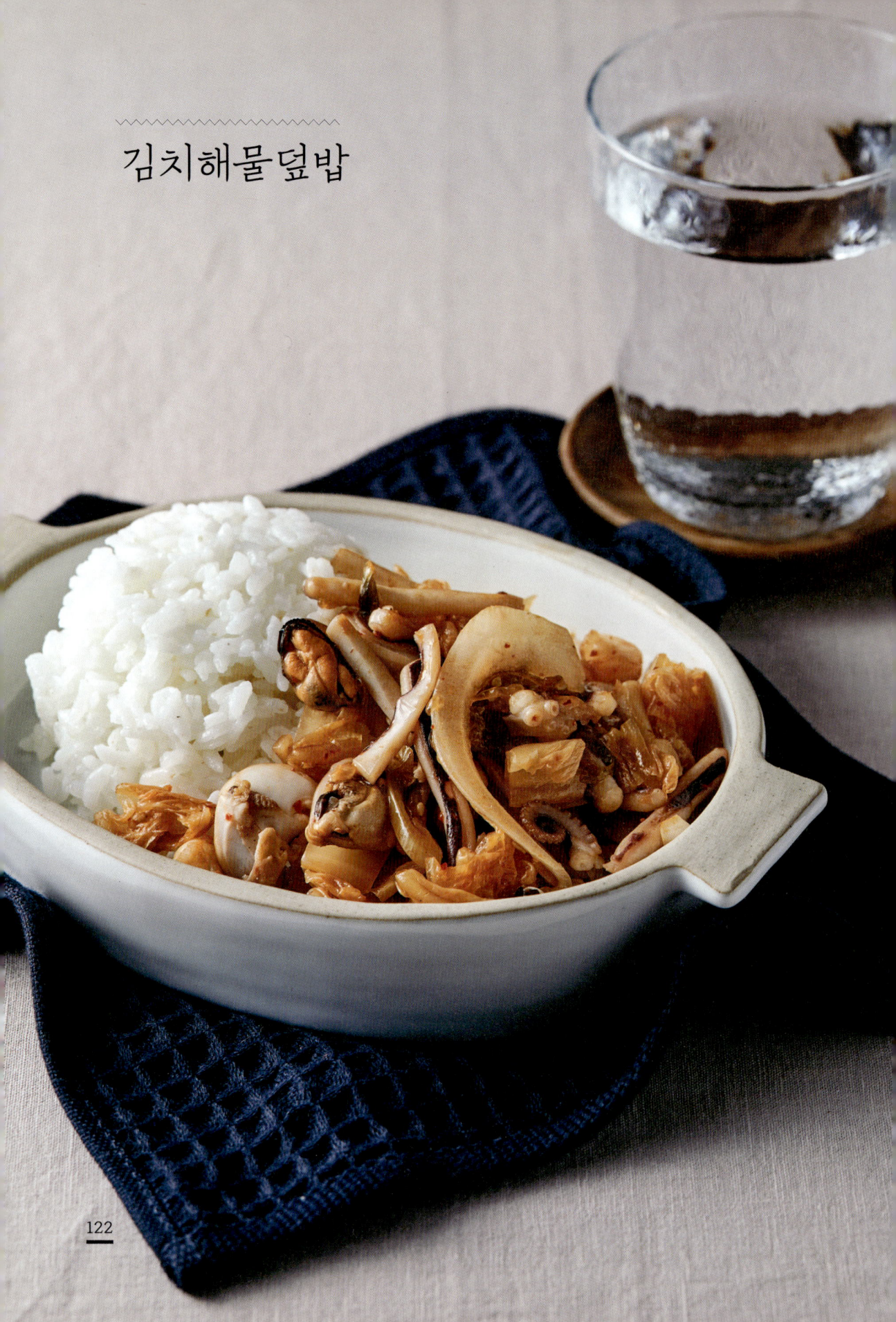

오징어와 주꾸미에는 타우린이라는 아미노산이 풍부하게 함유되어 있습니다. 타우린은 피로 회복과 스트레스 완화, 고혈압 예방, 간 건강 증진에 도움이 되는 성분이지요. 타우린이 많이 든 해물덮밥은 환자의 원기 회복에 더할 나위 없는 영양식이랍니다.

열량	탄수화물	단백질	지방	섬유소
637 kcal	92 g	25 g	19 g	5 g

재료 (1인분)

배추김치 100g	주꾸미 30g	고춧가루 2g
쌀 90g	새우 살 30g	볶은 참깨 2g
양파 50g	홍합 살 10g	참기름 2g
오징어 50g	대파 5g	감자전분 3g
	식용유 10g	물 3ml

1. 오징어, 주꾸미, 새우 살, 홍합 살은 이물질을 제거한 후 물로 깨끗하게 씻고 체에 밭쳐 물기를 뺀다.
2. 오징어는 0.5cm 폭으로 채 썰고 주꾸미는 먹기 좋은 크기로 자른다.
3. 배추김치는 속을 살짝 털어내고 한입 크기로 썬다.
4. 양파는 0.5cm 두께로 채 썰고, 대파는 0.3cm 두께로 어슷하게 썬다.
5. 끓는 물에 오징어, 주꾸미, 새우 살을 살짝 데친다.
6. 감자전분은 동일한 분량의 물을 첨가하여 섞어둔다.
7. 달군 팬에 식용유를 두르고 김치를 노릇하게 볶는다.
8. 7에 데쳐둔 해물과 함께 고춧가루, 양파, 대파를 넣고 더 볶다가 희석해둔 감자전분을 부어 농도를 맞춘다.
9. 마지막으로 참기름, 참깨를 넣고 살짝 더 볶아 완성한다.

 오징어와 주꾸미는 너무 오래 익히면 질겨지니 마지막에 넣고 부드럽게 익힙니다.

황태두부전골

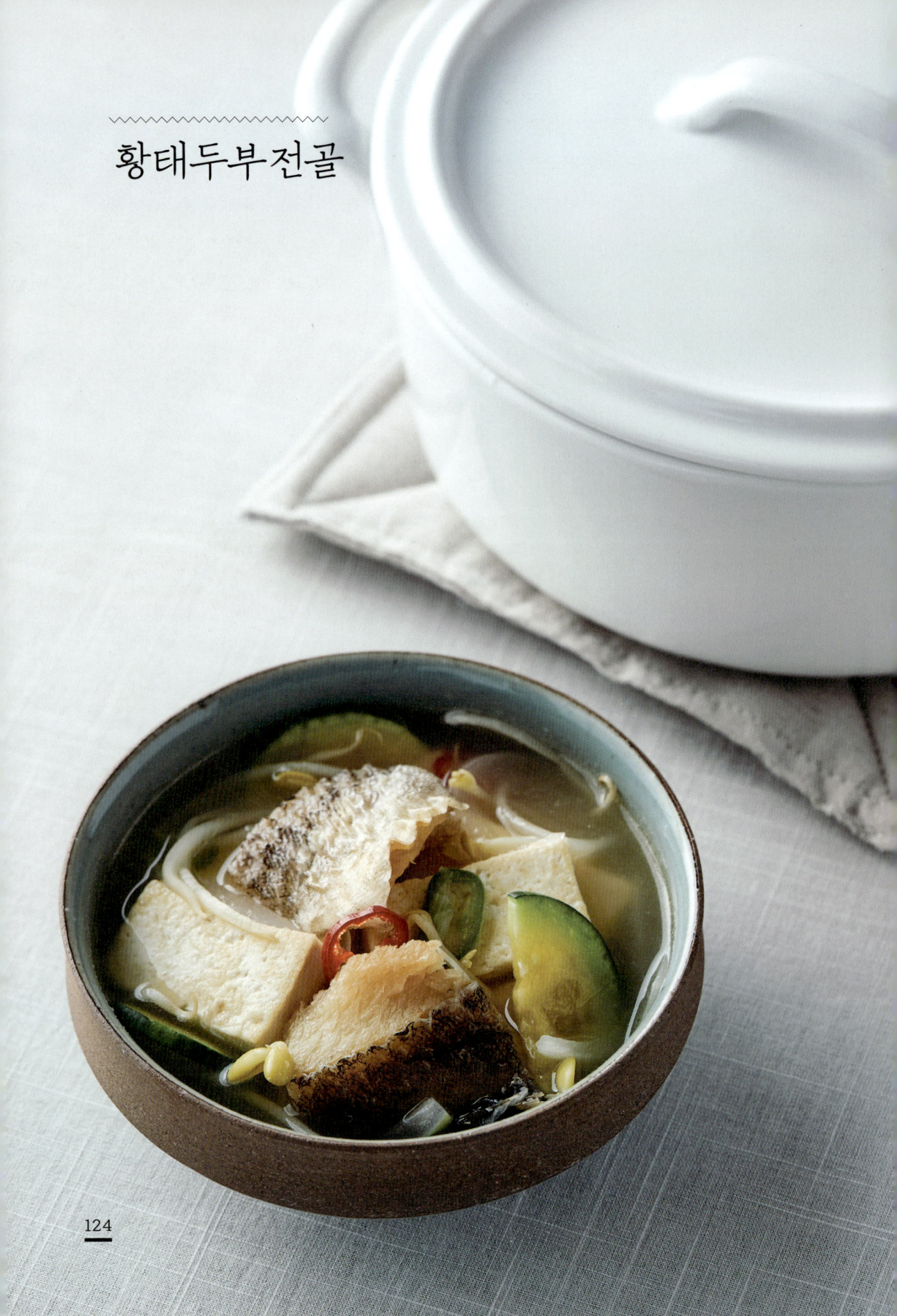

황태는 명태를 꼬들꼬들하게 말린 것입니다. 명태가 건조되어 황태로 변하는 과정에서 단백질 함량이 두 배로 늘어나는데, 이때 단백질이 전체 성분의 60%를 차지할 정도로 상승합니다. 적은 양으로도 고단백 식이가 가능해 환자식으로 특히 인기이지요.

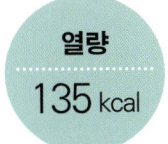 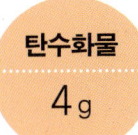 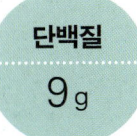 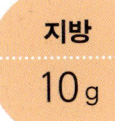 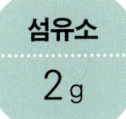

열량 135 kcal | 탄수화물 4g | 단백질 9g | 지방 10g | 섬유소 2g

재료 (1인분)

황태	6g
두부	30g
콩나물	30g
애호박	15g
양파	15g
멸치(국물용)	10g
대파	5g
청고추	2g
홍고추	2g
식용유	6g
국간장	2g
물	200ml

황태 밑간

| 참기름 | 2g |
| 후춧가루 | 조금 |

1. 황태는 5cm 길이로 잘라 물에 씻고 체에 밭쳐 물기를 뺀 다음 참기름과 후춧가루로 밑간해둔다.
2. 콩나물은 깨끗하게 손질하여 씻고 체에 밭쳐 물기를 뺀다. 애호박은 도톰하게 반달썰기 한다. 대파와 청고추, 홍고추는 송송 썬다.
3. 두부는 먹기 좋은 크기로 도톰하게 나박썰기 한다.
4. 물에 국물용 멸치를 넣고 끓여 육수를 준비한다.
5. 팬에 식용유를 두르고 예열한 뒤 두부를 노릇하게 구워낸다.
6. 끓는 물에 콩나물, 애호박을 각각 살짝 데치고 물기를 제거한다.
7. 준비해둔 멸치 육수에 양념한 황태를 10분간 끓인 뒤 국간장으로 간하고, 양파, 구운 두부, 데친 콩나물, 애호박을 넣고 3분간 더 끓인다.
8. 국물이 팔팔 끓으면 마지막으로 대파, 청고추, 홍고추를 넣고 30초간 끓였다 담아낸다.

 육수를 준비 할 때 황태 머리를 사용해보세요. 감칠맛이 더해져 맛이 더욱 깊어진답니다.

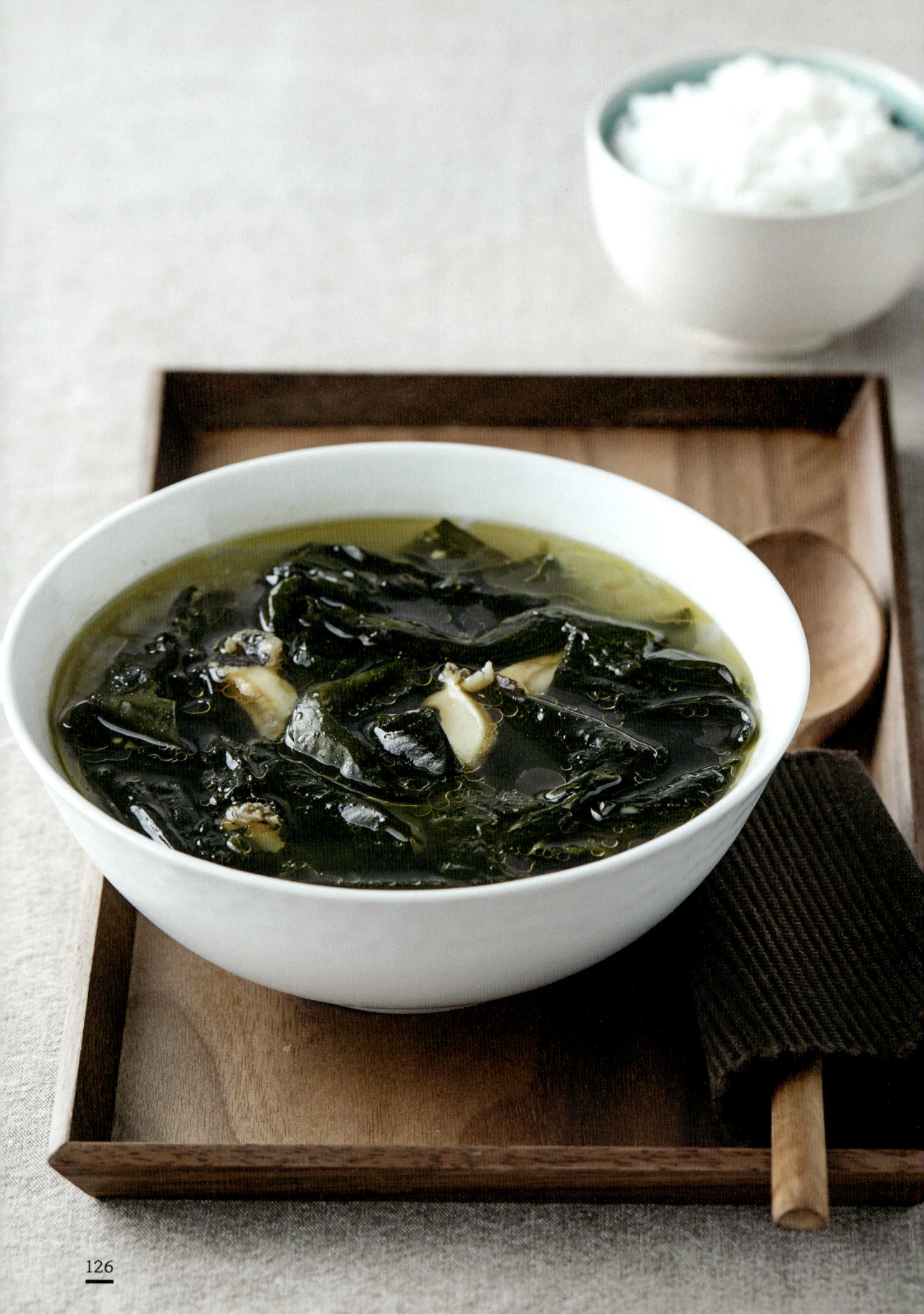

전복미역국

대표적인 보양식 재료로 꼽히는 전복은 단백질, 비타민, 미네랄이 풍부하여 원기 회복에 도움이 됩니다. 미역에 풍부한 섬유질은 발암물질을 흡착하여 체외로 빠르게 배출하는 효능이 있습니다.

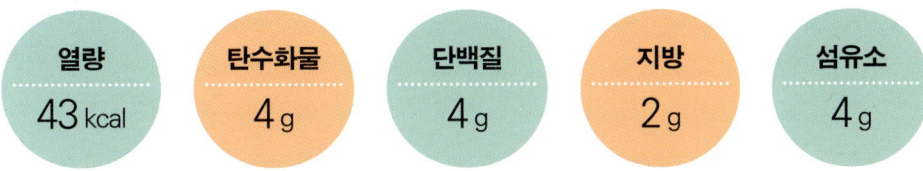

열량	탄수화물	단백질	지방	섬유소
43 kcal	4g	4g	2g	4g

재료 (1인분)

- 전복 ················ 20g
- 건미역 ·············· 8g
- 물 ················· 200ml
- 국간장 ·············· 1g
- 소금 ··············· 2.5g
- 참기름 ·············· 2g
- 다진 마늘 ············ 1g

1. 미역은 적당량의 물에 불린다.
2. 전복은 깨끗이 씻어 편으로 썬다.
3. 냄비에 참기름을 두르고 달궈지면 불려둔 미역과 전복을 살짝 볶다가 국간장을 넣고 더 볶는다.
4. 3에 물을 부어 20분 정도 뭉근하게 끓이다가 소금으로 간을 맞춘다.
5. 4에 다진 마늘을 넣고 5~10분간 더 끓였다 낸다.

 전복을 씻을 때 마지막 헹구는 물에 쌀뜨물을 사용하면 해산물 특유의 비린내 제거에 도움이 됩니다.

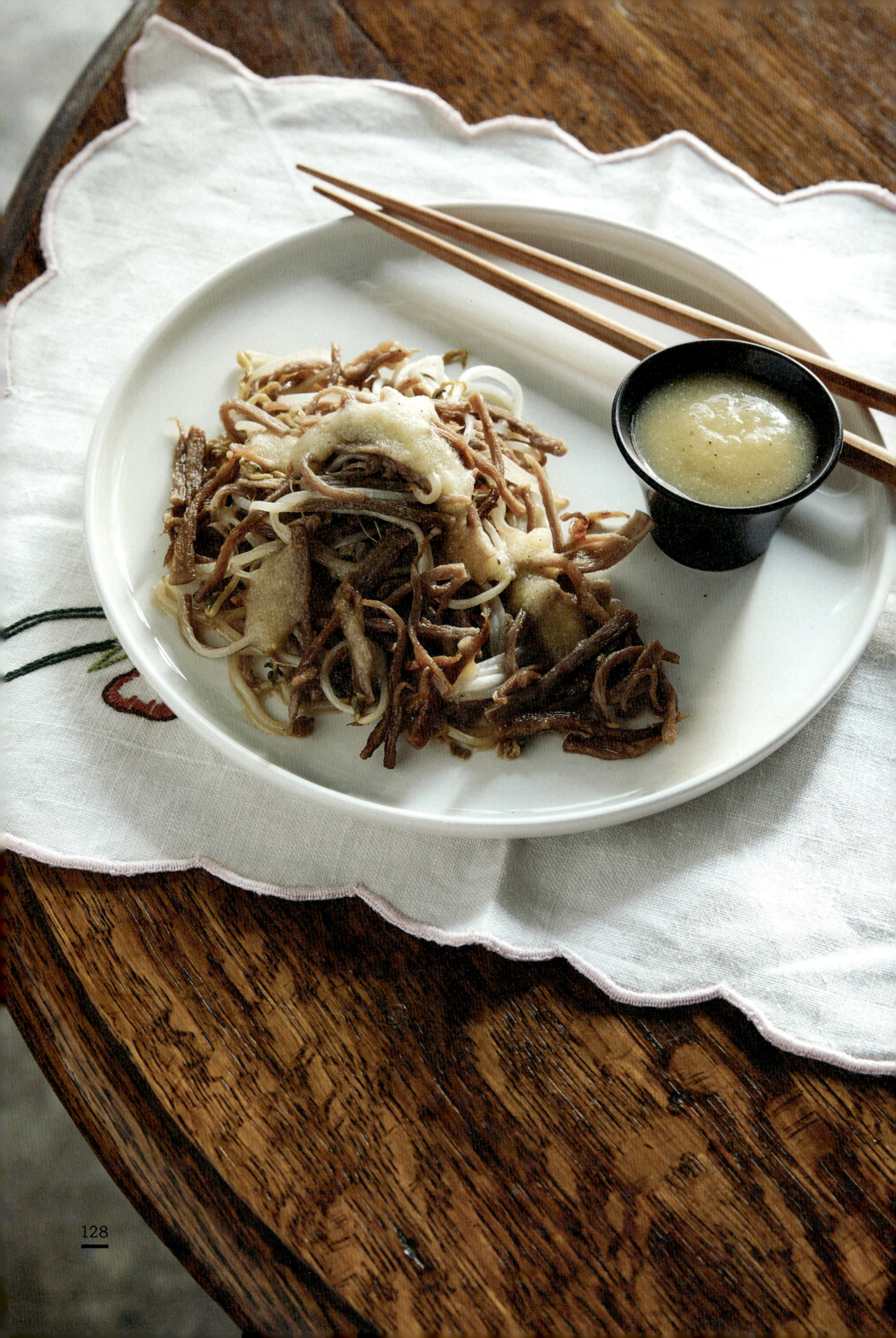

소고기숙주볶음

숙주는 섬유소가 풍부하고 열량이 낮으며 지방 대사에 관여하는 비타민B_2가 함유되어 체중 관리에 도움이 됩니다. 소고기의 단백질과 숙주나물의 비타민, 무기질이 서로 영양을 보완하는 궁합 좋은 요리입니다.

열량	탄수화물	단백질	지방	섬유소
216 kcal	23 g	19 g	6 g	3 g

재료 (1인분)
- 소고기 — 80g
- 숙주나물 — 50g

고기 밑간
- 물엿 — 10g
- 소금 — 1g
- 맛술 — 1g
- 다진 마늘 — 1g

- 후춧가루 — 조금

사과소스
- 사과 — 40g
- 양파 — 10g
- 대파 — 10g
- 무 — 4g
- 마늘 — 2g
- 설탕 — 4.5g
- 겨자가루 — 3g
- 깨소금 — 2g
- 식초 — 4g
- 레몬주스 — 1g
- 간장 — 1g
- 후춧가루 — 조금
- 소금 — 조금

1. 사과소스 재료 중 사과, 양파, 대파, 마늘은 다지고 무는 믹서에 간다.
2. 다진 사과와 양파, 대파, 마늘, 간 무에 설탕, 겨자가루, 깨소금, 식초, 레몬주스, 후춧가루, 간장을 넣고 섞은 뒤 소금으로 간을 맞춰 소스를 만든다.
3. 고기 밑간 재료를 모두 섞은 다음 소고기를 밑간해둔다.
4. 달군 팬에 고기부터 볶다가 고기가 완전히 익기 전에 숙주를 넣어 같이 볶는다.
5. 숙주가 거의 익었을 즈음 그릇에 담고 먹기 직전에 소스를 뿌려 낸다.

 숙주는 너무 오래 볶으면 수분이 빠져나가 질겨지므로 너무 오래 익히지 않도록 주의합니다.

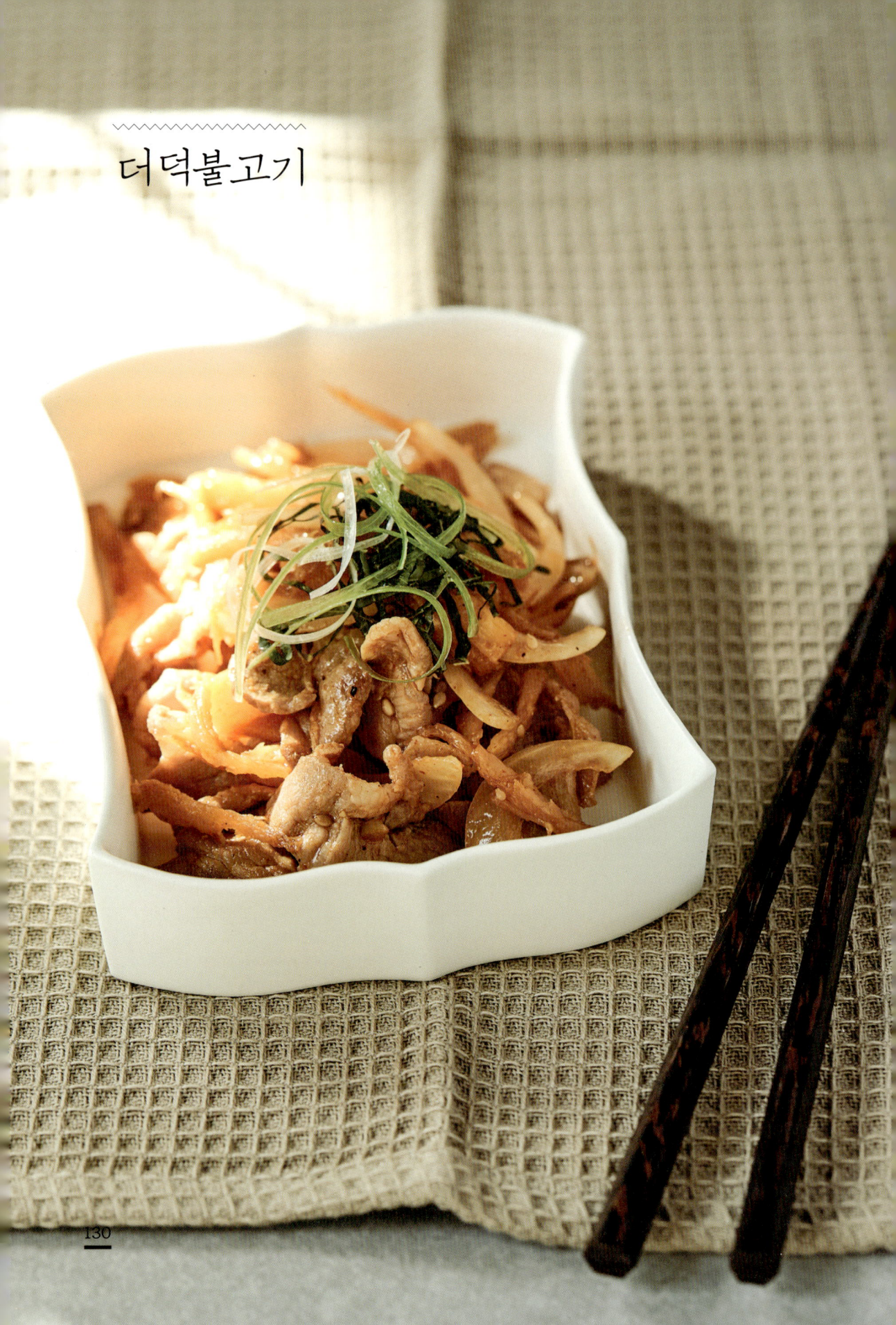

더덕불고기

더덕에는 인삼처럼 '사포닌'이라는 성분이 있어 면역력을 높이고 항암 효과를 발휘합니다. 더덕의 쌉싸래한 향이 돼지고기의 누린내를 잡아주어 식궁합 면에서도 잘 어울리는 한 쌍입니다.

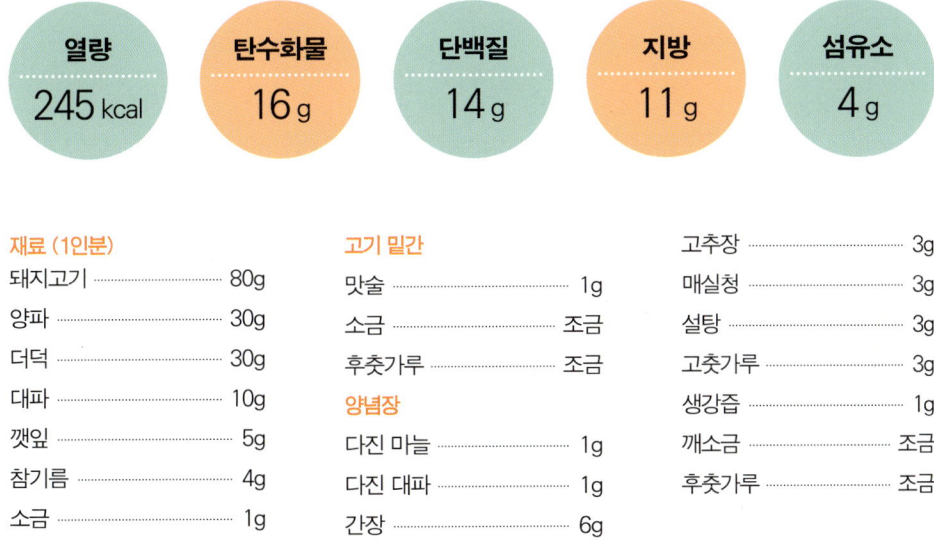

열량	탄수화물	단백질	지방	섬유소
245 kcal	16 g	14 g	11 g	4 g

재료 (1인분)
- 돼지고기 ········ 80g
- 양파 ············ 30g
- 더덕 ············ 30g
- 대파 ············ 10g
- 깻잎 ············ 5g
- 참기름 ·········· 4g
- 소금 ············ 1g

고기 밑간
- 맛술 ············ 1g
- 소금 ············ 조금
- 후춧가루 ········ 조금

양념장
- 다진 마늘 ········ 1g
- 다진 대파 ········ 1g
- 간장 ············ 6g
- 고추장 ·········· 3g
- 매실청 ·········· 3g
- 설탕 ············ 3g
- 고춧가루 ········ 3g
- 생강즙 ·········· 1g
- 깨소금 ·········· 조금
- 후춧가루 ········ 조금

1. 돼지고기는 밑간 재료로 밑간해둔다.
2. 더덕은 껍질을 벗기고 납작하게 썬 다음 찬물에 10분 정도 담가 아린 맛을 없앤다.
3. 물에 담갔던 더덕을 잘게 찢어 참기름과 소금을 섞은 기름장에 버무린다.
4. 분량의 재료를 섞어 양념장을 만든다.
5. 대파와 깻잎은 채 썰어 고명으로 준비한다.
6. 달군 팬에 밑간해둔 고기와 기름장에 버무린 더덕을 볶다가 양념장을 붓고 자글자글 더 볶아 익힌다.
7. 접시에 볶은 고기와 더덕을 올리고, 손질해둔 깻잎과 대파를 곁들여 담아낸다.

 더덕은 3년 정도 자라 크기가 적당하며 특유의 향이 진한 것이 좋습니다.

두부영양부추샐러드

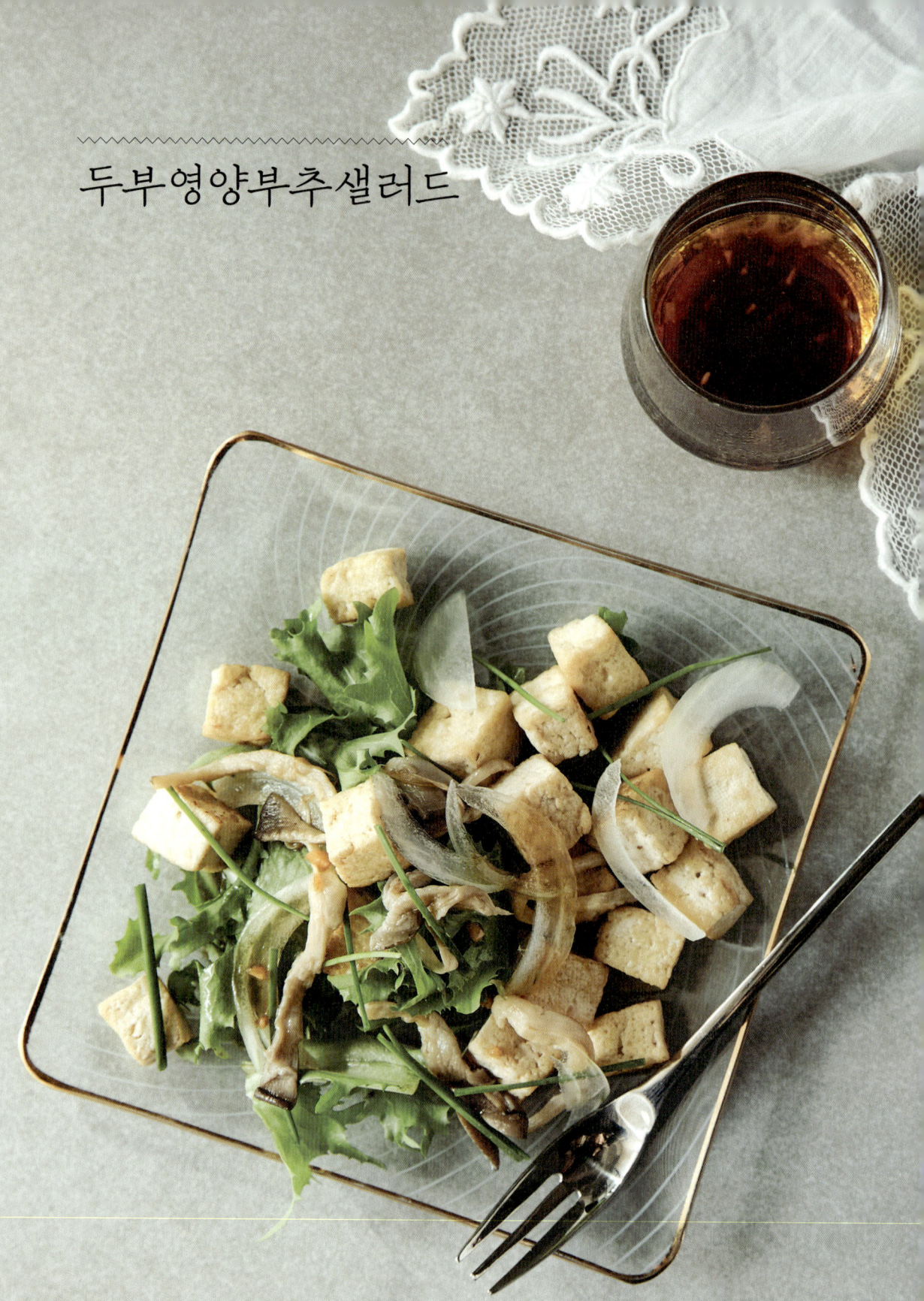

콩을 가공하여 두부를 만드는 과정에서 식물인 콩보다 두부의 소화흡수율이 높아집니다. 비타민A와 비타민C가 풍부하고, 활성산소 해독 작용은 물론 혈액 순환을 원활하게 하는 부추는 두부에 부족한 영양분을 보충해주는 데 손색이 없습니다.

열량	탄수화물	단백질	지방	섬유소
138 kcal	7g	9g	10g	3g

재료 (1인분)
- 두부 ········· 80g
- 양파 ········· 15g
- 느타리버섯 ········· 15g
- 영양부추 ········· 8g
- 치커리 ········· 5g
- 소금 ········· 조금

레몬드레싱
- 레몬즙 ········· 5g
- 간장 ········· 6g
- 올리브오일 ········· 5g
- 식초 ········· 2g
- 설탕 ········· 1.5g
- 다진 마늘 ········· 1.5g

1. 두부는 한입 크기로 깍둑썰기하고 체에 밭쳐 물기를 뺀다.
2. 영양부추, 치커리는 깨끗이 씻고 각각 3cm 길이로 자른다.
3. 느타리버섯은 크기에 따라 2~3가닥으로 찢는다.
4. 양파는 0.2cm 두께로 얇게 반달썰기하고 찬물에 담가 매운맛을 뺀 뒤 물기를 제거한다.
5. 레몬드레싱 재료를 모두 섞어 드레싱을 만들어둔다.
6. 식용유를 두르고 예열한 팬에 두부를 앞뒤로 노릇하게 구웠다가 꺼내 기름을 뺀다.
7. 6의 팬에 다시 식용유를 두르고 느타리버섯과 약간의 소금을 넣어 센 불에서 60초간 살짝 볶았다 식힌다.
8. 구운 두부, 영양부추, 치커리, 양파, 느타리버섯을 섞고 드레싱을 뿌려 버무린다.

두부 대신 지방 함량이 낮고 단백질이 풍부한 닭 가슴살을 활용해도 좋습니다.

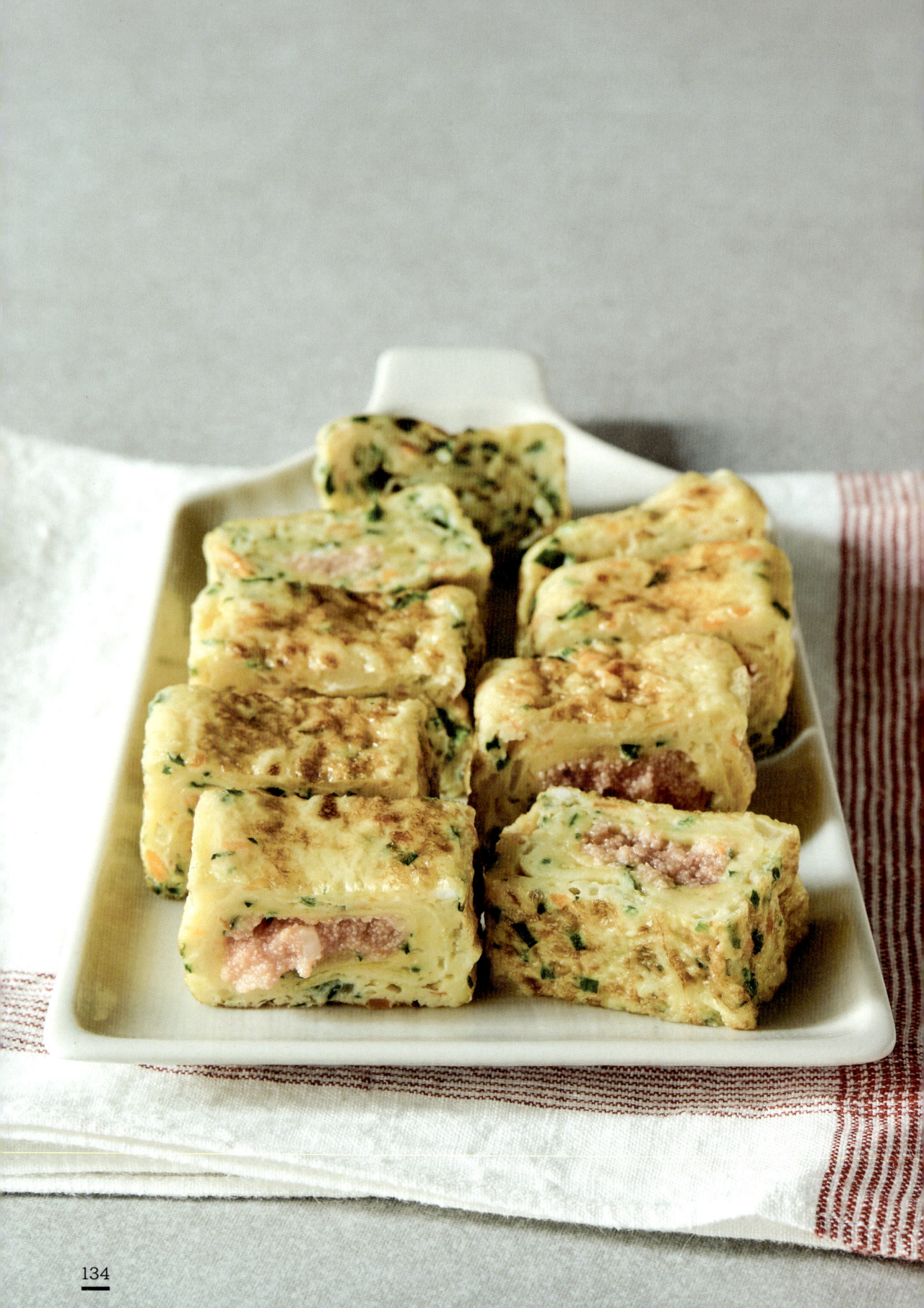

명란부추달걀말이

입안 가득 톡톡 터지는 명란젓이 일품인 달걀말이입니다. 명란젓은 이미 간이 된 식품이니 이를 감안해서 소금의 양을 조절하세요.

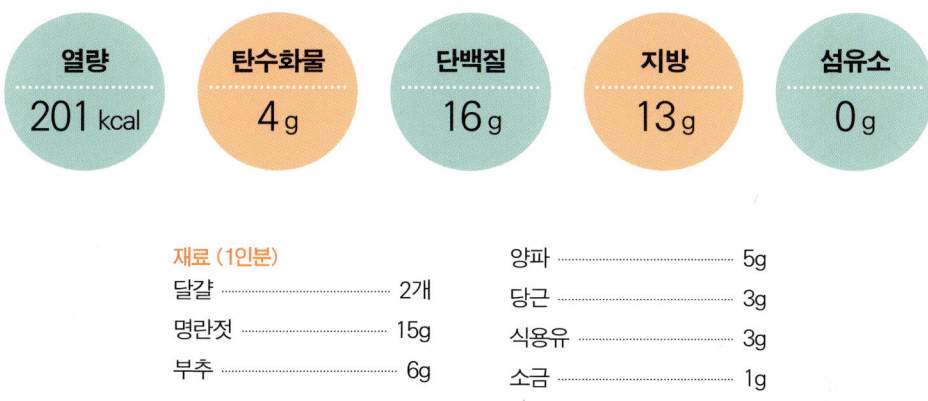

열량	탄수화물	단백질	지방	섬유소
201 kcal	4g	16g	13g	0g

재료 (1인분)

달걀	2개	양파	5g
명란젓	15g	당근	3g
부추	6g	식용유	3g
		소금	1g

1. 달걀은 볼에 풀어둔다.
2. 부추, 양파, 당근은 깨끗이 씻어 다지고, 명란젓도 다진다.
3. 풀어놓은 달걀에 부추, 양파, 당근을 넣고 소금으로 간을 맞춘다.
4. 식용유를 두르고 예열한 팬에 **3**의 달걀을 붓고 두꺼워지지 않도록 넓게 펴서 20초 정도 익힌다. 넓게 펼친 면 위에 명란젓을 올리고 끝부분부터 한쪽 방향으로 돌돌 말아 3cm 정도의 도톰한 달걀말이를 만들고, 약한 불에서 완전히 익힌다.

 달걀말이가 부담스럽다면 준비한 달걀과 명란젓, 부추를 멸치 육수에 넣어 국으로 끓여 먹어도 좋습니다.

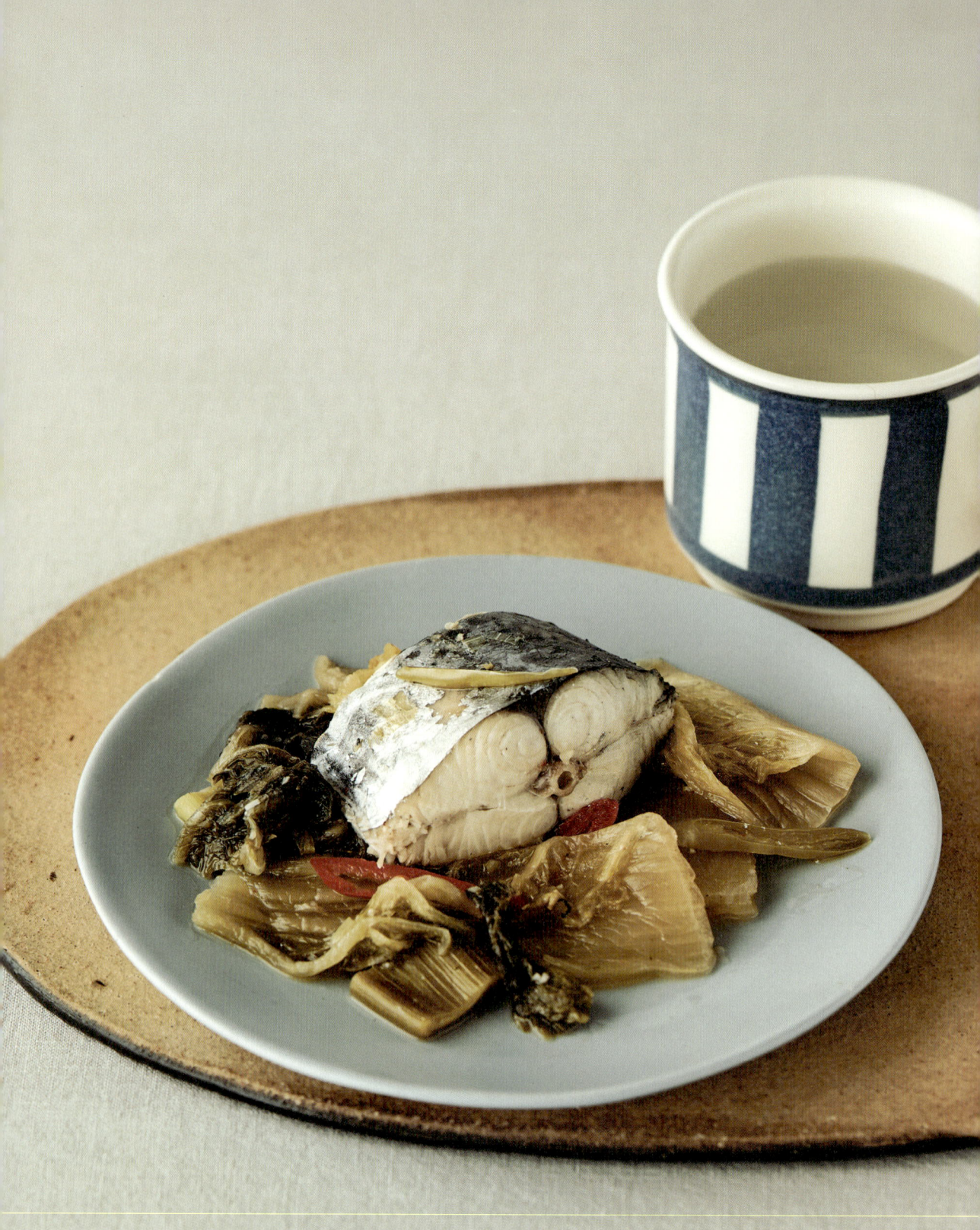

묵은지삼치조림

삼치에는 오메가3 지방산이 많이 함유되어 치매 예방이나 기억력 증진, 암 예방에 효과적입니다. 특히 비타민D 함량이 고등어보다 2배나 높으며, 수분이 많고 질감이 부드러워 남녀노소 누구에게나 부담 없는 식품입니다.

열량	탄수화물	단백질	지방	섬유소
167 kcal	7 g	21 g	7 g	4 g

재료 (1인분)

묵은지 100g	설탕 1.5g	소금 1g
삼치 100g	대파 1g	다진 생강 조금
청고추 2g	맛술 1g	물 100㎖
홍고추 2g	고춧가루 1g	
	다진 마늘 1g	

1. 삼치는 지느러미를 자르고 내장을 긁어낸 다음 물로 씻고 소금을 뿌려 2시간 정도 절여둔다.
2. 묵은지는 속을 살짝 털어내고 먹기 좋은 크기로 자른다.
3. 청고추와 홍고추는 다듬어서 0.3㎝ 두께로 어슷하게 썰고, 대파는 1㎝ 길이로 통으로 썬다.
4. 냄비에 삼치를 한 켜 깔고 김치를 올린다. 이 작업을 반복하여 층을 만든 다음 물을 붓고, 청고추, 홍고추, 설탕, 맛술, 고춧가루, 대파, 다진 마늘과 생강을 넣고 끓여 완성한다.

 삼치를 씻은 후 쌀뜨물에 담가두면 비린내를 없앨 수 있습니다.

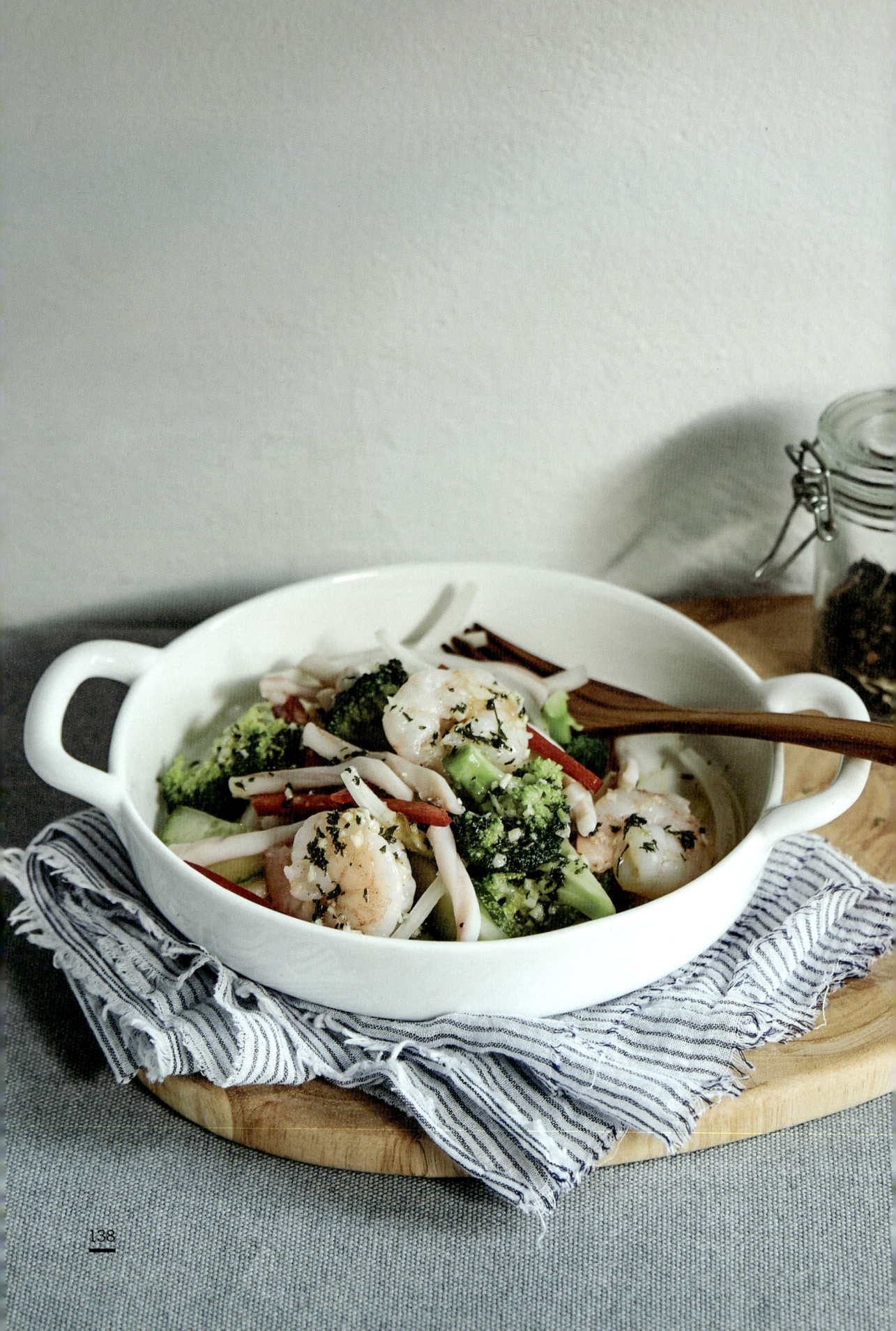

해물브로콜리샐러드

채소가 좋다는 건 알지만 나물 종류에는 선뜻 젓가락이 가지 않는 게 사실이지요. 이럴 때는 산뜻한 샐러드로 즐기는 것이 낫습니다. 브로콜리의 설포라판은 암이 발생하는 과정을 차단하는 강력한 암 예방 성분이라, 평소 브로콜리를 즐겨 먹으면 암 발병 위험성을 낮출 수 있다고 합니다.

열량	탄수화물	단백질	지방	섬유소
245 kcal	14 g	18 g	13 g	2 g

재료 (1인분)
- 오징어 … 70g
- 새우 살 … 20g
- 브로콜리 … 40g
- 오이 … 30g
- 양파 … 20g
- 파프리카 … 10g

샐러드소스
- 올리브오일 … 10g
- 식초 … 5g
- 레몬주스 … 4g
- 설탕 … 4g
- 다진 마늘 … 3g
- 소금 … 3g
- 오레가노 가루 … 1g
- 머스터드 … 조금

1. 오징어는 깨끗하게 씻어 껍질을 벗기고 0.5cm 폭으로 채 썬다.
2. 손질한 오징어와 새우 살을 끓는 물에 데쳤다가 찬물에 식힌다.
3. 양파와 파프리카는 채 썰고, 오이는 반달 모양으로 어슷하게 썬다.
4. 브로콜리는 다듬어 한입 크기로 자른 뒤 끓는 소금물에 데친다.
5. 샐러드소스 재료를 고루 섞는다.
6. 볼에 준비한 재료를 모두 담고 샐러드소스를 뿌려 버무린다.

브로콜리를 데친 후 물기를 털어내고 냉동실에 5분 정도 보관했다 내면 더 아삭하게 즐길 수 있습니다. 소스를 섞은 후 오래 두면 식초 때문에 브로콜리가 색감을 잃으므로 먹기 직전에 바로 버무리는 것이 좋습니다.

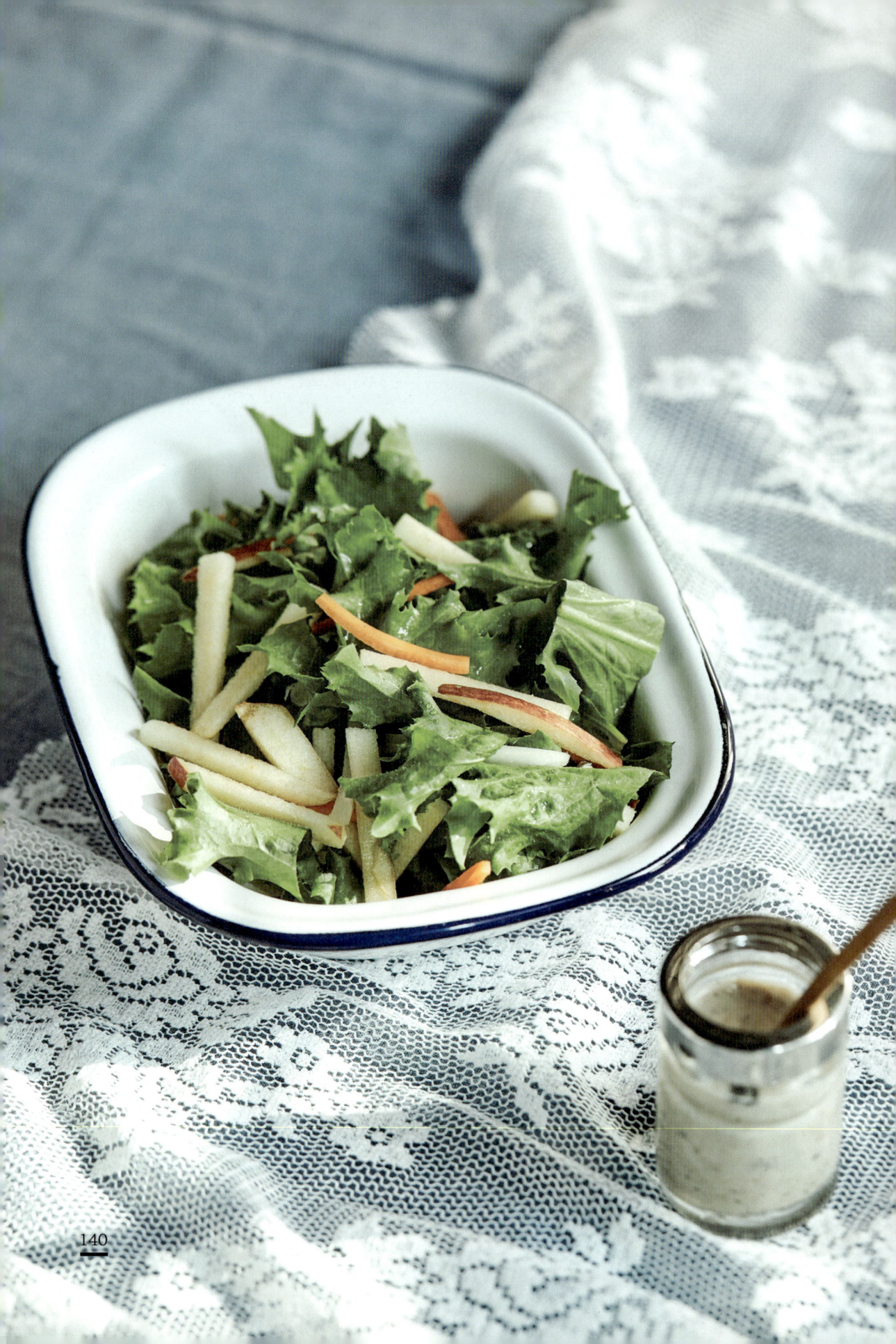

치커리사과생채

치커리는 카로틴이나 비타민B_2, 비타민C 외에도 칼륨이나 철분, 식이섬유소가 풍부한 좋은 식재료지만 쓴맛이 강해 꺼리는 사람도 많습니다. 치커리에 달콤한 사과를 섞고 고소한 들깨소스로 마무리하면 치커리의 쌉쌀한 맛이 중화되어 한결 먹기가 편해집니다.

열량	탄수화물	단백질	지방	섬유소
152 kcal	12 g	2 g	12 g	1 g

재료 (1인분)
- 치커리 ………… 35g
- 사과 …………… 20g
- 양파 …………… 10g
- 당근 …………… 5g

들깨소스
- 마요네즈 ……… 15g
- 설탕 …………… 5g
- 들깨가루 ……… 2g
- 레몬주스 ……… 1g
- 소금 …………… 0.5g

1. 치커리는 다듬어 씻은 후 4cm 길이로 자른다.
2. 사과, 양파, 당근은 깨끗하게 씻고 각각 채 썬다.
3. 들깨소스 재료를 고루 섞어둔다.
4. 그릇에 준비해둔 채소를 모두 담고 소스를 곁들여 낸다.

 들깨소스 대신 간장이나 액젓에 식초와 설탕, 갖은양념을 더해 새콤하게 무쳐도 좋습니다.

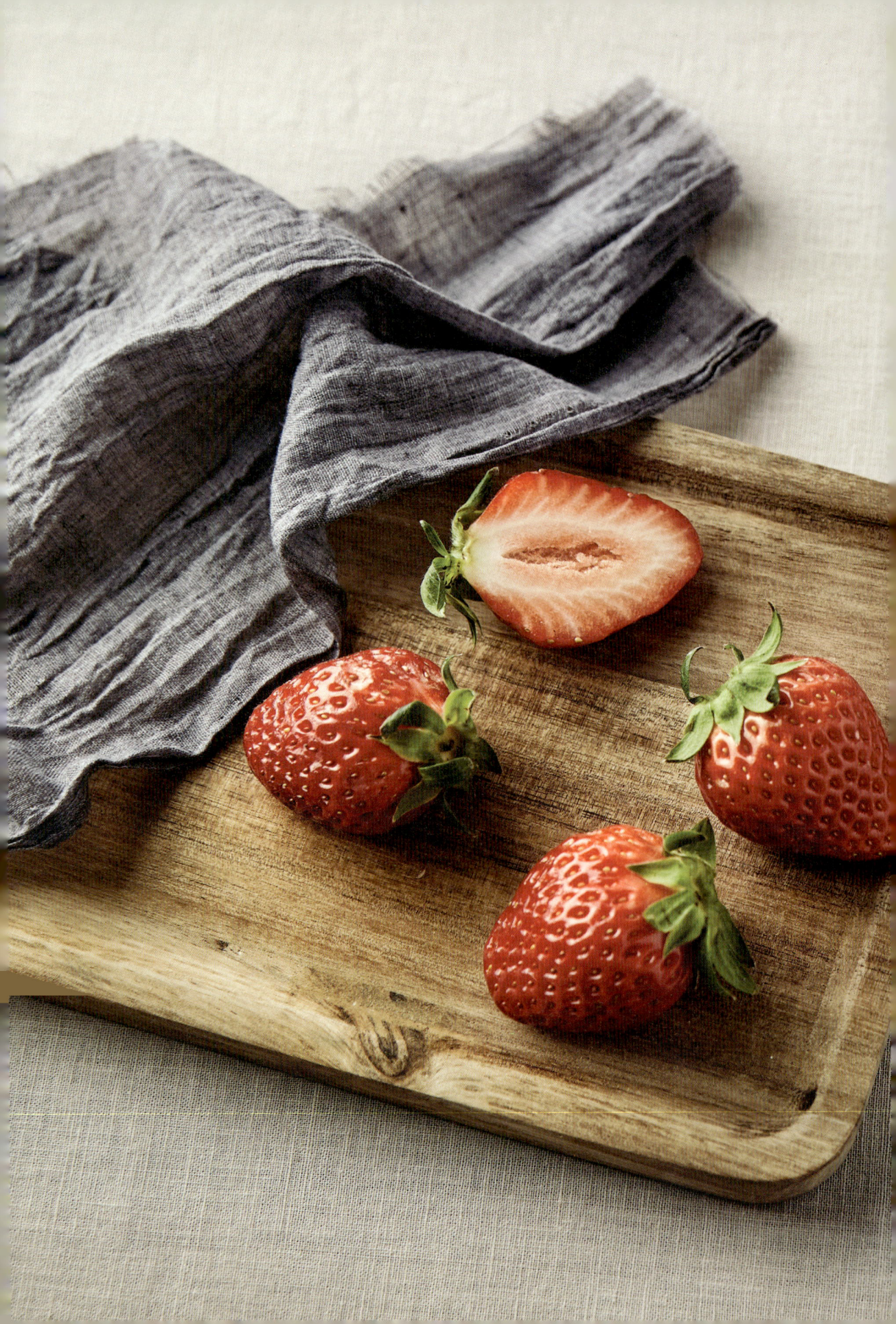

5장

대장암 수술 후 **배변 문제**

잦은 변

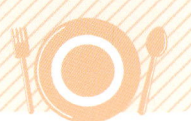

규칙적인 식사로 배변 습관 적응

직장이나 구불결장을 수술한 경우에 가장 흔하게 발생하는 불편감이 바로 잦은 배변 증상입니다. 변을 참기 힘들고, 소량씩 자주 나오며, 배변 후에도 시원하지 않고 늘 항문 부위가 묵직하게 느껴집니다. 심할 경우 변실금이나 배변 누출로 심한 스트레스를 받기도 합니다.

음식 조절을 통해 배변 횟수를 조절하려는 전략에는 한계가 있습니다. 배변량을 줄이기 위해 섭취량을 지나치게 줄일 경우 체중이 감소하고 변비 증상이 생기는 등 오히려 역효과가 발생하기 때문입니다. 따라서 소화가 가능한 범위 내에서 식사량을 유지하되, 규칙적인 식사를 통해 예측 가능한 배변 패턴을 만들고 유지하는 데 초점을 맞추도록 합니다.

수술 초기에는 배변 예측이 어렵고 식사 중이나 밤중에도 변의가 느껴져 어려움을 겪게 됩니다. 그러나 시간이 지남에 따라 적응이 되면 변의가 시작된 이후 연달아 변을 보게 되니, 삼시 세끼를 규칙적으로 먹고 일정한 시간에 변을 보는 습관을 들이도록 합니다. 가장 적절한 시간은 대장 운동이 활발해지는 아침 식사 후나 저녁 식사 후입니다. 이때를 선택하여 규칙적으로 변을 보는 것이 좋습니다. 대개 아침 식사 후 변을 연달아 보고 나면, 하루 종일 추가 배변 없이 일상생활을 유지할 수 있게 됩니다.

섬유소 섭취량 조절로 변의 농도 조절

변의 농도는 음식으로 조절이 가능합니다. 음식 선택을 통해 변이 너무 묽거나 너무 단단해지지 않도록 예방할 수 있습니다. 변이 너무 묽으면 변실금 증상이 악화될 수 있습니다. 반대로 변이 너무 단단하면 실제 변의가 느껴져 화장실에 앉아도 변이 나오지 않고 잔변감이 남으며, 배변 시 통증 때문에 불쾌감이 느껴지는 등 항문 부위의 통증을 경험하게 됩니다. 따라서 수술 초기 장이 부어 변이 묽은 시기(대개 수술 후 1개월)에는 잡곡밥을 피하고 거친 채소나 해조류 등의 섭취를 줄여 섬유소 섭취량을 줄입니다.

1개월 이후 점차 변이 단단해지고 배변 시 힘을 주어야 한다면 섬유소 섭취량을 차차 늘립니다. 1개월 이후에는 잡곡도 섞어서 밥을 지어 먹고, 채소 반찬의 섭취량을 점차 늘리되, 생채소나 해조류 등의 섭취를 통해 변을 편하게 볼 수 있게 합니다.

● 변이 묽고 변실금이 있는 경우 ●

- 가급적 쌀밥으로 섭취하고, 과식은 주의하세요.
- 거친 채소나 해조류의 과다한 섭취는 주의하고, 부드러운 나물 반찬으로 드세요.
- 맵고 자극적인 음식은 항문의 통증을 악화시킬 수 있으므로 자제합니다.

● 변 보기가 힘들고 변이 단단한 경우 ●

- 충분한 식사량을 유지하고, 잡곡밥을 섭취합니다.
- 매끼 섬유질이 풍부한 채소나 해조류를 꾸준히 섭취합니다.
- 수분 섭취도 하루 1.5ℓ 이상 유지하세요.

변비

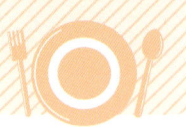

수술 초기 적절한 식사량 유지로 변비 예방

수술 후 변비는 여러 가지 원인에 의해 발생합니다. 수술 초기에는 장운동 저하와 섭취량 부족, 진통제 사용 등으로 변비가 발생하지만 이런 변비는 시간이 지남에 따라 점차 호전됩니다. 수술 초기 변비를 예방하기 위해서는 무엇보다 적절한 섭취량을 유지하는 것이 중요합니다. 많은 환자들이 식사에 대한 두려움으로 지나치게 염분을 제한하거나 고춧가루 등의 양념을 제한하는데, 이럴 경우 섭취량 회복에 좋지 않은 영향을 줄 수 있습니다. 따라서 환자가 맛있게 먹을 수 있게끔 간을 하고 적절한 양념 등을 사용하여 식사량을 회복하도록 합니다.

수술 1개월 이후부터는 섬유소와 수분 섭취를 늘립니다

수술 후 1개월이 지났는데도 변비가 지속된다면 전반적인 식사량 점검과 함께 수분과 섬유소 섭취가 부족하지 않은지 점검해볼 필요가 있습니다. 특히 대장의 하부결장을 절제한 경우 변비가 발생하기 쉬우므로 하행결장 절제술이나 구불결장 절제술을 받았다면 수술 1개월 이후부터는 섬유소 섭취를 늘려가도록 합니다. 섬유소 섭취를 늘리기 위해 수술 초기 먹던 쌀밥은 점차 잡곡밥으로 바꾸고, 매끼 1접시(50~70g) 이상의 채소나 해조류, 버섯 등의 섬유소 고함유 식품을 섭취하도록 합니다. 아울러 섬유소의 변비 완화 효과를 높이기 위해 매일 1.5ℓ 이상의 충분한 수분을 섭취하는 것이 좋습니다.

변비로 힘들면 이렇게 해보세요!

수술 후 식욕이 없고 섭취량이 감소했어요.	혹시 음식에 간을 약하게 하고 있진 않나요? 맛있게 먹을 수 있게 간하고 점차 다양한 음식을 시도하세요. 식사량 증가가 어렵다면 유제품이나 과일 같은 간식의 섭취를 늘려보세요.
조금만 먹어도 답답하고 더부룩해서 양을 늘리기 힘들어요.	수술 직후에는 장운동이 저하되어 일시적으로 포만감을 빨리 느낄 수 있습니다. 무조건 양을 늘리기보다는 식후 꾸준한 운동을 지속하세요. 호전이 되지 않는 경우 담당 의사 선생님과 상의하세요.
통증이 심해 진통제를 먹고 있어요.	수술 후 일시적으로 복용하는 진통제는 변비를 유발할 수 있습니다. 통증이 점차 호전됨에 따라 진통제를 줄여보고, 줄이기 어렵다면 변을 무르게 만들어주는 변완화제를 함께 복용하는 것을 고려하세요.
채소를 싫어해서 먹기가 싫습니다.	잡곡과 채소, 해조류, 버섯류 등에 풍부한 섬유소는 대변의 양과 무게를 늘리고, 변의 대장 통과 시간을 줄여 변비 완화에 도움이 됩니다. 채소를 싫어한다면 평소 선호하던 식품을 조리할 때 첨가하거나 덮밥 등의 일품요리를 만드는 등 여러 가지 조리법을 활용하세요.
물을 먹는 습관이 들지 않아요.	변비 완화를 위해서는 매일 1.5ℓ 이상의 충분한 수분 섭취가 필요합니다. 손이 쉽게 가는 곳에 물을 두고 자주 마실 수 있는 환경을 조성합니다. 외출 시에도 작은 물병 등을 휴대하여 자주 물을 마시는 기회를 만들도록 노력하세요.

수술 후
변비

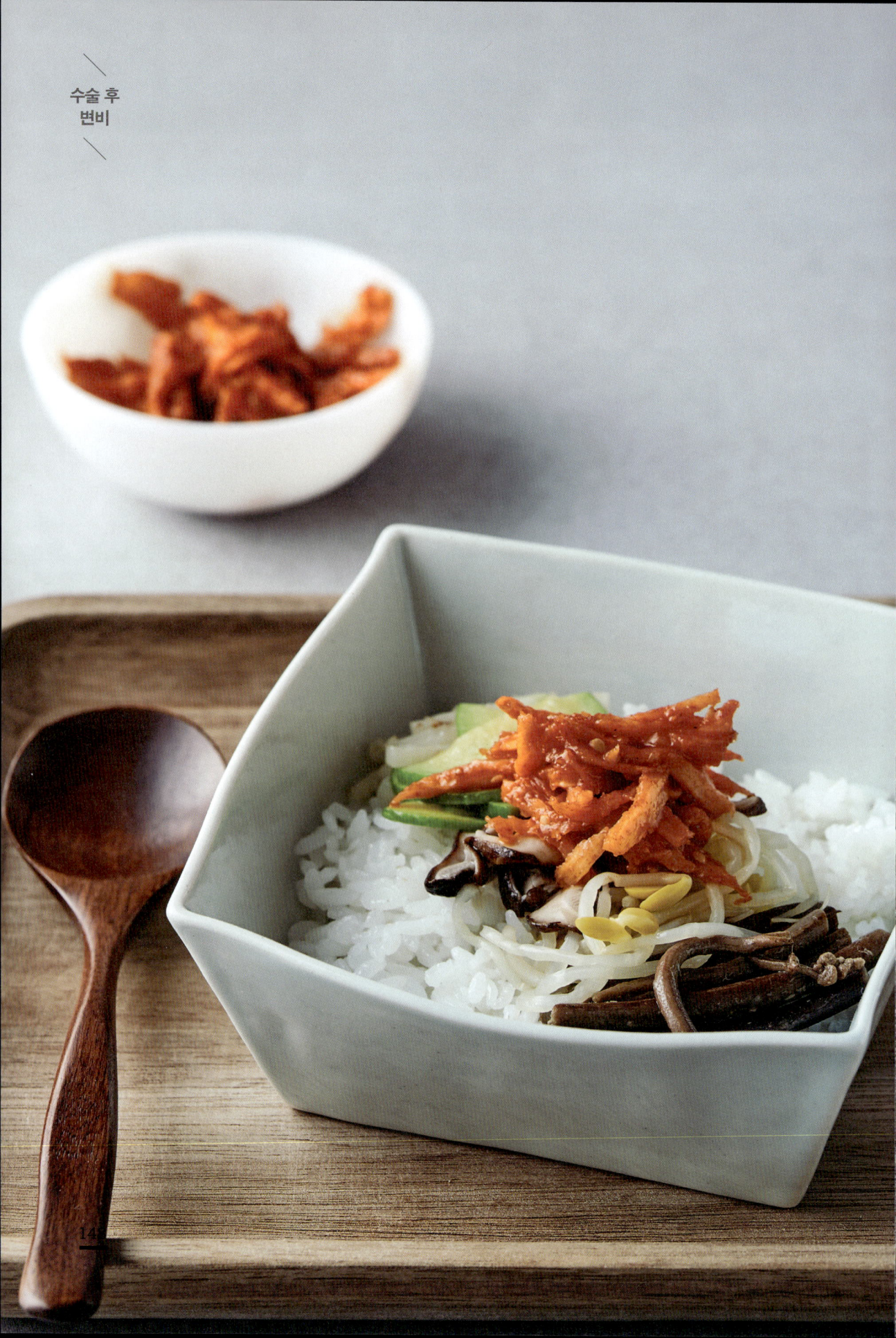

더덕산채비빔밥

식이섬유소가 풍부한 더덕과 다양한 채소를 한꺼번에 섭취할 수 있는 비빔밥은 변비 완화에 도움이 되는 베스트 메뉴입니다. 단, 복통이나 구토를 동반한 변비 증상을 보인다면 고 섬유소 식품을 제한하고 담당 의사 선생님과 먼저 상의하시기 바랍니다.

열량	탄수화물	단백질	지방	섬유소
456 kcal	86 g	12 g	9 g	8 g

재료 (1인분)
쌀밥 180g
콩나물 50g
더덕 40g
무 40g
애호박 20g
표고버섯 20g
고사리 20g
다진 마늘 1g
소금 3g

양념장
고추장 10g
참기름 4g
식용유 3g
간장 1.5g
물엿 1.5g
다진 대파 1g
다진 마늘 1g
고춧가루 0.6g
설탕 0.5g
볶은 참깨 조금

1. 잘 씻고 껍질을 벗긴 더덕은 납작하게 두드려 0.5cm 크기로 잘게 찢어둔다.
2. 양념장 재료를 모두 섞어 찢어둔 더덕과 함께 버무린다.
3. 무는 깨끗하게 손질하여 채 썬 다음 팬에 다진 마늘, 소금과 함께 7~8분간 볶는다.
4. 콩나물은 끓는 물에 소금을 넣고 3분간 데쳐낸 후 체에 받쳐 물기를 뺀다.
5. 고사리는 끓는 물에 데쳐 6cm 길이로 자른 뒤 소금을 넣고 팬에 3분간 볶아낸다.
6. 표고버섯은 밑동을 제거하고 0.5cm 두께로 썰어 끓는 물에 살짝 데친 다음 물기를 뺀다. 팬에 데친 표고버섯과 소금을 3분간 볶아낸다.
7. 애호박은 반달 모양으로 썰고 소금을 조금 뿌려 팬에 볶는다.
8. 그릇에 밥을 담고 무나물, 콩나물, 고사리, 표고버섯, 애호박을 돌려 담고, 참기름과 참깨를 골고루 뿌린 후 더덕을 가운데 올려 낸다.

더덕은 우선 흐르는 물에 씻고 솔로 가볍게 문질러 흙을 깔끔하게 제거합니다. 이후 뜨거운 물에 아주 잠깐 담갔다가 빼내 찬물에 식힌 다음 껍질을 벗기면 더덕 특유의 진액이 굳어 껍질을 벗기기 쉬워집니다.

수술 후
변비

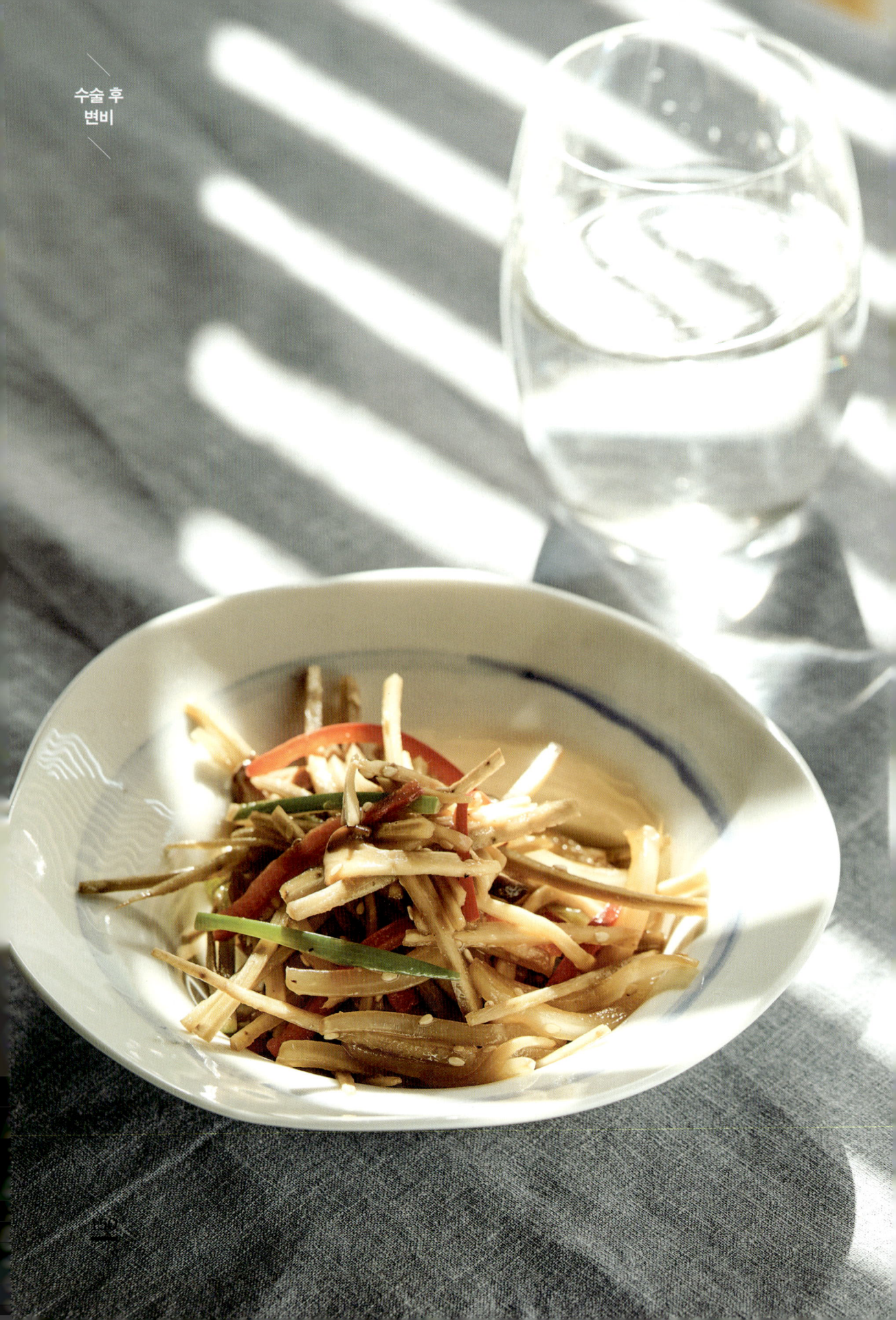

새송이버섯우엉잡채

아삭아삭 씹히는 맛이 매력적인 우엉은 식이섬유소가 풍부해 배변을 촉진하는 효과가 탁월합니다. 우엉의 하얀 부분에는 플라보노이드 계열 성분인 폴리페놀이 함유되어 항암, 항염, 면역 기능 조절을 돕습니다. 혹시 환자가 복통이나 구토를 동반한 변비 증상을 보인다면 고 섬유소 식품을 제한하고 담당 의사 선생님과 먼저 상의하시기 바랍니다.

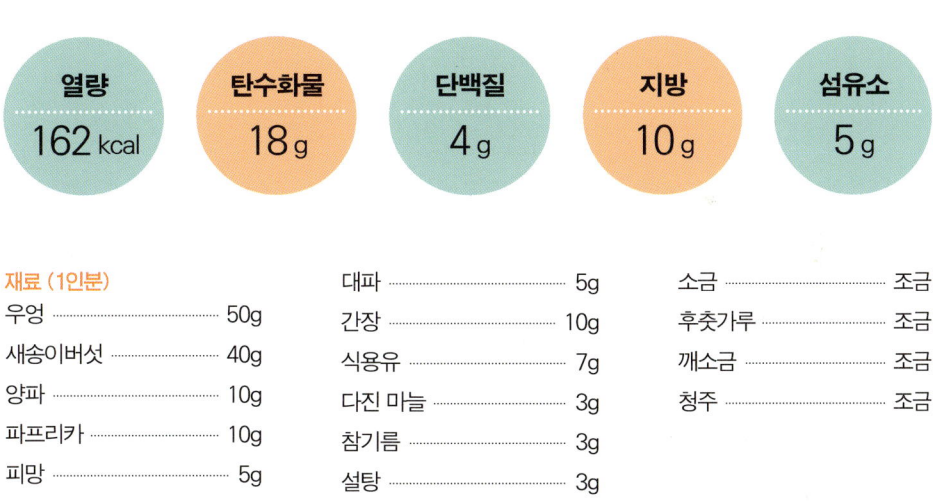

열량	탄수화물	단백질	지방	섬유소
162 kcal	18g	4g	10g	5g

재료 (1인분)

우엉 50g	대파 5g	소금 조금
새송이버섯 40g	간장 10g	후춧가루 조금
양파 10g	식용유 7g	깨소금 조금
파프리카 10g	다진 마늘 3g	청주 조금
피망 5g	참기름 3g	
	설탕 3g	

1. 새송이버섯, 양파, 파프리카, 대파는 깨끗이 씻어 채 썬다.
2. 우엉은 5~7cm 길이로 채 썰어 끓는 소금물에 살짝 데친다.
3. 오목한 팬에 식용유를 두르고 다진 마늘을 볶다가 우엉과 양파를 함께 볶는다.
4. 3에 새송이버섯, 간장, 설탕, 소금, 후춧가루, 청주를 넣고 센 불에서 빠르게 볶는다.
5. 4에 파프리카, 대파, 참기름을 넣고 골고루 섞은 뒤 깨소금을 뿌리고 불을 끈다.

설사

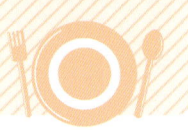

수술 후 1개월 이내의 설사나 묽은 변은 자연스러운 증상

대장은 수분이나 나트륨, 칼륨 등의 전해질을 흡수하고 변을 만들어 배출하는 곳입니다. 대장은 유입된 수분의 95%를 흡수하면서 변을 만듭니다. 따라서 대장의 일부 또는 전체를 수술하는 경우 수분 흡수 능력이 저하되어 수술 후 설사나 묽은 변을 보는 증상이 발생합니다. 증상의 정도는 대장의 절제 위치나 범위에 따라 다양하지만 짧게는 수술 후 1주일에서 길게는 6주 정도까지 묽은 변이나 설사 증상이 나타나며, 대장의 대부분을 절제한 경우에는 평생 지속될 수도 있습니다.

대장의 앞부분인 우측 대장을 절제한 경우 묽은 변이나 설사 증상이 더 빈번히 발생하는 경향이 있으며, 절제 부위가 대장의 뒷부분으로 갈수록 설사나 묽은 변 증상이 빨리 호전됩니다. 부분 대장 절제술을 받은 후 1개월이 지나면 대부분 장벽의 부기도 가라앉고 적응이 되어 정상 변으로 호전됩니다.

수술 직후부터 1개월까지는 설사나 묽은 변이 악화되지 않도록 음식을 조절해야 합니다. 설사나 묽은 변의 조절을 위해 1개월간은 소화가 쉽고 섬유질 함량이 낮은 쌀밥을 먹습니다. 암에 도움이 된다고 섬유소 함량이 높은 채소나 해조류, 버섯류 등을 과도하게 섭취하면 설사가 심해질 수 있으니 주의합니다.

수술 1개월 후에도 설사가 지속될 경우 대처법

부분적으로 대장을 절제한 경우에는 수술 1개월이 지나면 대부분 설사 증상이 호전됩니다. 그러나 대장의 두 군데 이상에서 암이 발생했거나 유전성 대장암으로 대장 전체를 절제한 경우, 그리고 수술 후 항암 또는 방사선치료 등을 받을 때는 설사가 지속될 수 있습니다.

◆ **대장의 많은 부분을 절제한 경우** 설사가 평생 지속되므로 지속적으로 음식 섭취에 주의를 기울여야 합니다. 가급적 섬유소 함량이 높은 잡곡밥이나 거친 채소와 해조류는 과도하게 섭취하지 않는 것이 좋으며, 지나치게 자극적이거나 기름진 음식은 설사 증상을 더 악화시키는 경향이 있으므로 주의합니다. 아울러 장내 음식물의 통과 시간을 줄여 소화 흡수율을 높이기 위해 식사 시 과도한 수분 섭취는 삼가고 천천히 꼭꼭 씹어 먹는 것이 좋습니다.

◆ **항암 또는 방사선치료를 받는 경우** 치료로 인해 정상적인 장점막세포가 손상되어 설사 증상이 생길 수 있습니다. 묽은 변이 1일 3회 이내로 배출되는 간헐적인 설사라면 일반적인 설사 시 주의 사항만으로도 어느 정도 조절할 수 있으나, 1일 3~4회 이상의 설사가 지속된다면 의료진과 상의하여 지사제를 섭취하는 등의 조치가 필요합니다.

수술 후
설사

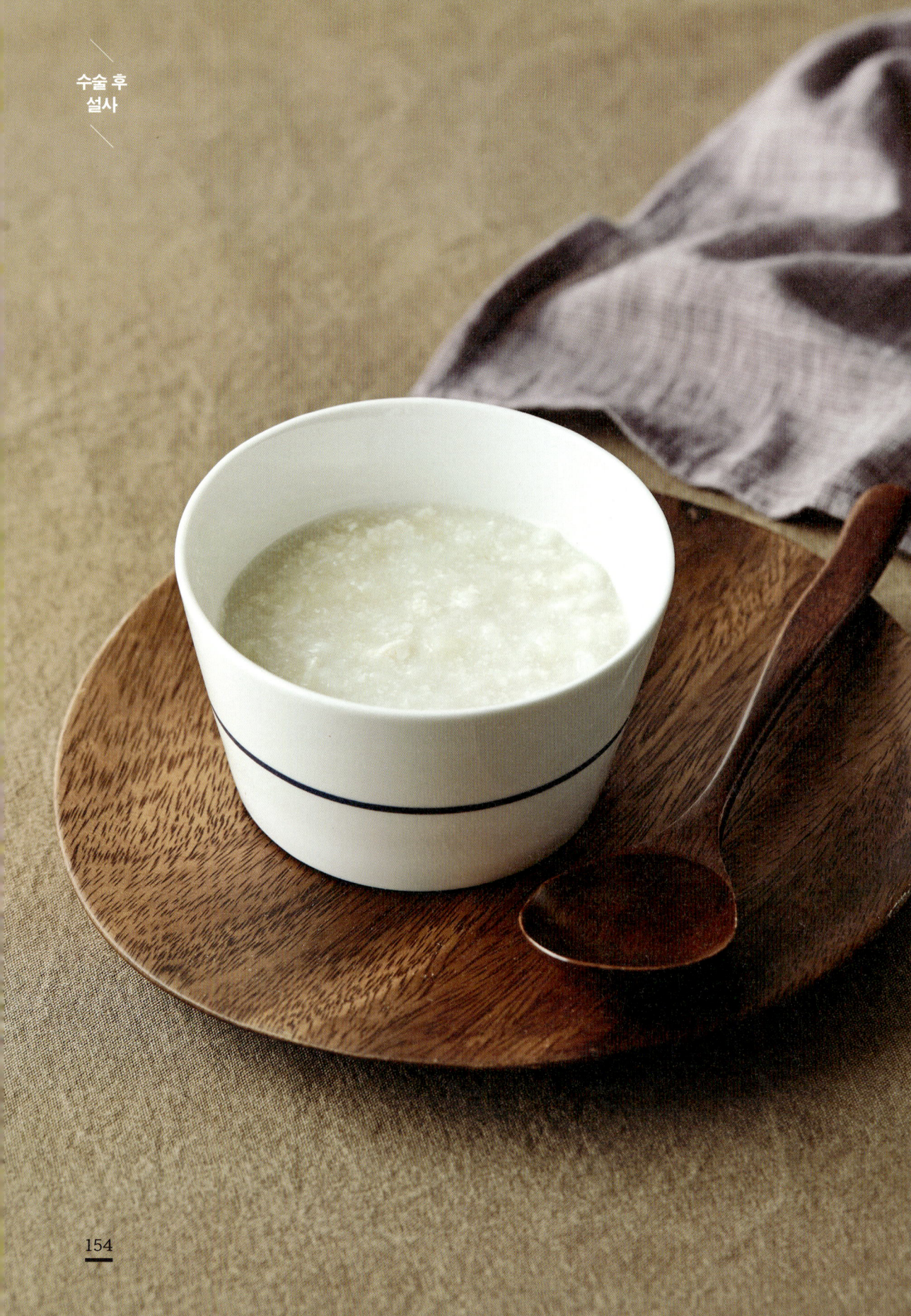

154

마감자죽

마의 끈적끈적한 점액질에는 수용성 섬유소 만난이 듬뿍 들었는데, 이 성분은 장의 연동운동을 촉진해 설사와 변비를 예방합니다. 감자는 소화가 잘되는 식품으로 설사가 심할 때 열량 보충용으로 섭취하기 좋습니다.

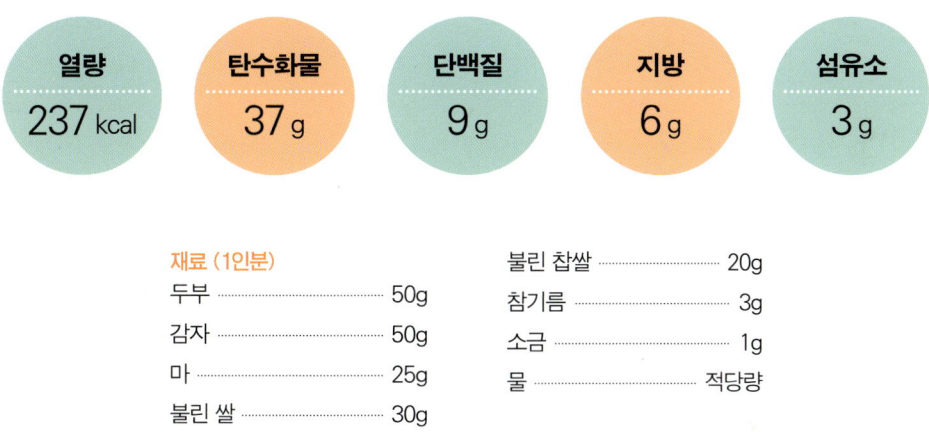

열량	탄수화물	단백질	지방	섬유소
237 kcal	37 g	9 g	6 g	3 g

재료 (1인분)

- 두부 50g
- 감자 50g
- 마 25g
- 불린 쌀 30g
- 불린 찹쌀 20g
- 참기름 3g
- 소금 1g
- 물 적당량

1. 감자는 껍질을 벗겨 삶았다 다진다.
2. 마는 껍질을 벗겨 믹서에 곱게 간다.
3. 두부는 물기를 빼고 으깬다.
4. 냄비에 참기름을 두르고 불린 쌀과 찹쌀, 감자를 볶다가 물을 붓고 끓인다.
5. 쌀알이 퍼지도록 끓으면 으깬 두부와 갈아둔 마를 넣고 한소끔 더 끓인 후 소금으로 간한다.

 마와 감자만으로는 단백질이 부족할 수 있으니 반찬으로 단백질 식품을 꼭 곁들이세요. 일품으로 간단히 즐기고 싶다면 마감자죽에 살코기를 첨가해도 좋습니다.

수술 후
설사

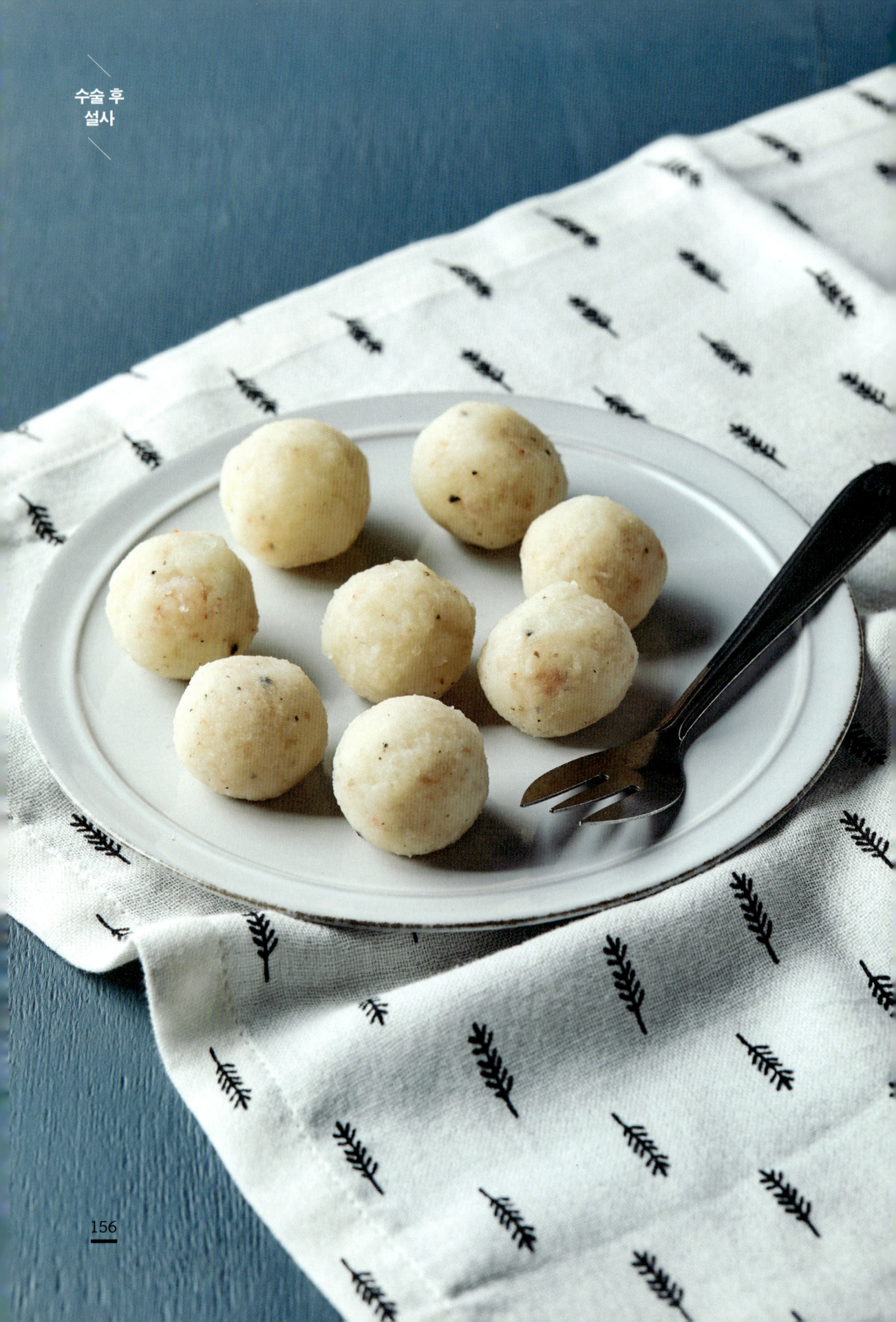

156

감자새우완자찜

새우와 감자를 완자처럼 빚어낸 요리입니다. 단백질도 보충하면서 설사 조절에 도움이 되는 감자를 한 번에 먹을 수 있습니다. 식감이 부드럽고 입안에서 살살 녹아 삼키기 힘들거나 치아가 불편한 환자도 쉽게 넘길 수 있습니다.

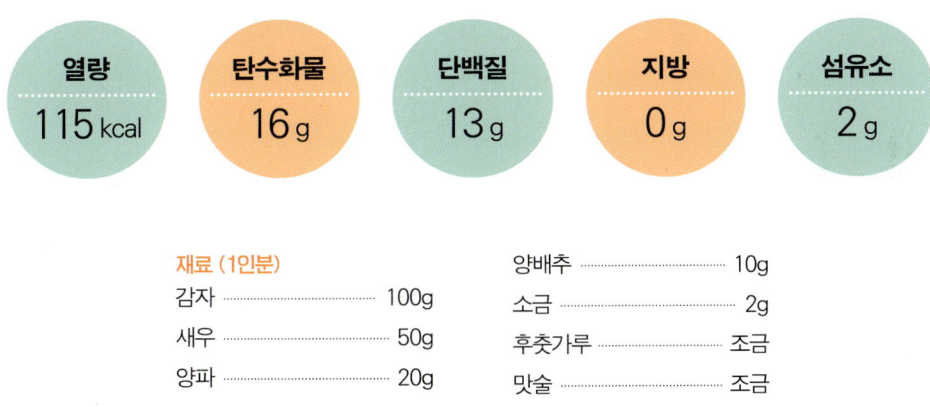

재료 (1인분)

감자	100g
새우	50g
양파	20g
양배추	10g
소금	2g
후춧가루	조금
맛술	조금

1. 새우는 끓는 물에 데쳤다 익혀 껍질을 벗겨내고 다진다. 다진 속살을 맛술로 밑간하여 비린내를 제거한다.
2. 감자는 잘 씻어서 찜통에 찌고 부드럽게 으깬다.
3. 양파와 양배추는 곱게 다져서 팬에 올리고 수분이 날아가도록 볶는다.
4. 볼에 물기를 제거한 새우와 볶은 양파, 양배추, 으깬 감자를 담아 골고루 섞고 소금, 후춧가루로 간을 맞춘다.
5. 4를 완자 모양으로 둥글게 빚어 김이 오른 찜통에 10분 정도 찐다.

 새우는 껍질이 투명하고 단단하며 머리와 다리가 온전히 붙어 있는 것이 신선합니다. 손질할 때는 껍질과 내장을 깔끔하게 제거해야 입안에서 거슬리지 않아요.

수술 후
설사

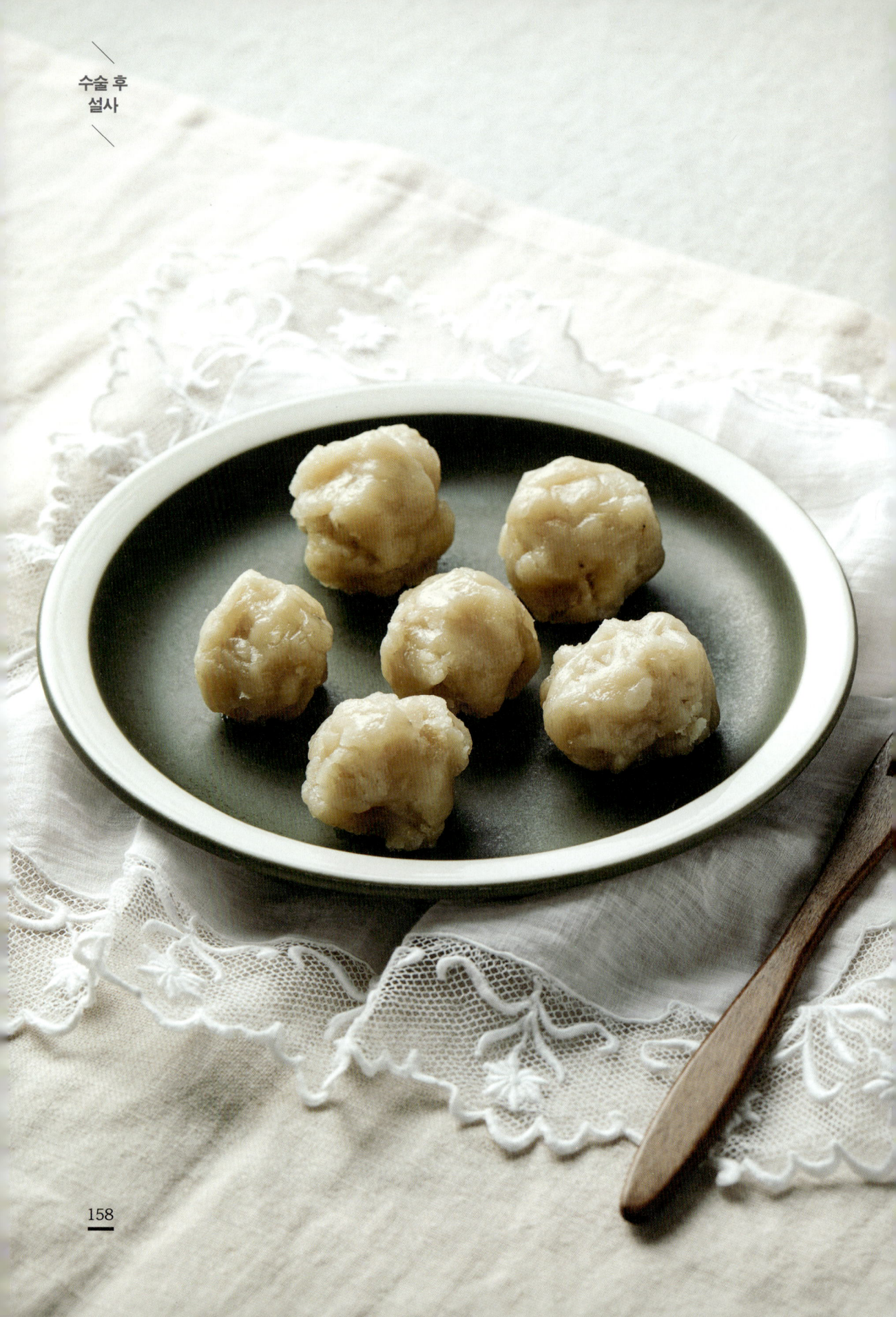

바나나사과설기

바나나와 사과에 들어 있는 수용성 섬유소인 펙틴은 설사 증상 완화에도 도움이 됩니다. 생과일 그대로 섭취하는 것보다 쌀가루에 버무려 따뜻한 떡으로 섭취하면 설사 조절에 더욱 효과적입니다.

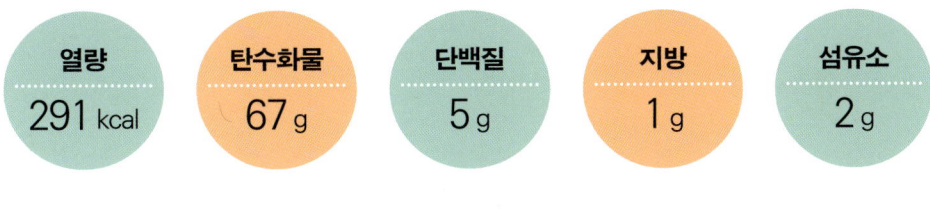

재료 (1인분)

젖은 쌀가루	100g
바나나	50g
사과	60g
소금	조금

1. 쌀가루는 고운체에 한 번 내린다.
2. 바나나는 곱게 으깨고, 사과는 껍질을 벗겨 믹서에 간다.
3. 으깬 바나나, 간 사과, 쌀가루, 소금을 한데 잘 섞고 한입 크기로 동그랗게 뭉쳐 모양을 잡는다.
4. 김이 오른 찜통에 **3**을 20분간 쪘다가 불을 끄고 5분 정도 뜸을 들인다.

 바나나와 사과를 갈지 않고 다져서 사용하면 과일의 씹히는 맛과 질감을 느낄 수 있습니다.

냄새와 가스 참

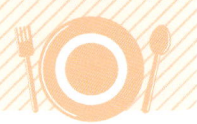

수술 후에 가스가 많이 차는 이유

방귀는 입으로 마신 공기와 음식물의 소화 과정에서 장내 세균에 의해 발생한 가스가 배출되는 것입니다. 하루에 대장에서 발생하는 가스의 양은 7~10ℓ 정도인데, 이 중 대부분은 대장 점막에서 흡수되고 약 0.6ℓ 정도가 방귀로 배출됩니다. 수술 후에는 가스가 흡수되는 부위가 수술로 인해 줄어들므로 잦은 방귀와 냄새로 불편해집니다. 수술 후 방귀가 많이 나오고 냄새가 심한 것은 자연스러운 현상이지만 음식의 종류나 먹는 방법에 따라 더 심해질 수 있습니다.

항암 식품으로 알려진 일부 음식은 가스 발생의 원인

가스 배출량을 줄이기 위해 음식 섭취 시 입으로 공기가 많이 유입되지 않도록 입을 다물고 식사하고 탄산음료처럼 가스가 든 식품은 가능한 한 피하는 것이 좋습니다. 특히 콩, 양배추, 브로콜리, 마늘, 양파와 같은 식품은 항암 효과가 있는 식품으로 알려져 수술 후 많은 환자가 섭취량을 늘리는데, 이런 식품은 황을 함유하고 있어 가스 및 냄새를 유발합니다. 냄새와 가스 등의 증상이 심해 일상생활에 지장이 있다면 가스 발생의 원인이 되는 식품의 과도한 섭취를 피하는 것이 좋습니다.

가스가 차서 힘들 때는 이렇게 해보세요!

1. 가스 유발 음식(유제품과 콩류, 양배추, 브로콜리 등) 섭취를 줄입니다.
2. 식사 시에는 공기 유입을 적게 하기 위해 입을 다물고 씹습니다.
3. 빨대를 이용하거나 껌을 씹을 때도 가스가 찰 수 있습니다. 빨대 이용이나 껌은 자제하세요.

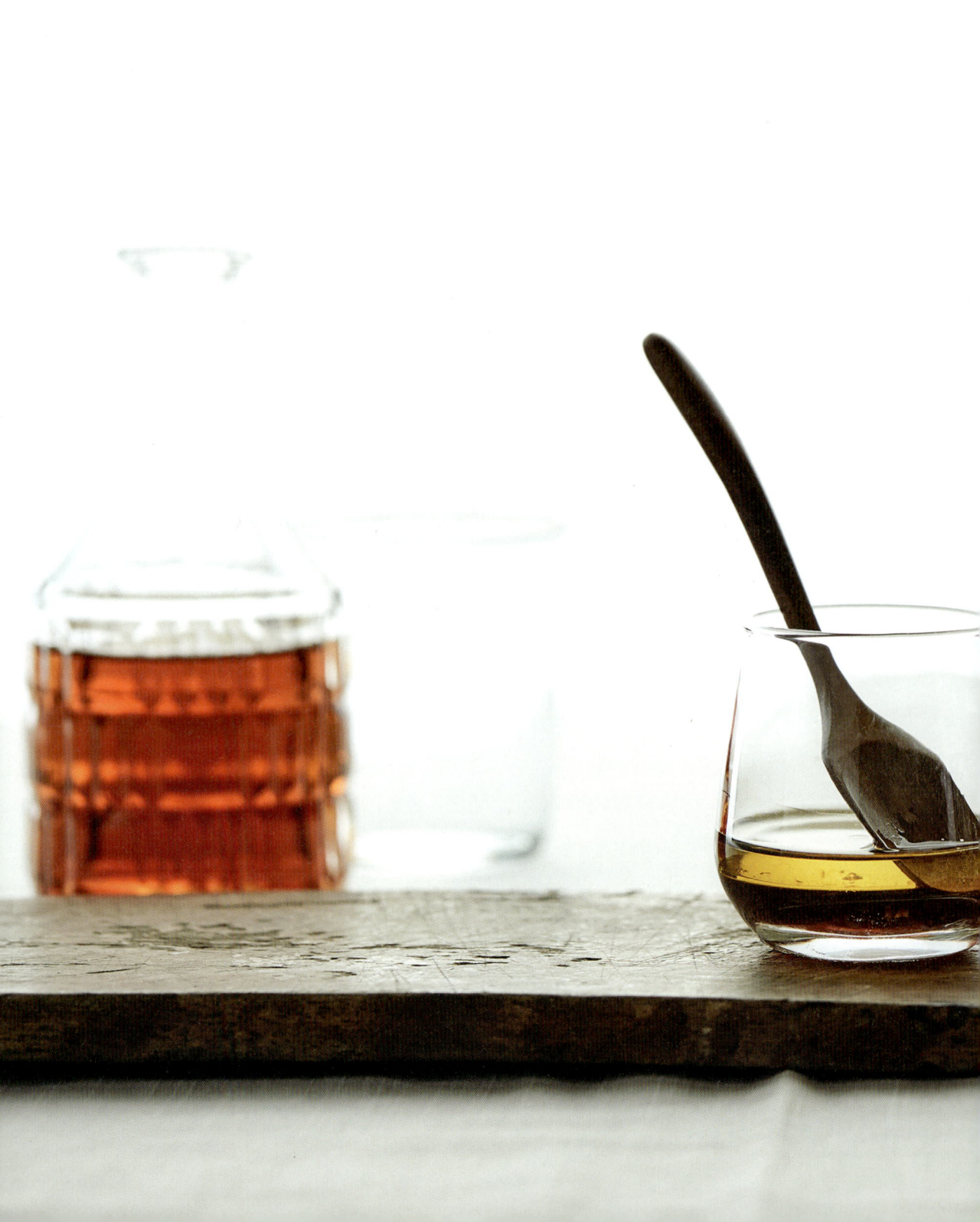

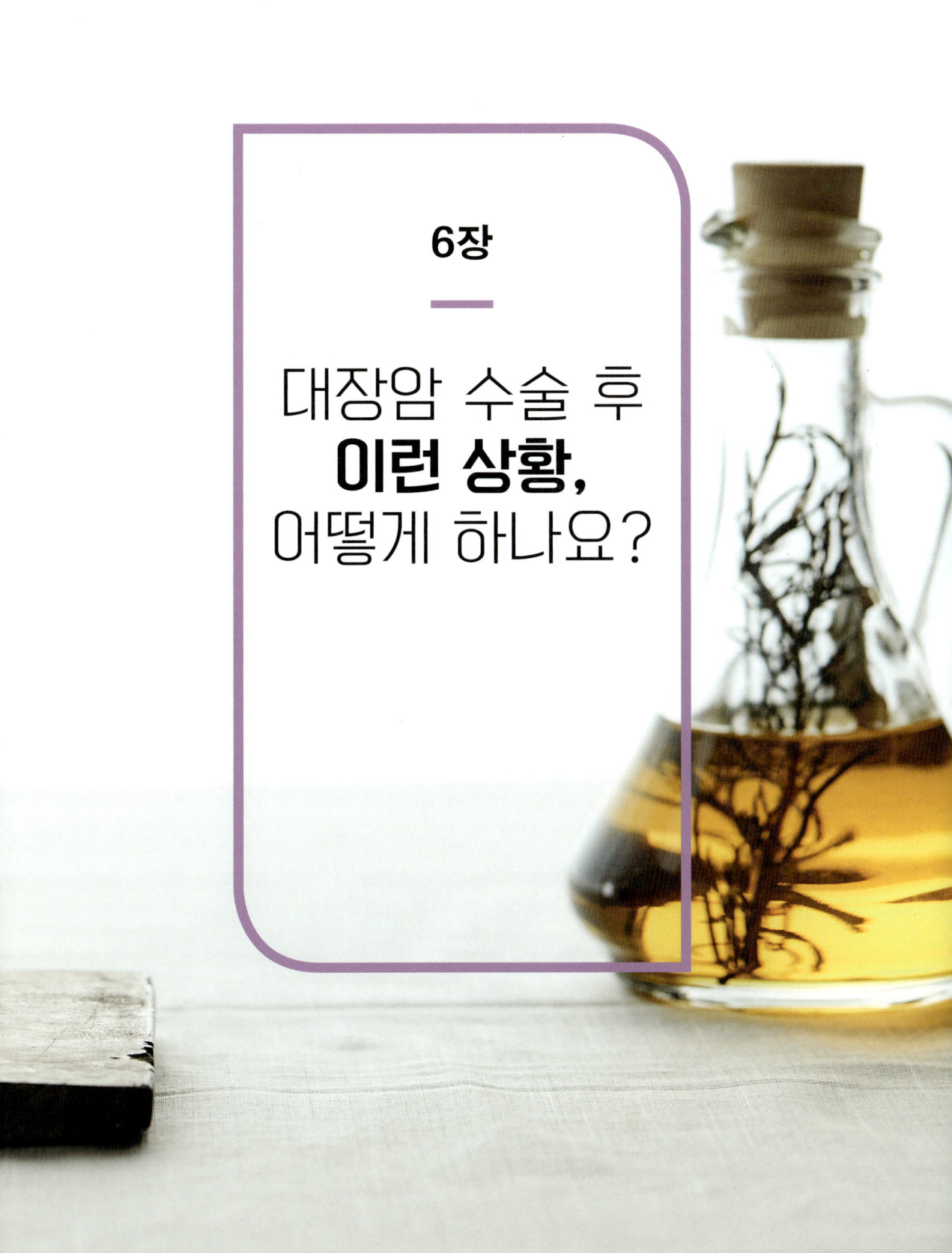

6장

대장암 수술 후 **이런 상황,** 어떻게 하나요?

항암치료와 영양 관리

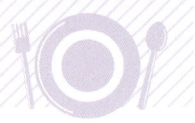

항암치료는 어떤 방법으로 진행되나요?

◆ **대장암**　2기 환자 중 재발 위험성이 높은 환자 및 3기 환자에게 항암치료를 실시합니다. 대장암 수술 후 표준 항암치료법은 두 가지입니다. 첫 번째는 5-플루오로우라실·류코보린·옥살리플라틴을 중심 정맥관을 통해 주사하는 방법(FOLFOX)으로, 2주마다 한 번씩 총 12회, 6개월간 치료합니다. 두 번째는 옥살리플라틴을 주사로 주입하며 2주 동안 경구 항암제 카페시타빈을 복용하는 방법(XELOX)으로, 3주마다 한 번씩 총 8회, 6개월간 치료합니다.

◆ **직장암**　수술 후 2기 또는 3기 직장암으로 판명되었거나, 수술 전에 항암 방사선치료를 시행하지 않았을 때 수술 후 항암 방사선치료를 시행합니다. 치료에는 총 6개월이 소요됩니다. 첫 2달은 항암 주사제인 5-플루오로우라실과 류코보린을 5일 동안 4주마다 투여하고, 다음 2달은 5주간 방사선치료와 항암치료가 병행되며, 마지막 2달은 항암제를 5일간 4주마다 한 번씩 투여합니

다. 만일 수술 전 항암 방사선치료를 받았다면 수술 후 항암제를 4주 간격으로 5일씩 총 4차례 추가 투여합니다.

수술 전 항암치료는 방사선치료와 병행합니다. 경구 항암제를 사용한다면 방사선치료 기간 동안 지속적으로 약을 복용합니다. 주사제인 5-플루오로우라실과 류코보린을 투여할 때는 방사선치료 시행 중 첫 3일과 마지막 3일에 걸쳐 항암제 주사를 맞은 후 방사선치료를 시행합니다.

항암치료를 하면 어떠한 부작용이 발생하나요?

항암치료는 약물에 따라 부작용의 발생과 정도에 차이가 있을 수 있으며, 환자에 따라 반응 양상이 다를 수 있습니다. 대장암에 사용하는 약물은 대부분 식욕 부진, 메스꺼움, 구토, 설사, 변비, 구내염, 소화불량 등의 영양 관련 부작용이 발생할 수 있습니다.

- 경구 항암제인 카페시타빈의 경우 2주 동안 약을 복용하면서 서서히 식욕 저하, 입맛 변화, 메스꺼움, 설사, 구내염 등의 부작용이 발생하며, 약물 복용을 중단하는 1주 휴약기에는 이러한 증상이 호전되면서 서서히 식사량이 회복됩니다.

- 5-플루오로우라실, 류코보린과 옥살리플라틴 복합요법(FOLFOX)을 시행하면 2~3일째부터 서서히 식욕 부진, 메스꺼움, 구토 등이 발생하지만 1주가 경과하면 서서히 호전됩니다. 1주 이후부터는 구내염, 설사 등도 동반될 수 있습니다.

- 5-플루오로우라실, 류코보린을 5일간 4주마다 투여할 때는 주사를 맞으면서 서서히 증상이 나타나 1주 정도 식욕 저하, 메스꺼움, 구토 증상이 지속되다 호전되며, 주사를 맞고 1~2주 후에는 설사, 구내염 등의 증상이 발생할 수 있습니다.

- 옥살리플라틴과 카페시타빈 병행 요법(XELOX)의 경우에는 옥살리플라틴 투여 후 2~3일 후부터 3~4일 정도 식욕 저하, 구토, 메스꺼움이 심하게 나타나고 이후 약간 호전되나, 카페시타빈 2주 복용이 끝날 때까지는 증상이 계속 지속되다 경구 항암제 복용이 끝나면 서서히 호전됩니다. 그리고 치료 2~3주차에는 설사, 구내염 등이 발생할 수도 있습니다. 옥살리플라틴을 사용하는 항암치료는 차가운 온도에 노출될 때 전기가 통하는 듯한 저린 느낌이 들므로 음식은 실온이나 따뜻한 상태로 섭취하도록 합니다.

항암치료 시 왜 영양 관리가 필요한가요?

항암치료 중 부작용이 발생하면 식사량이 감소하여 영양소를 충분히 섭취하기 어려워지고, 이로 인해 신체의 면역 기능이 떨어지며 치료 효과 또한 감소해 회복이 지연될 수 있습니다. 따라서 빠른 회복을 돕고 치료 효과를 높이려면 건강하고 좋은 영양 상태를 유지해야 합니다. 또한 치료 부작용을 최소화하기 위해서라도 다양하고 균형적인 식사를 통해 필요한 영양소를 충분히 섭취하도록 합니다.

항암치료 시 어떻게 먹어야 하나요?

다양한 음식을 통하여 충분한 영양을 섭취해야 합니다. 균형적인 식사를 위해 하루 세 끼 규칙적으로 적정량을 섭취하며, 단백질 반찬인 육류, 생선, 콩류, 달걀, 해물류 등과 채소 반찬을 매끼 한두 가지씩 섭취하고, 과일과 유제품은 하루에 1~2개 정도 섭취합니다. 만일 식사량이 감소한다면 감자, 고구마, 떡, 빵 등의 간식을 통해 영양을 보충합니다.

음식에 대한 잘못된 정보로 채식 위주의 식사를 지나치게 고집하거나, 식품 및 양념 등을 제한하여 영양 섭취가 감소하면 오히려 부작용이 악화되거나 정상 세포 회복이 지연될 수 있으므로 과도하게 음식을 제한하지 않도록 합니다. 또한 민간요법에 따른 식사나 건강보조식품 복용은 항암치료에 부정적인 영향을 미칠 수 있으며, 특히 간에 부담을 줄 수 있으므로 반드시 제한하도록 합니다.

균형 잡힌 한 끼 식사 메뉴 예시

1끼 식단
- 잡곡밥, 미역국, 김치, 고사리나물(채소 반찬1), 부추무침(채소 반찬2), 샐러드(채소 반찬3), 닭고기마늘구이(단백질 반찬1), 꽁치조림(단백질 반찬2)

간식
- 우유, 과일

항암치료 부작용 사례별 식사 가이드

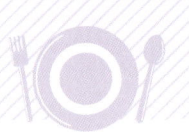

암 치료 과정 중 가장 어려운 고비를 항암치료 과정이라 꼽는 사람이 많습니다. 항암제의 종류나 투여 방법, 투여 기간, 환자의 상태 등에 따라 양상과 정도는 다르지만, 부작용을 겪는다는 사실만큼은 피할 수 없는 현실입니다.

힘겨운 항암치료 과정을 이겨내기 위해서는 체력을 보충하는 음식 섭취가 무엇보다 중요합니다. 식욕 저하나 메스꺼움 등의 부작용이 심하다고 해서 매번 식사를 거르다 보면 항암치료 과정을 버텨내기 더욱 어려워질 것입니다. 따라서 어떤 증상이 나타나더라도 의연하게 대처할 수 있는 증상별 식단이 무엇보다 중요합니다.

식욕이 없어요

식욕 저하는 항암치료 중 흔하게 발생하는 부작용입니다. 대장암 수술 이후 항암치료를 하는 경우에는 수술 후 이미 입맛이 떨어져 식사량이 감소했을 수 있습니다. 이 증상으로 식사량이 줄어 체중이 지나치게 감소했다면 회복이 지연

되고 치료가 어려워질 수 있으니 다음과 같은 방법을 활용해보세요.

> **식욕이 없을 때는 이렇게 해보세요!**
> - 평소 좋아하는 음식 위주로 선택합니다.
> - 새로운 음식을 시도합니다.
> - 음식을 제한하기보다 다양한 음식을 선택하고, 입맛에 맞게 간과 양념을 합니다.
> - 식사량이 감소하면 다양한 간식이나 영양보충음료 등을 활용하여 영양을 보충하도록 합니다.
> - 식욕 저하가 심하여 음식 섭취가 어렵다면 담당 의사와 상의합니다.

▶ 식욕 저하 시 1일 식단표 예시

아침	점심	저녁
토스트(잡곡빵, 흰 빵) + 잼 닭고기양상추샐러드 + 간장드레싱 우유 과일(오렌지)	소고기콩나물밥 상추겉절이 두부카나페(p.176) 오이김치	쌀밥 얇은 수제비미역국(p.178) 돼지고기수육 쌈장 + 채소스틱 보쌈김치
아침 간식	점심 간식	저녁 간식
고구마영양음료(p.174) + 물만두	견과류 또는 시리얼을 넣은 떠먹는 요구르트	과일(수박)

* 밥 냄새에 예민해져 먹기 힘들면 빵과 샐러드를 활용하여 담백하게 차립니다.

메스껍고 구토가 나요

메스꺼움이나 구토는 항암제 투여 후 흔히 나타나는 부작용으로, 주사의 경우 투여 후 2~3일부터 나타나 3~4일 지속 후 서서히 호전됩니다. 경구 항암제는 주로 복용 후 1주가 지나면서부터 서서히 증상이 나타나며 복용이 끝나면 증상이 호전됩니다. 메스꺼움으로 괴롭다면 아래와 같은 식사 방법을 활용해보세요.

메스꺼울 때는 이렇게 해보세요!

- 과식하지 말고 소량을 자주 섭취합니다.
- 속이 비지 않도록 냄새나지 않는 죽, 누룽지, 뻥튀기, 기름기 적은 빵이나 크래커, 감자, 고구마 등을 먹어봅니다.
- 향이 강하거나 기름진 음식, 뜨거운 음식보다는 냄새가 나지 않고 미지근한 음식이 섭취하기 쉽습니다. 음식을 상온으로 식혀 섭취해봅니다. 설사나 구내염 등이 동반되지 않는다면, 매콤하거나 새콤달콤한 음식을 활용해도 좋습니다.
- 메스껍고 구토가 심하다면 억지로 먹기보다 휴식을 취하도록 합니다.
- 증상이 호전되면 미음, 죽 등의 부드러운 음식부터 시작하여 서서히 양을 늘리며, 이후 일반 음식으로 진행합니다.
- 탈수를 일으키지 않도록 보리차, 주스 등 충분한 수분을 섭취합니다.

설사를 해요

항암제에 의한 장 점막 손상으로 설사가 발생할 수 있습니다. 항암제 투여 후 보통 1~2주 사이에 발생하지만 더 이른 시기에 급성으로 나타날 수도 있습니다. 설사를 할 때는 다음과 같은 식사 방법을 활용해보세요.

설사할 때는 이렇게 해보세요!

- 탈수 현상이 일어나지 않도록 물이나 따뜻한 보리차, 쌀미음, 숭늉 등으로 수분을 충분히 섭취합니다.
- 적은 양을 자주 먹습니다.
- 소화가 잘되고 부드러운 음식인 쌀밥, 흰죽, 껍질 벗긴 삶은 감자, 흰 빵, 쌀국수 및 기름기 적은 단백질 식품인 살코기, 흰 살 생선, 달걀찜, 연두부 등을 섭취합니다.
- 자극적인 양념(고춧가루, 카레 등), 기름진 음식, 카페인 음료(커피, 홍차 등), 탄산음료, 유제품 등은 주의하고, 섬유소가 많이 함유된 잡곡, 콩류, 고구마, 거칠고 질긴 채소류 및 견과류 섭취를 제한합니다.

▶ 설사 시 1일 식단표 예시

아침	점심	저녁
쌀 진밥 맑은 된장국 달걀찜 물김치	된장쌀국수(p.184) 간장양념닭가슴살찜	쌀밥 감자달걀탕 조기찜 물김치
아침 간식	점심 간식	저녁 간식
삶은 감자(껍질 제외) + 사과미음(p.186)	토스트(흰 식빵) + 사과미음(p.186)	과일(바나나)

변이 잘 안 나와요

항암치료를 받으면 1주일 이내에 변비 증상이 나타날 수 있습니다. 메스꺼움이 동반되어 식사량이 급격히 감소하면 더욱 변을 보기가 힘들어지지만 1주 이후 서서히 메스꺼운 증상이 가라앉아 식사량이 늘고 항암 부작용도 감소하면서 변 보기가 서서히 좋아질 수 있습니다. 변비 증상이 발생하면 다음과 같은 방법을 활용해보세요.

> **변비일 때는 이렇게 해보세요!**
> - 규칙적으로 식사하고 가능한 한 음식을 충분히 섭취합니다.
> - 전반적으로 수분을 충분히 섭취하도록 합니다.
> - 식사량이 증가하고 수분을 충분히 마셔도 변 보기가 힘들다면 섬유소가 많은 음식의 섭취를 늘려보도록 합니다.
> - 정상적인 장운동을 유지하기 위하여 규칙적으로 식사하고 가벼운 운동을 합니다.
>
> ※ 만일 직장암으로 수술 전 항암치료를 하거나, 장이 좁아져 협착 위험이 있는 경우에는 과도한 섬유소 섭취를 주의하고, 적절한 양을 섭취하도록 합니다. 섬유소가 많은 식품으로는 잡곡, 고구마, 옥수수, 콩, 청국장, 양배추와 무청 등의 채소, 미역과 다시마 등의 해조류, 사과나 파인애플, 키위 등의 과일을 들 수 있습니다.

▶ 변비 시 1일 식단표 예시

아침	점심	저녁
콩밥 소고기미역국 멸치견과류볶음 해초샐러드 열무물김치	잡곡밥 청국장찌개 브로콜리건새우볶음(p.188) 숙주나물 양배추사과초절임 배추김치	현미밥 시래기된장국 검은콩조림 불고기 상추쌈 +쌈장 부추김치
아침 간식	**점심 간식**	**저녁 간식**
과일(사과)	떠먹는 요구르트	과일(귤)

입안이 헐고 목이 아파요

항암치료 후 보통 1~2주 이내에 입안이나 목이 헐고 염증이 생길 수 있습니다. 증상 정도에 따라 부드럽고 자극이 적은 음식을 활용합니다.

입안이 헐었을 때는 이렇게 해보세요!

- 거칠고 단단한 음식보다 부드러운 음식을 선택하거나 부드럽게 조리하여 먹습니다.
- 뜨거운 것, 지나치게 맵고, 시고, 짠 음식 및 카페인, 탄산음료 등은 주의합니다.
- 과일 중 토마토, 오렌지, 자몽, 파인애플, 레몬 등 산도가 높은 과일이나 주스는 더욱 자극이 되므로 주의하고, 수박, 배, 바나나, 멜론같이 부드러운 과일을 선택합니다.
- 식사량이 부족할 경우 영양보충음료를 활용하여 보충하도록 합니다.

▶ 구내염 시 1일 식단표 예시

아침	점심	저녁
쌀밥 하얀 순두부찌개 가지나물 장조림 물김치	잔치국수 동태전 감자조림 나박김치	함박스테이크 매시드포테이토(으깬 감자) 브로콜리수프 모닝빵 삶은 당근
아침 간식	점심 간식	저녁 간식
영양보충음료	식혜 + 삶은 달걀	과일(바나나)

* 입안이 헐어 먹기 힘들 때는 쉽게 넘어가는 면을 이용한 음식도 좋습니다.

항암치료 중
식욕 부진

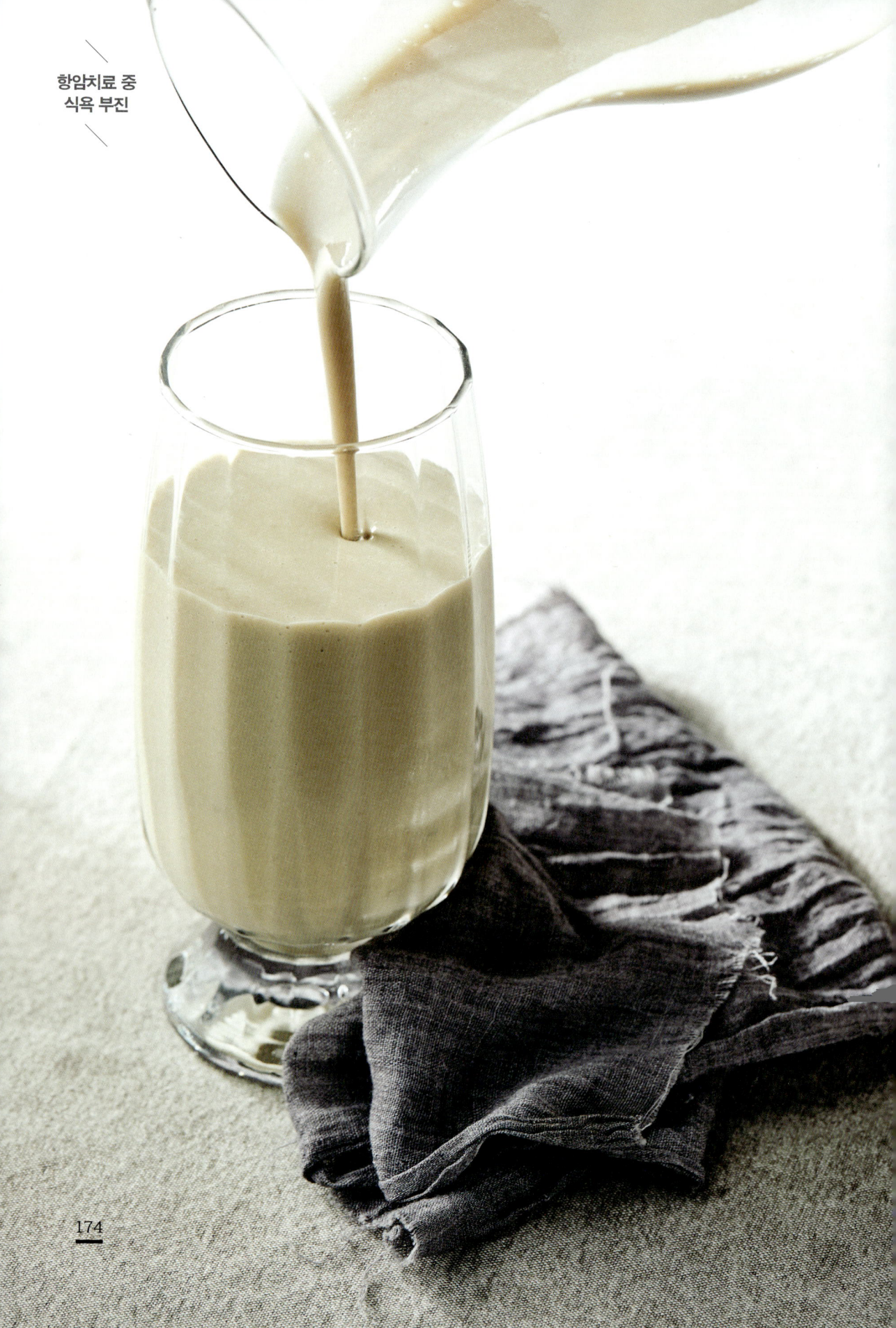

고구마영양음료

영양보충음료를 넣어 영양을 더한 음료입니다. 식욕이 없을 때 쉽게 마실 수 있어요. 기호에 따라 우유나 물을 더 넣어 농도를 조절할 수 있습니다.

열량	탄수화물	단백질	지방	섬유소
190 kcal	37 g	5 g	3 g	3 g

재료 (1인분)

고구마	80g
우유	50ml
영양보충음료	50ml
설탕(또는 꿀)	2g

1. 고구마는 깨끗이 씻어 김이 오른 찜통에 찐 다음 껍질을 벗긴다.
2. 믹서에 찐 고구마와 우유, 영양보충음료, 설탕을 넣고 함께 간다.

 고구마를 소량만 찔 때는 전자레인지를 사용하는 게 더 편해요. 내열용기나 뚝배기에 고구마를 담고 물을 자작하게 부은 후 랩을 씌우거나 뚝배기 뚜껑을 닫아 6~8분 정도 돌리면 끝입니다. 랩을 씌웠다면 한쪽 면을 살짝 열어두거나 숨구멍을 몇 개 뚫어주는 과정을 빼놓지 마세요.

항암치료 중
식욕 부진

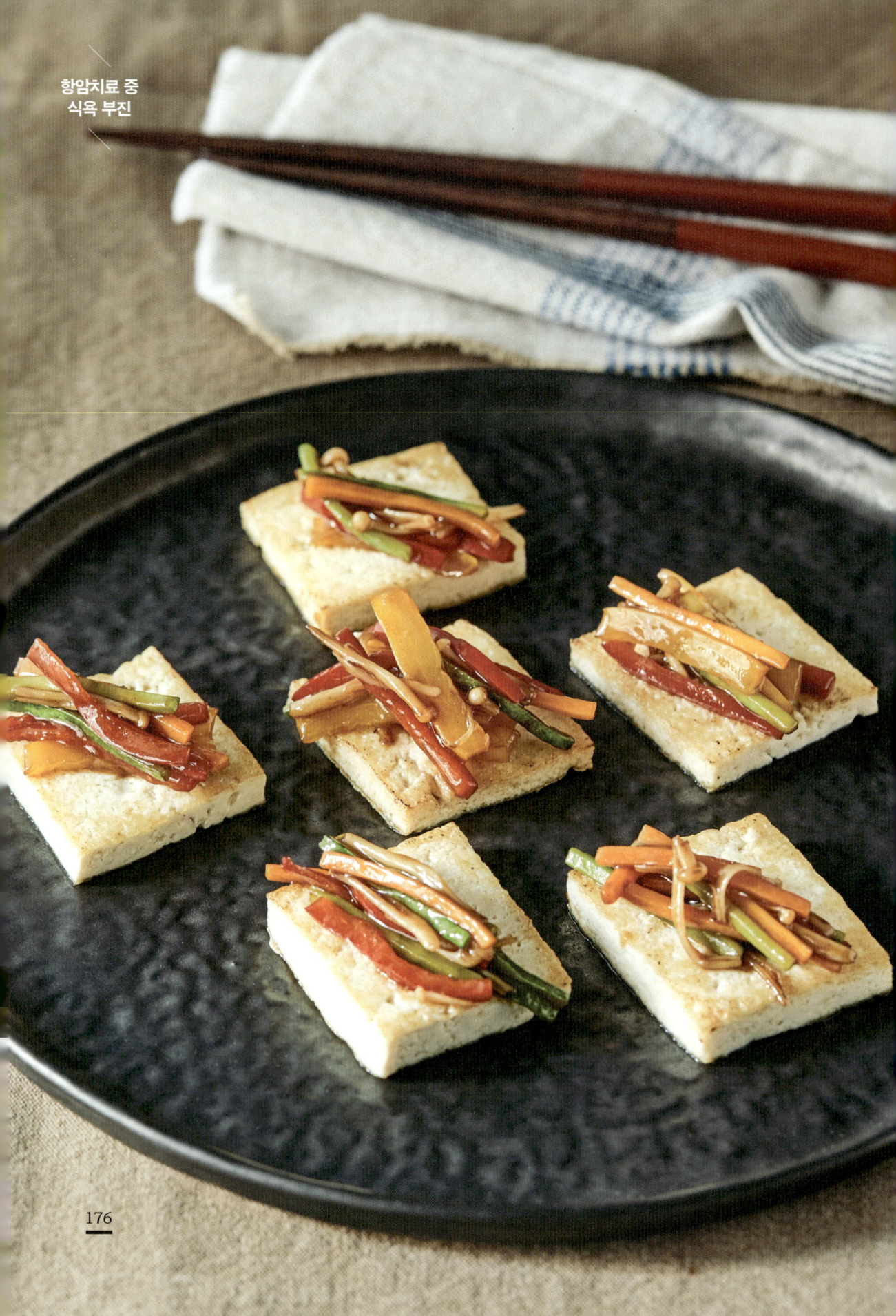

두부카나페

기력이 떨어지고 입맛이 없을 때 식단에 변화를 주어 먹고 싶은 음식이나 새로운 음식을 시도하는 것도 도움이 됩니다. 이때 보는 것만으로도 식욕을 자극하는 다양한 색깔의 채소를 얹어 한입 크기의 두부카나페를 만들어보세요.

열량	탄수화물	단백질	지방	섬유소
124 kcal	4 g	8 g	10 g	3 g

재료 (1인분)

- 두부 ———— 80g
- 빨간색 파프리카 ———— 10g
- 노란색 파프리카 ———— 10g
- 애호박 ———— 5g
- 팽이버섯 ———— 5g
- 당근 ———— 5g
- 식용유 ———— 5g
- 굴소스 ———— 3g
- 소금 ———— 1g

1. 두부는 물기를 빼고 한입 크기로 썰어 소금을 뿌려둔다.
2. 파프리카와 당근은 깨끗이 씻어 채 썬다. 애호박은 껍질을 돌려 깎은 다음 채 썬다.
3. 팽이버섯은 다른 채소와 같은 길이로 자른다.
4. 식용유를 두르고 달군 팬에 두부를 앞뒤로 노릇하게 굽는다.
5. 달군 팬에 준비해둔 채소와 굴소스와 소금을 넣고 볶는다.
6. 구운 두부에 볶은 채소를 올려 담아낸다.

 카나페는 올리는 식재료에 제약이 없으니 채소 외에도 새우나 해물 등, 좋아하는 재료를 볶아서 얹어보세요.

항암치료 중
식욕 부진

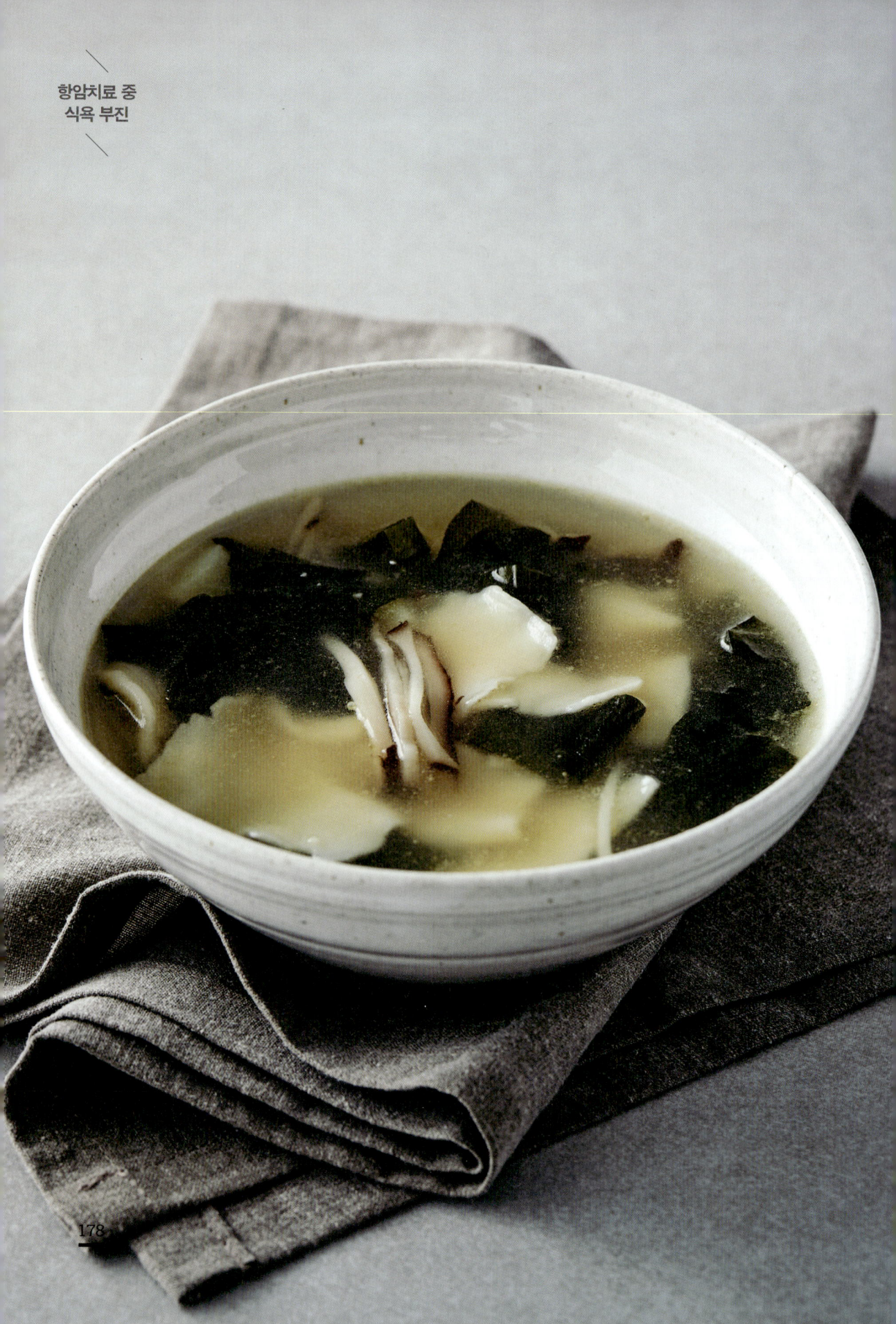

얇은 수제비미역국

쫄깃쫄깃한 질감이 일품인 수제비는 두꺼운 밀가루 반죽 때문에 환자식으로 제공하기에는 조금 부담스럽지요. 이럴 때는 수제비 반죽을 얇게 떼어 넣으면 식감은 살리되 소화기관의 부담은 줄일 수 있답니다.

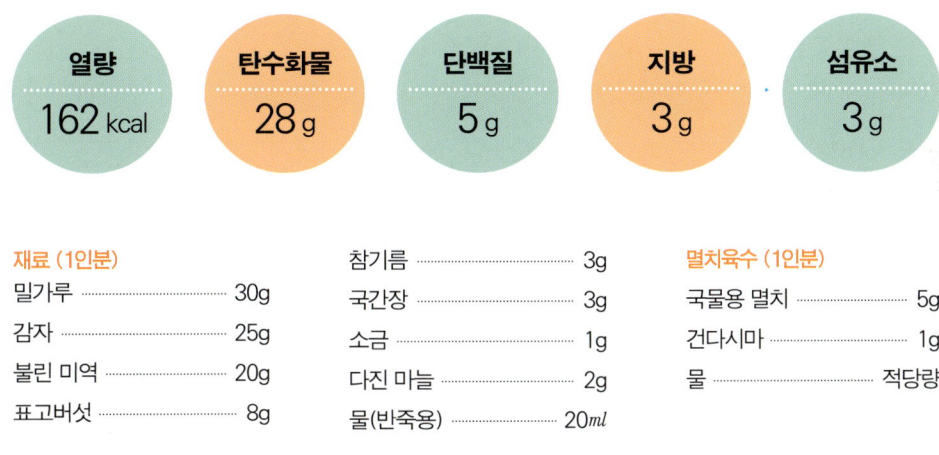

재료 (1인분)
- 밀가루 30g
- 감자 25g
- 불린 미역 20g
- 표고버섯 8g
- 참기름 3g
- 국간장 3g
- 소금 1g
- 다진 마늘 2g
- 물(반죽용) 20ml

멸치육수 (1인분)
- 국물용 멸치 5g
- 건다시마 1g
- 물 적당량

1. 냄비에 물, 멸치, 다시마를 넣고 끓여 육수를 만든다.
2. 불린 미역은 적당한 크기로 썰고, 감자는 납작하게 썬다. 표고버섯은 채 썬다.
3. 밀가루에 물을 넣고 반죽해 밀대로 최대한 얇게 민다.
4. 냄비에 불린 미역과 참기름을 넣고 볶는다. 미역에서 고소한 냄새가 나도록 익으면 준비해둔 육수를 붓고 한소끔 끓인 후 국간장, 소금, 다진 마늘을 넣어 간한다.
5. 4에 감자, 표고버섯을 넣고 수제비 반죽을 얇게 떼어 넣는다.
6. 수제비가 익어서 떠오르면 잠시 후 불을 끄고 그릇에 담는다.

 수제비를 반죽할 때 우유나 영양 보충 파우더를 섞으면 칼로리가 높아져 회복 중인 환자에게 도움이 됩니다. 단백질을 보충하고 싶다면 국물에 다진 소고기를 함께 넣고 끓이세요.

항암치료 중
메스꺼움

180

배셰이크

간단하게 후루룩 마시는 셰이크로도 야무지게 영양을 챙길 수 있습니다. 음료의 강점 중 하나는 기호에 따라 다른 과일을 추가해도 괜찮다는 점이지요. 새콤하게 즐기고 싶다면 사과나 딸기를, 달콤하게 즐기고 싶다면 바나나를 추가해보세요.

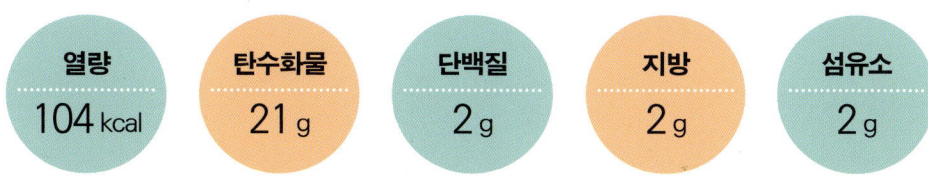

열량	탄수화물	단백질	지방	섬유소
104 kcal	21 g	2 g	2 g	2 g

재료 (1인분)
- 배 ······ 150g
- 우유 ······ 45㎖
- 레몬즙 ······ 조금

1. 배는 깨끗이 씻어 껍질을 벗기고 조각을 나눈다.
2. 믹서에 손질한 배와 우유, 레몬즙을 넣고 곱게 간다.

 얼음을 넣고 갈면 더 시원하고 깔끔하게 즐길 수 있습니다.

항암치료 중
메스꺼움

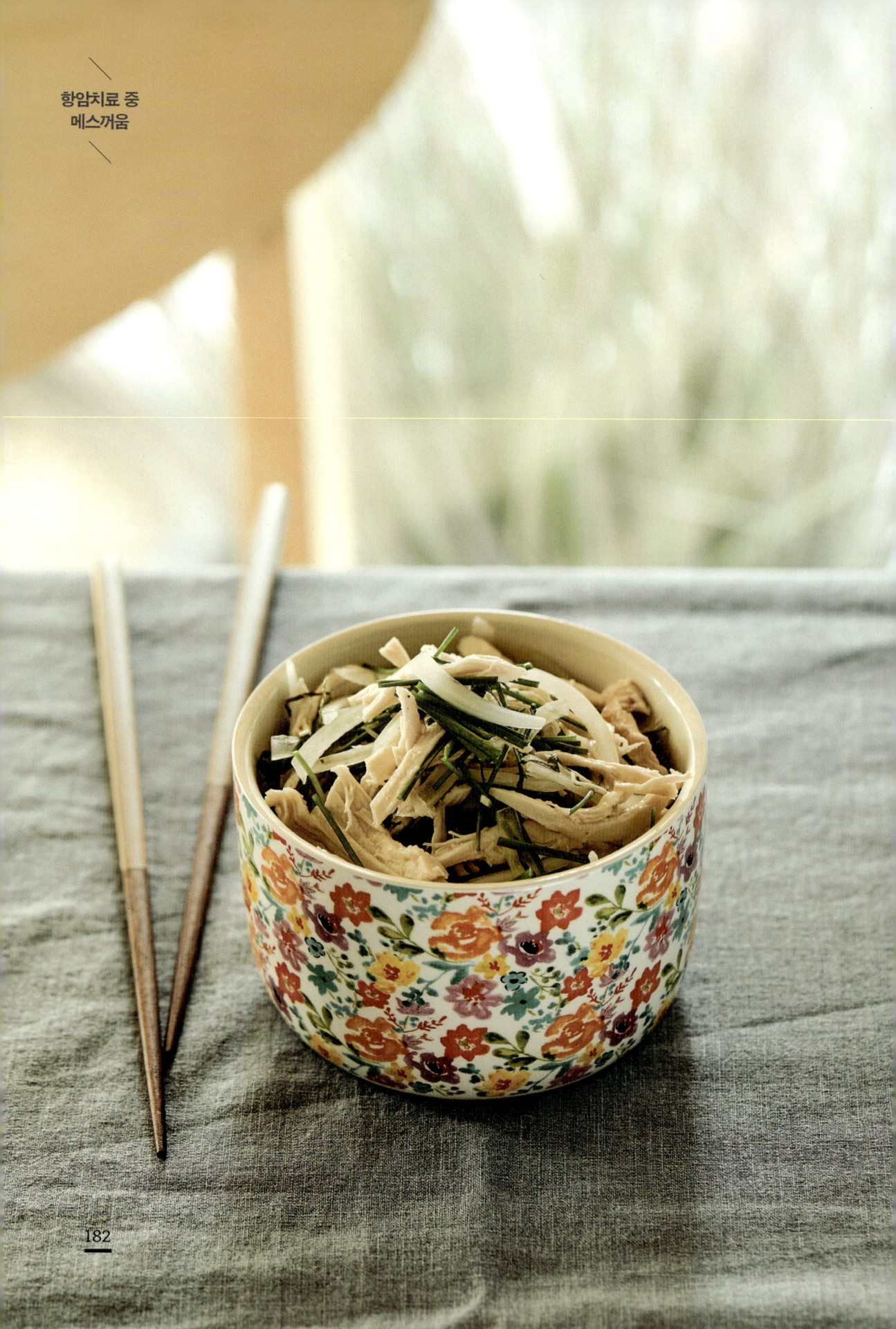

닭살냉채

속이 울렁거리고 메스꺼울 때 새콤달콤한 맛을 활용하면 개운하게 음식을 즐길 수 있습니다. 담백한 닭가슴살에 새콤달콤한 겨자소스를 버무려 뒷맛이 깔끔한 냉채를 만들어보세요.

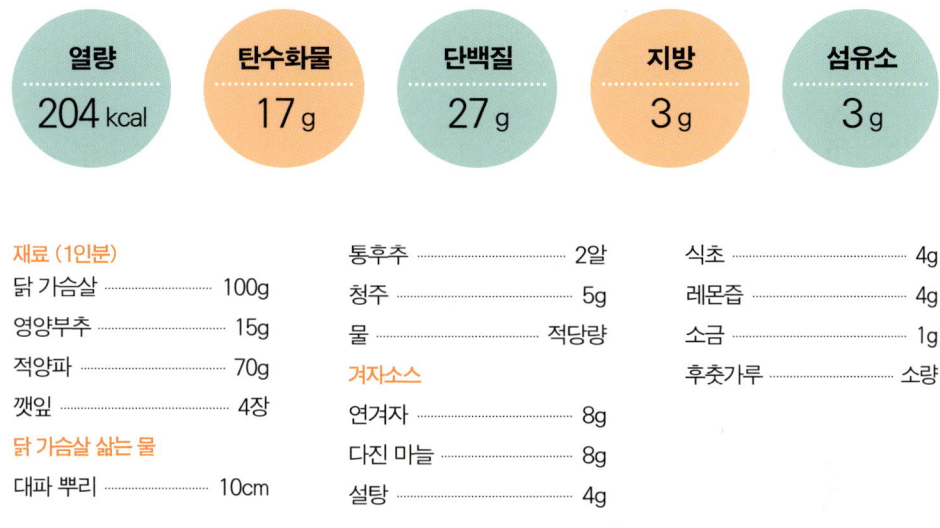

열량	탄수화물	단백질	지방	섬유소
204 kcal	17 g	27 g	3 g	3 g

재료 (1인분)
- 닭 가슴살 … 100g
- 영양부추 … 15g
- 적양파 … 70g
- 깻잎 … 4장

닭 가슴살 삶는 물
- 대파 뿌리 … 10cm
- 통후추 … 2알
- 청주 … 5g
- 물 … 적당량

겨자소스
- 연겨자 … 8g
- 다진 마늘 … 8g
- 설탕 … 4g
- 식초 … 4g
- 레몬즙 … 4g
- 소금 … 1g
- 후춧가루 … 소량

1. 냄비에 대파의 흰 뿌리 부분, 통후추, 청주, 물을 붓고 닭 가슴살을 삶는다.
2. 삶은 닭 가슴살을 건지고 차게 식혀 결대로 찢는다.
3. 영양부추, 적양파는 3cm 길이로 자르고 깻잎은 양파 두께로 얇게 채 썬다.
4. 볼에 닭 가슴살과 준비한 채소를 담고 겨자소스 재료를 모두 넣어 버무린 다음 소금으로 간을 맞추고 그릇에 담는다.

 기호에 맞는 새콤한 과일을 곁들어도 좋습니다. 라이스페이퍼 위에 올리면 월남쌈처럼 즐길 수 있어요.

항암치료 중
설사

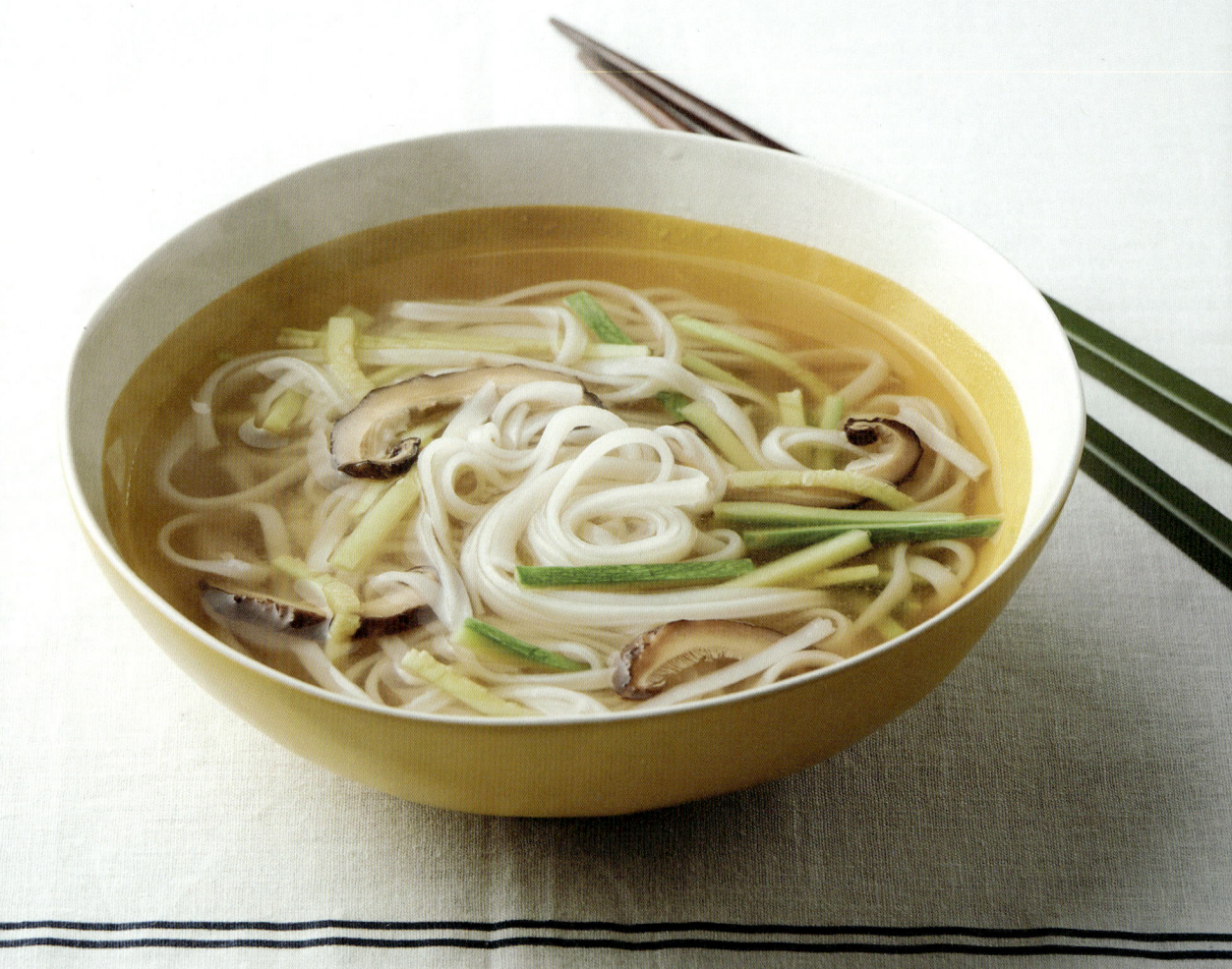

된장쌀국수

설사가 지속되면 수분이 부족해지고 기력이 떨어지며 입맛도 없어집니다. 이때 된장을 푼 구수하고 담백한 국수를 차려내면 떨어진 입맛을 효과적으로 돋울 수 있지요.

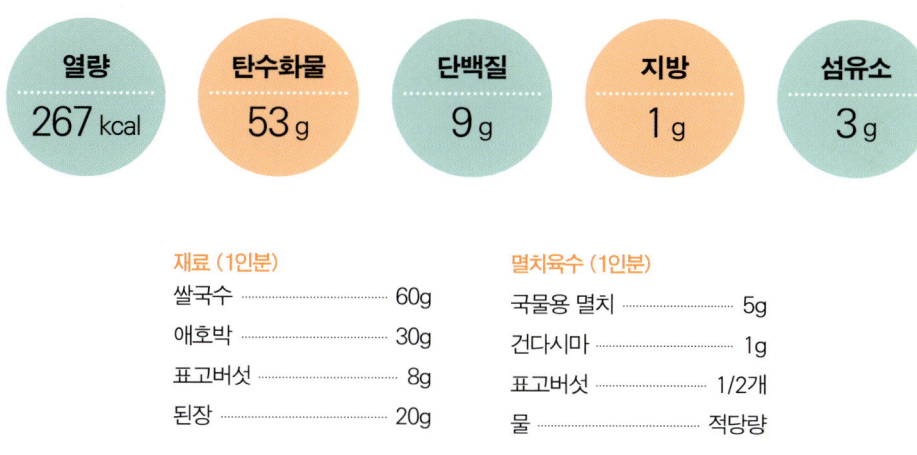

열량	탄수화물	단백질	지방	섬유소
267 kcal	53 g	9 g	1 g	3 g

재료 (1인분)
- 쌀국수 ········ 60g
- 애호박 ········ 30g
- 표고버섯 ······ 8g
- 된장 ·········· 20g

멸치육수 (1인분)
- 국물용 멸치 ··· 5g
- 건다시마 ······ 1g
- 표고버섯 ······ 1/2개
- 물 ············ 적당량

1. 쌀국수는 찬물에 10분 이상 담가 불린다.
2. 냄비에 물, 멸치, 다시마, 표고버섯을 넣고 끓여 육수를 만든다.
3. 애호박과 표고버섯은 채 썬다.
4. 냄비에 준비해둔 육수를 붓고 끓이면서 된장을 푼다.
5. 4에 국수를 넣고 끓이다가 국수가 살짝 익으면 호박과 버섯을 넣는다. 채소가 모두 익으면 불을 끄고 그릇에 담는다.

 기력이 떨어질 때는 밀가루보다는 쌀로 만든 면을 사용하는 게 더 좋습니다. 쌀로 만든 면은 소화가 더 잘되어 소화기에 부담을 적게 줍니다.

항암치료 중
설사

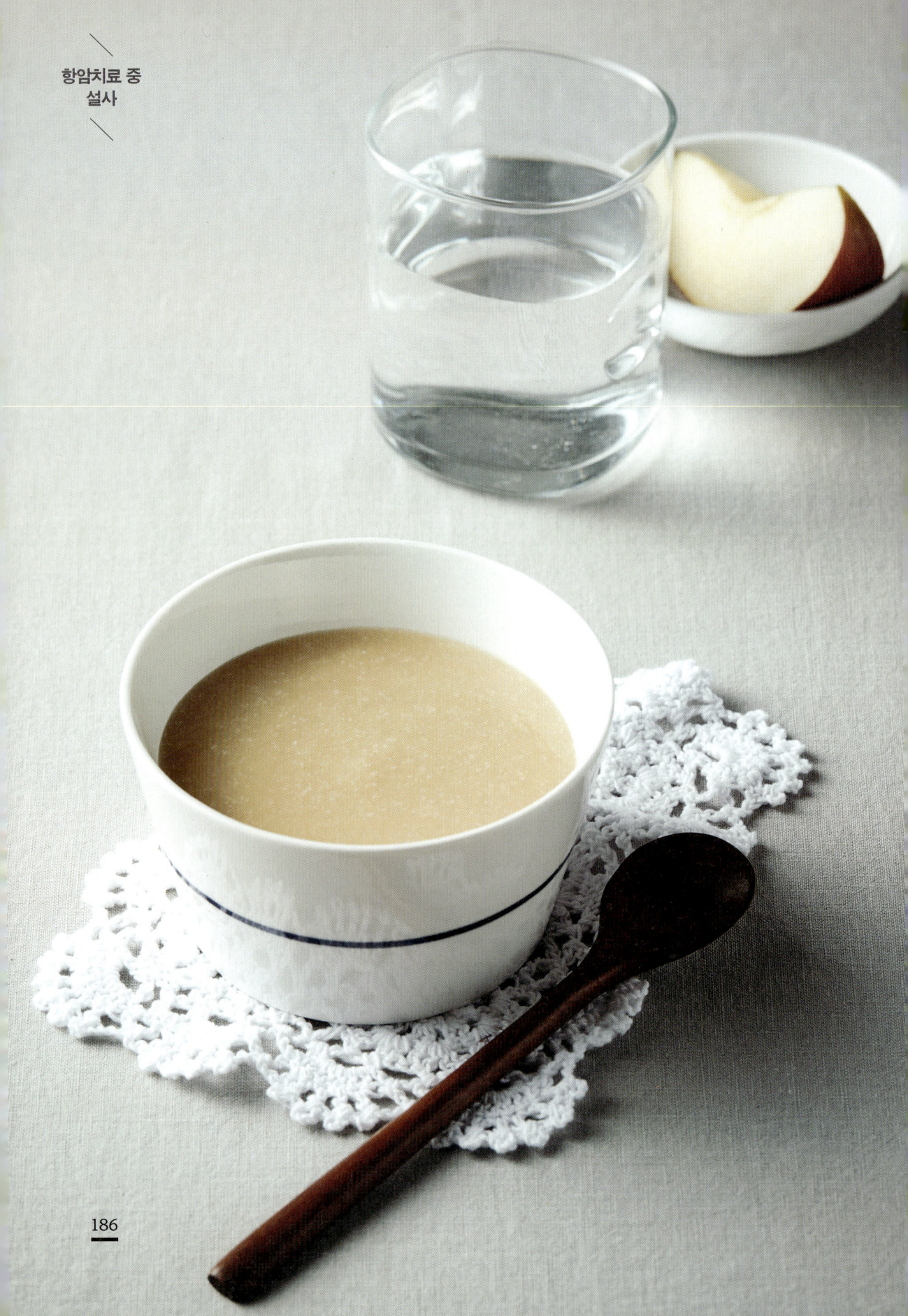

사과미음

남녀노소 좋아하는 사과! 사과의 유기산은 소화를 돕고 펙틴 성분은 장을 튼튼하게 만들며 설사에 도움을 준다고 합니다. 사과는 수분이 87% 정도를 차지하므로 수분 보충을 위해 수시로 섭취하는 게 좋습니다.

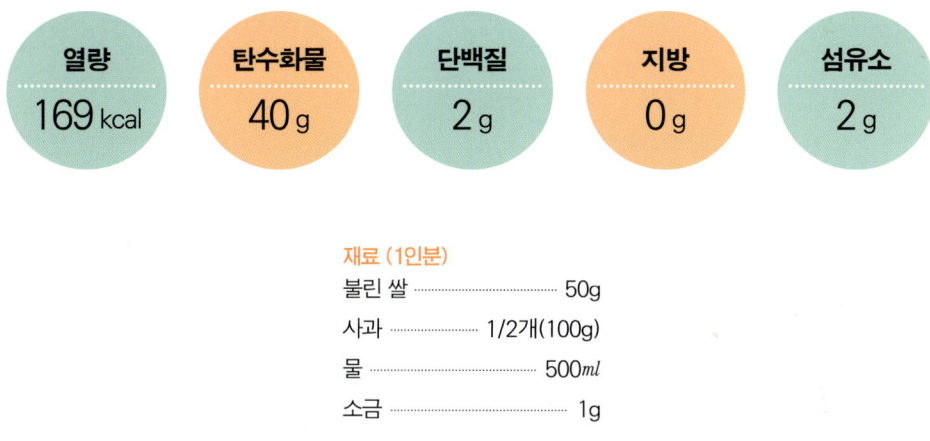

재료 (1인분)
- 불린 쌀 ⋯⋯⋯⋯ 50g
- 사과 ⋯⋯⋯⋯ 1/2개(100g)
- 물 ⋯⋯⋯⋯ 500㎖
- 소금 ⋯⋯⋯⋯ 1g

1. 사과는 껍질을 벗겨 조각낸다.
2. 불린 쌀과 껍질 벗긴 사과를 믹서에 곱게 간다.
3. 냄비에 **2**와 함께 물을 붓고 묽게 끓인 뒤 소금으로 간한다.

 사과의 펙틴 성분은 껍질에 많이 들었으므로 소화 기능이 눈에 띄게 떨어지는 환자가 아니라면 껍질째 써도 좋습니다.

항암치료 중
변비

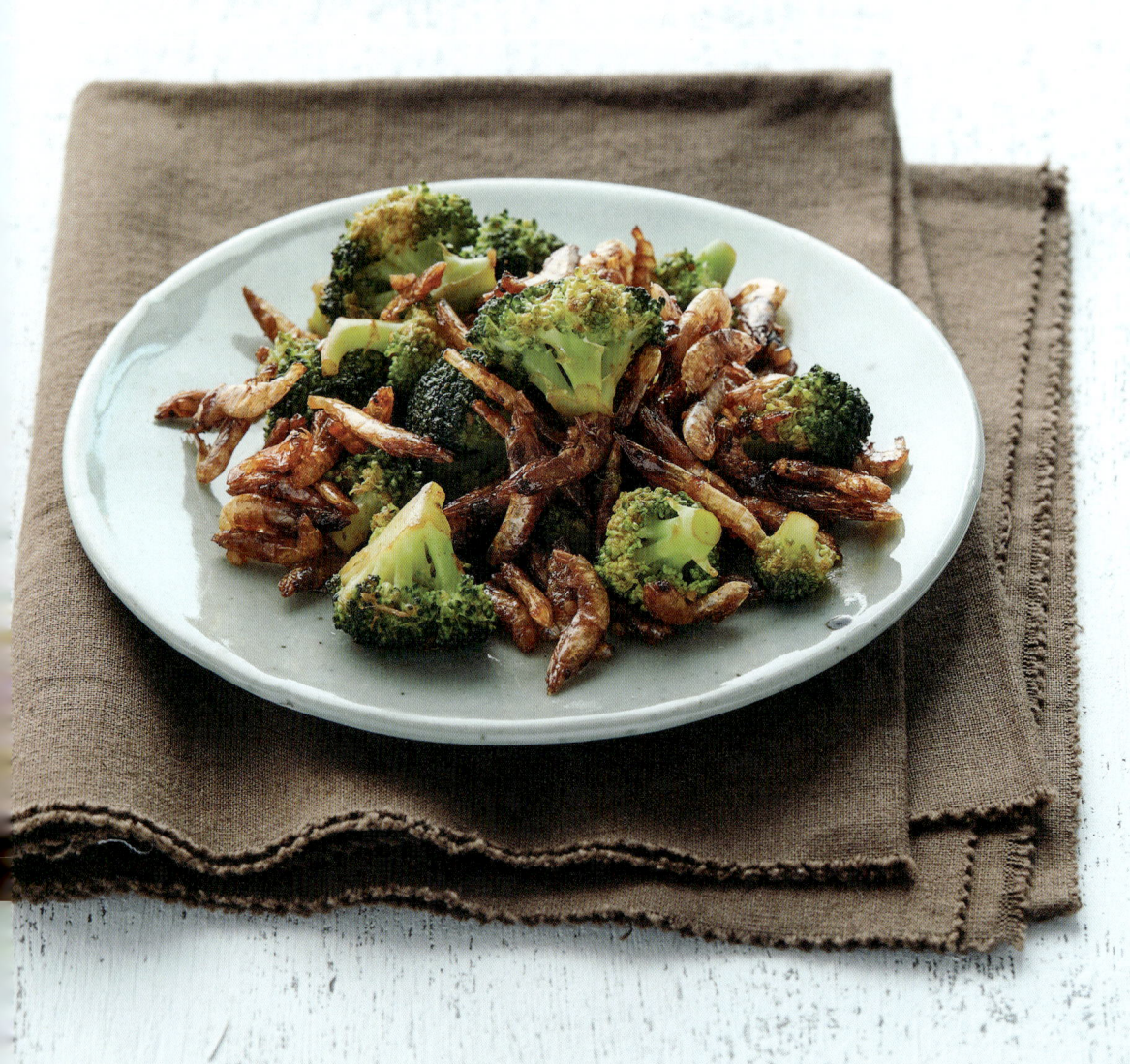

브로콜리건새우볶음

항암 식품으로 잘 알려진 브로콜리는 볶을수록 아삭아삭한 식감이 맛있게 살아납니다. 여기에 건새우의 감칠맛이 쏙 배어들면 밥 한 그릇 뚝딱 해치울 수 있는 밥도둑 반찬이 완성되지요. 잣이나 아몬드 슬라이스 같은 견과류를 추가하면 더 고소하게 즐길 수 있어요.

열량	탄수화물	단백질	지방	섬유소
114 kcal	9 g	9 g	6 g	2 g

재료 (1인분)

브로콜리 — 50g	설탕 — 3g
건새우 — 10g	다진 마늘 — 2g
고추장 — 5g	참기름 — 2g
간장 — 5g	식용유 — 3g

1. 브로콜리는 먹기 좋게 작은 송이로 떼고 끓는 소금물에 데쳤다 찬물에 헹궈 물기를 뺀다.
2. 건새우는 체에 담고 흔들어 불순물을 제거한다.
3. 달군 팬에 식용유를 두르고 건새우를 볶다가 고추장, 간장, 설탕, 다진 마늘을 넣고 약한 불에서 살짝 더 볶는다.
4. 3에 브로콜리를 넣고 다시 볶는다. 재료가 모두 익으면 참기름을 끼얹고 그릇에 담아낸다.

브로콜리에는 다량의 칼슘과 비타민C가 들어 있습니다. 특히 줄기는 식이섬유소 함량이 높으니 버리지 말고 요리에 활용하세요.

항암치료 중
구내염

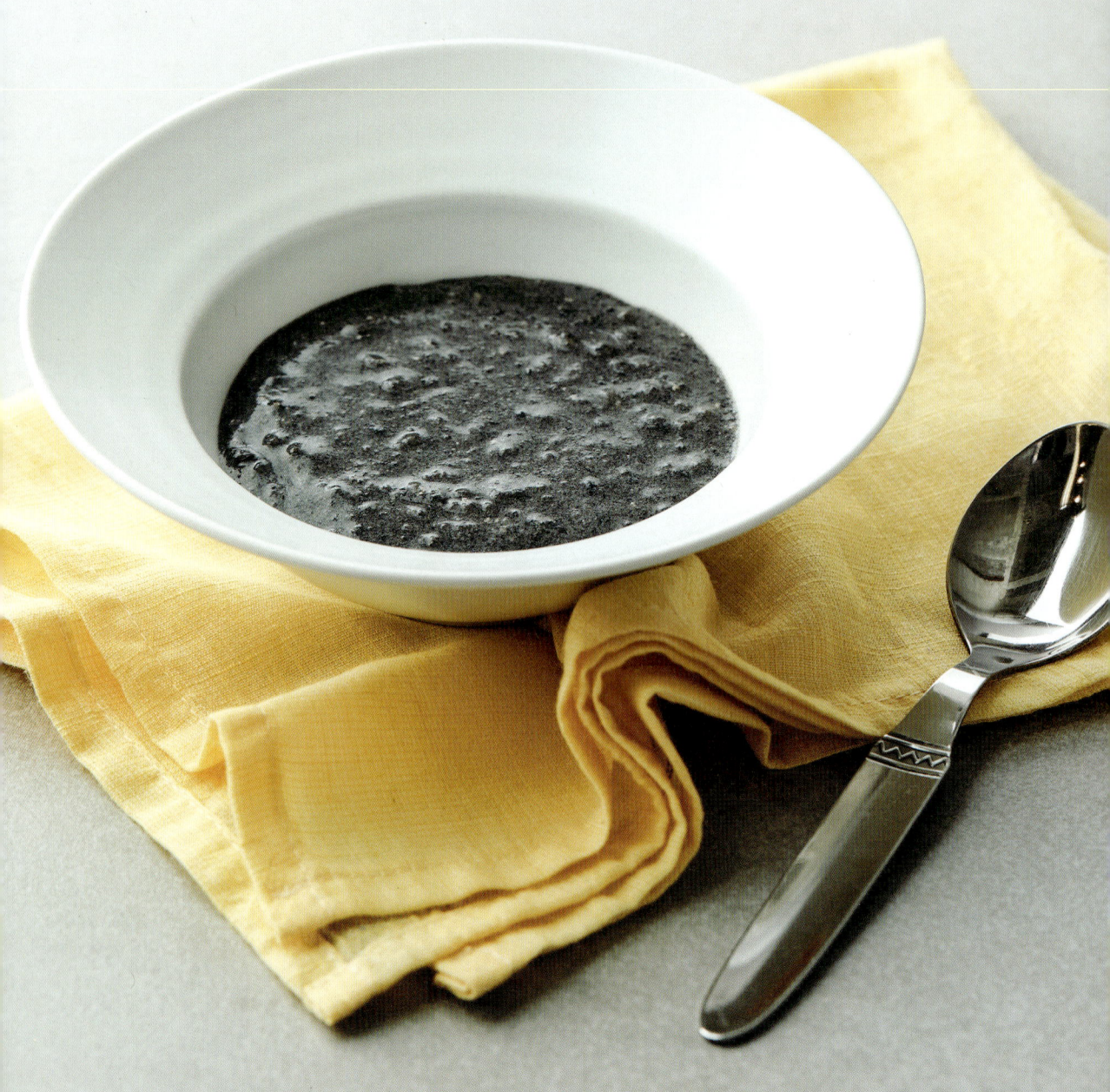

흑임자연두부영양죽

흑임자는 중국에서 불로장생 식품으로 꼽힐 정도로 귀하게 여겨지는 블랙푸드의 대표주자입니다. 깨 특유의 고소한 맛과 독특한 향취를 지녀 식욕을 돋울 뿐만 아니라 식물성지방도 다량 함유하고 있어 열량 보충 효과도 있답니다.

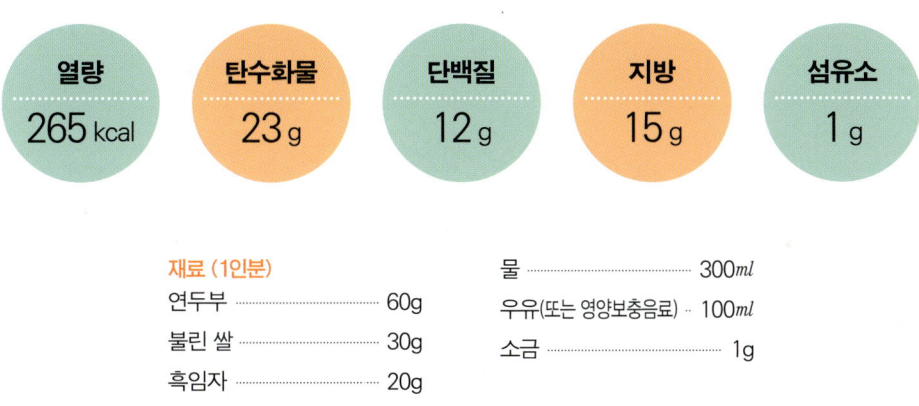

열량	탄수화물	단백질	지방	섬유소
265 kcal	23 g	12 g	15 g	1 g

재료 (1인분)

연두부	60g	물	300㎖
불린 쌀	30g	우유(또는 영양보충음료)	100㎖
흑임자	20g	소금	1g

1. 연두부, 불린 쌀, 흑임자를 함께 믹서에 곱게 갈아 체에 거릅니다.
2. 1에 물을 붓고 끓이다가 끓어오르면 우유 또는 영양보충음료를 넣고 한소끔 더 끓인 후 소금으로 간합니다.

 일반 두부보다 보들보들한 연두부를 넣고 끓이면 죽이 훨씬 더 부드러워져요.

항암치료 중
구내염

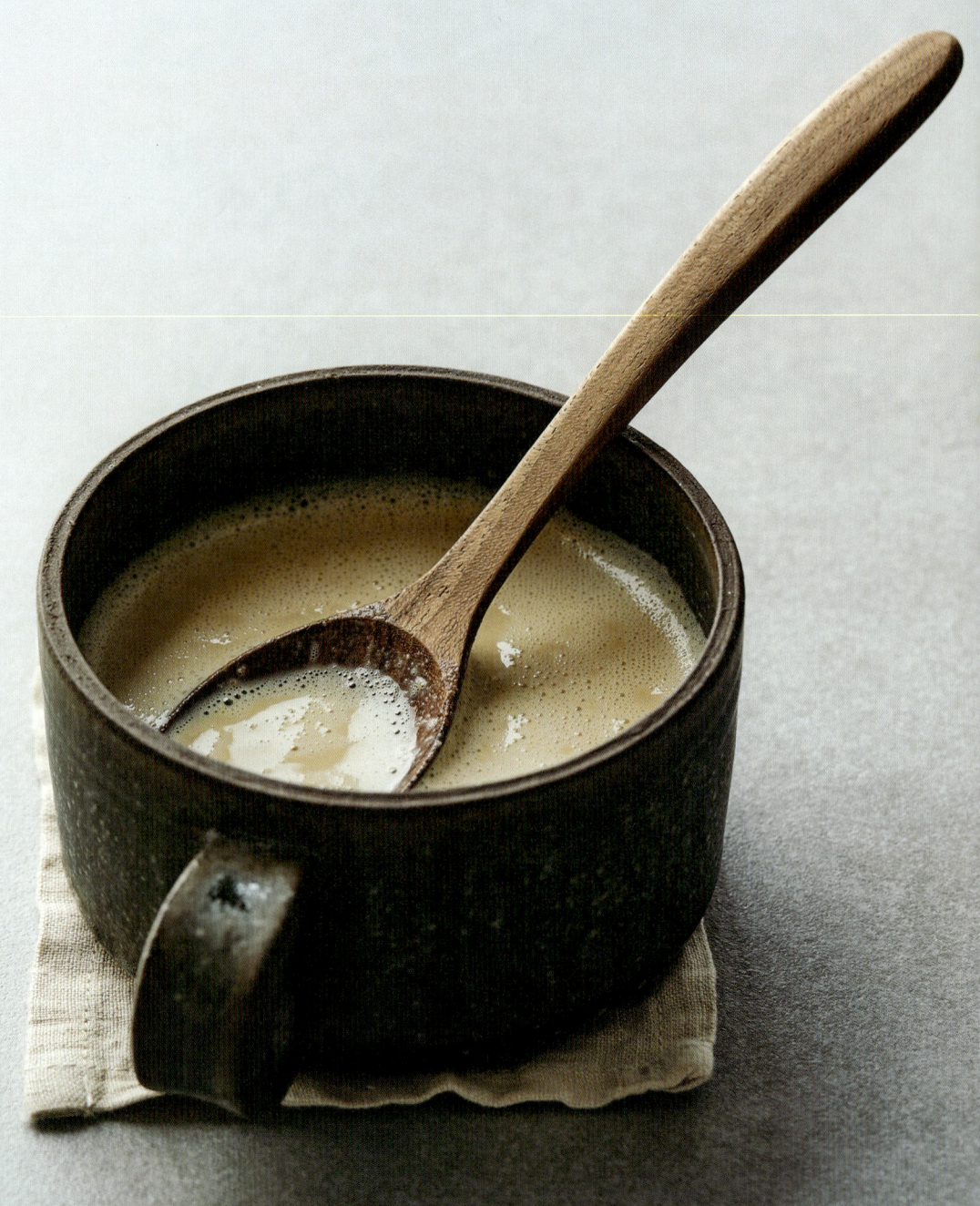

단호박두부수프

단호박은 미네랄과 비타민을 비롯한 각종 영양소가 풍부할 뿐만 아니라 특유의 달콤한 맛이 식욕을 증진시키는 데 도움을 줍니다. 노랗게 잘 익으면 익을수록 소화흡수율도 높아져 위장 기능이 좋지 않을 때 섭취하기 안성맞춤이지요.

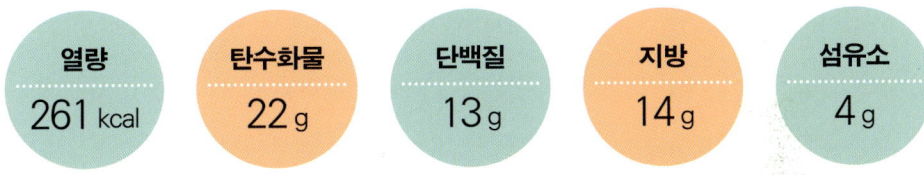

열량	탄수화물	단백질	지방	섬유소
261 kcal	22 g	13 g	14 g	4 g

재료 (1인분)
- 두유 ………………… 150㎖
- 영양보충음료 ………… 50㎖
- 두부 …………………… 40g
- 단호박 ………………… 40g
- 올리브오일 ……………… 5g

1. 단호박은 깨끗이 씻어 김이 오른 찜통에 찐다.
2. 두부는 깍둑썰기로 잘라 올리브오일을 두른 팬에 볶다가 두유, 영양보충음료를 넣고 저어가며 약한 불에서 익힌다.
3. 믹서에 **2**와 찐 단호박을 넣고 곱게 갈아 그릇에 담아낸다.

 단단한 식재료는 익힌 다음 믹서에 갈면 더 부드럽게 섭취할 수 있어요.

방사선치료와 영양 관리

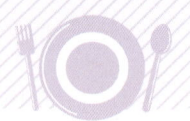

방사선치료는 어떻게 진행되나요?

방사선치료를 통해 수술 전 종양의 크기를 줄이거나 수술 이후 재발률을 낮출 수 있습니다. 수술 후 방사선치료는 항암치료와 병행하여 약 4~6주 정도 진행됩니다. 항암치료는 원격 전이 가능성을 줄이는 효과뿐만 아니라 방사선치료의 효과를 증대시키는 역할도 합니다.

방사선치료 중 식사는 어떻게 하나요?

방사선치료를 받는 환자는 치료 과정을 잘 견디고 치료 효과를 높이기 위해서 다양한 음식을 골고루 섭취하여 좋은 영양 상태를 유지해야 합니다. 부작용이 나타나 음식 섭취가 어렵다면 그에 맞는 적절한 영양 관리가 필요합니다. 또한 방사선치료는 대부분 항암치료와 병행되므로 항암치료 부작용에 따른 식사 관리도 병행해야 합니다.

간혹 잘못된 정보로 인해 특정 식품을 제한하거나 채식 위주의 음식만 고집하고 지나치게 싱겁게 먹는 경우가 있습니다. 또한 건강보조식품과 민간요법에 의존하기도 합니다. 그러나 이런 식생활로는 영양을 충분히 섭취할 수 없으며, 치료가 어려워질 가능성이 있습니다.

검증되지 않은 건강보조식품을 섭취하거나 민간요법을 병행하지 않도록 하고 다양한 음식을 골고루 충분히 먹도록 합니다. 치료 과정이 종료되고 컨디션이 회복되어 추가적인 치료 일정이 없다면 암 예방을 위한 건강하고 균형 잡힌 식생활을 권장합니다.

방사선치료 부작용 발생 시 음식 섭취는 어떻게 하나요?

방사선치료 부작용은 대부분 치료 후 약 2~3주 정도부터 서서히 발행하여 치료 종료 후 수 주 내에 증상이 회복됩니다. 직장암 방사선치료의 범위는 종양이 있는 부위와 전이가 많이 일어날 수 있는 주변 골반 림프절 부위입니다. 따라서 골반 내 장기가 방사선에 노출되어 염증 반응이 발생할 수 있습니다. 또한 배변 습관의 변화로 자주 화장실에 가게 될 수 있으며, 무른 변, 점액변, 혈변 등의 증상이 나타날 수 있습니다. 잦은 변, 무른 변 증상 발생 시 다음과 같이 식사해보세요.

변이 잦거나 무르면 이렇게 해보세요!

- 규칙적으로 식사하며 과식을 주의합니다.
- 수분을 충분히 섭취합니다.
- 변이 묽어지거나 설사 양상이 있다면 자극적인 양념(고춧가루, 카레 등), 기름진 음식, 카페인 음료(커피, 홍차 등), 탄산음료, 유제품 등을 주의합니다. 섬유소가 많이 함유된 음식(잡곡류, 콩류, 고구마, 옥수수, 거친 채소류 등)은 변의 양을 늘리므로 주의해야 합니다.
- 부드러운 음식인 쌀밥, 흰죽, 감자, 흰 빵, 흰 국수 및 기름기 적은 단백질을 섭취합니다.

장루 수술과 영양 관리

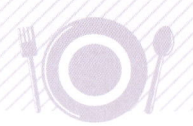

장루 수술 후 식사는 어떻게 해야 하나요?

장루 수술 후 특별한 식사 제한은 없지만, 수술 후 회복을 위해 단백질을 포함한 음식을 골고루 섭취하는 것이 좋습니다. 규칙적인 장운동을 위해 하루 세끼 식사와 간식을 챙겨 먹도록 하며, 한밤중에 배변량이 늘지 않도록 다른 끼니에 비해 저녁 식사는 가볍게 먹는 것이 좋습니다. 장루 부위가 막히지 않도록 음식을 꼭꼭 씹어서 넘기는 것이 좋으며, 탈수와 변비를 예방하기 위해 하루에 6~10잔의 물을 마시도록 합니다.

회장루 수술 후 식사 주의사항

소장의 끝부분인 회장에 설치한 장루를 회장루라고 부릅니다. 회장루를 만들면 소화된 음식물이 대장에서 수분 흡수가 되기 전에 장루로 빠져나오기 때문에 장루 배출물은 묽은 형태, 주로 액체 상태입니다.

◆ **물을 충분히 마십니다**   배출되는 수분이 많기 때문에 하루 8~10컵의 물 섭취가 필요합니다. 식사 중에 국물이나 물을 많이 섭취하면, 배출량이 더 많아지거나 묽어지기 때문에 수분 섭취는 식사 30분 전이나 식후 30분 이후에 하는 것이 좋습니다. 일반 생수는 물론 보리차, 숭늉, 이온음료 등도 괜찮습니다. 다만 커피를 많이 마시면 장을 자극할 수 있으므로 커피는 하루 1~2잔 정도로 적당히 마십니다.

◆ **지나치게 단 음식, 짠 음식은 자제합니다**   설탕이나 꿀을 많이 사용한 달콤한 음식과 아이스크림, 주스, 케이크, 초콜릿을 과하게 섭취하면 장내 삼투압이 높아져 설사 증상이 심해지므로 주의가 필요합니다. 또한 짠 찌개나 국의 국물을 많이 먹는 식습관도 장루 배출물을 늘릴 수 있으므로 국물 위주로 섭취하는 습관은 바꾸는 것이 좋습니다.

◆ **저염식보다는 염분이 적당히 포함된 식사가 좋습니다**   회장루의 경우 대장에서 나트륨(소금 성분)이 흡수되기 전에 장루 배출물로 빠져나오므로 너무 싱거운 저염 식사를 하면 오히려 체내 나트륨이 부족해질 수 있습니다. 가정에서 사용하는 소금, 간장, 된장, 고추장을 알맞게 사용하여 식욕도 돋우고 염분이 부족해지지 않게 합니다.

◆ **음식을 꼭꼭 씹어 넘깁니다**   제대로 씹지 않은 음식물 덩어리가 장루를 막을 수도 있으므로 꼭꼭 씹어서 넘겨야 합니다. 완전히 소화가 안 되는 마른오징어, 육포, 쥐포 같은 음식은 주의하고, 딱딱한 음식은 오래 씹는 것이 좋습니다.

결장루 수술 후 식사 주의사항

결장루는 쉽게 말해 장루가 결장(대장)에 위치한 것입니다. 이때 장루는 상행결장부터 구불결장 사이에 설치되며, 주로 횡행결장이나 구불결장에 만들어집니다. 음식물이 소장과 대장의 일부를 지난 뒤 배출되기 때문에 대부분의 영양소 소화와 흡수에는 문제가 없습니다. 수술 초기에는 부드러운 음식을 꼭꼭 씹어 먹고 이후 일반 식사로 진행하면 됩니다.

◈ **변비가 생기지 않도록 주의하세요** 대장의 끝부분에 장루가 위치한 경우에는 변비로 인해 장루가 막힐 수 있습니다. 물을 하루에 6~10잔 정도로 충분히 마시고 섬유소도 적절히 섭취합니다. 섬유소가 풍부한 채소, 과일, 해조류, 버섯류, 잡곡류를 활용합니다.

변비 예방 및 완화법

1. 충분한 양의 식사를 합니다.
2. 잡곡이나 통밀, 채소류, 해조류 등의 고섬유소 식품 섭취를 늘립니다.
3. 수분 섭취를 하루 6~10컵 정도로 충분히 합니다.

◈ **냄새와 가스 차는 증상이 생깁니다** 음식물 찌꺼기가 대장을 지나면서 변 냄새가 심해지는데, 이것은 생리적인 현상입니다. 그러나 특유의 향이 강하거나 식품 속에 가스 성분이 많아 냄새의 원인이 되는 음식은 섭취를 조절하는 편이 좋습니다. 껌을 자주 씹거나 빨대를 이용하는 등 공기를 많이 흡입하는 경우에도 가스가 차므로 이런 습관은 개선하는 것이 좋습니다.

> **증상별 주의 식품**

증상	주의해야 할 식품
막힘	마른오징어, 육포, 과일과 채소의 껍질, 말린 과일, 견과류, 옥수수, 셀러리 등
냄새	달걀, 마늘, 생선, 양파, 양배추 등
가스 참	콩류, 양파, 양배추, 브로콜리, 고구마, 마늘, 탄산음료, 껌 등

장루 복원 수술

장루를 없애고 다시 항문으로 변을 볼 수 있도록 만드는 수술을 장루 복원 수술이라 합니다. 복원 수술 후에는 그간 쉬고 있던 대장과 항문을 다시금 사용해야 하므로 배변 불편 증상이 나타날 수 있습니다. 특히 직장 절제 수술을 하고 장루 복원 수술을 받은 경우 배변 곤란 증상이 더 많이 나타납니다. 보통 3~6개월이 지나면서 증상이 호전되지만, 수술 부위와 범위에 따라 1~2년이 걸릴 수도 있습니다.

장루 복원 수술 후 식사량 감소로 체중이 감소하고 영양 상태가 불량해지지 않도록 단백질 음식을 비롯한 다양한 식품을 골고루 섭취해야 합니다. 잦은 배변과 설사가 동반되므로 수술 초기에는 섬유소가 많은 음식을 주의하고, 맵고 자극적인 음식도 멀리하는 것이 좋습니다. 물은 충분히 마시고, 배변 습관을 규칙적으로 만들기 위하여 식사를 규칙적으로 하는 것도 중요합니다.

장루 복원 수술 이후의 식사 원칙과 주의 음식은 대장 절제 수술 직후와 동일하므로 3장의 설명을 참고하도록 합니다.

▶ 장루 복원 수술의 문제점 및 대처 방법

문제점	대처 방법
잦은 배변, 설사	탈수가 생기지 않도록 물을 많이 마십니다. 섬유소가 많은 잡곡, 질긴 채소, 해조류는 주의합니다. 지나치게 맵고 자극적이거나 기름진 음식은 피합니다. 과식하지 않고 하루 세끼 규칙적으로 먹습니다.
변비	충분한 양의 식사를 하는 것이 중요합니다. 잡곡이나 채소, 해조류처럼 섬유소가 풍부한 음식을 늘립니다. 수분 섭취를 하루 8~10컵 이상으로 충분히 합니다.

장 유착과 영양 관리

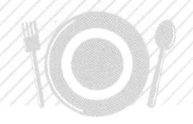

건강한 성인은 복강 내에 있는 소장, 대장, 위, 복막 등의 장기가 서로 붙지 않고 미끄러지게끔 되어 있습니다. 그러나 수술을 하면 수술 부위가 아무는 과정에서 장기들이 서로 달라붙는 유착이 생깁니다. 소장이나 대장이 다른 부위에 달라붙는 것을 장 유착이라고 합니다. 장 수술 이후에는 장 유착은 물론 장 폐쇄, 장 마비 등의 증상 때문에 가스나 변이 안 나오거나 심한 복통으로 고생할 수 있습니다. 심한 경우 수술이 필요할 수 있으나, 시간이 지나면 대부분 자연적으로 호전됩니다. 장 유착, 장 마비를 예방하려면 장의 운동 능력이 떨어지지 않도록 수술 후 걷기 운동을 하는 것이 좋으며, 회복 후에도 적절한 신체 활동을 유지하고 규칙적으로 식사하며 과식하지 않도록 주의해야 합니다.

장 유착으로 장끼리 달라붙거나 장의 내경이 좁아지면 음식이 내려가지 않고 심한 경우에는 음식이 장에서 부패하게 되므로 그대로 방치했다가는 위험해집니다. 수술 이후 오랫동안 복통이 심하며 먹은 음식이 아래로 내려가지 않는 느낌이 들거나 방귀나 변이 나오지 않는다면 장 마비 증상을 의심할 수 있으니 즉시 병원에 가서 진료를 받아야 합니다.

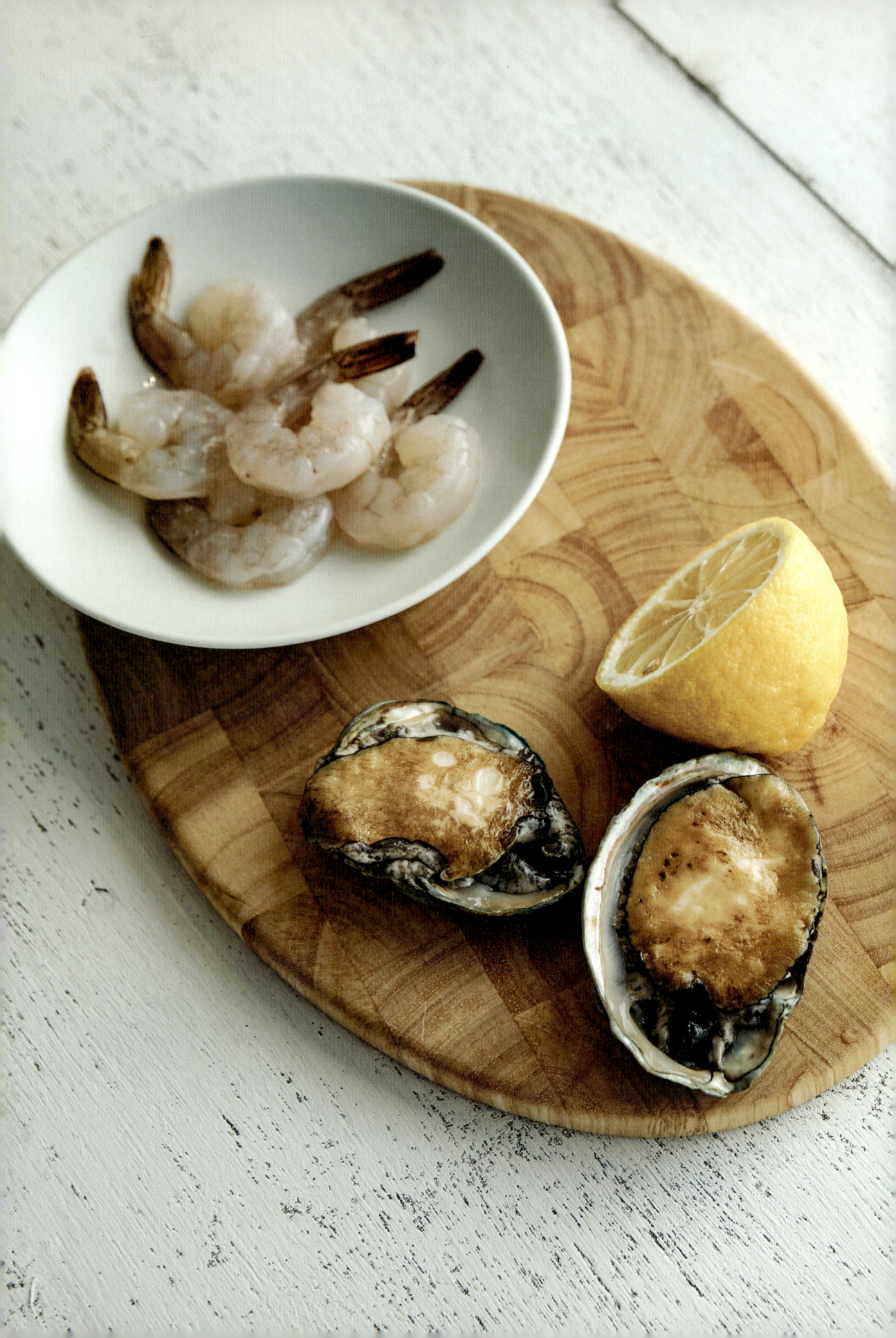

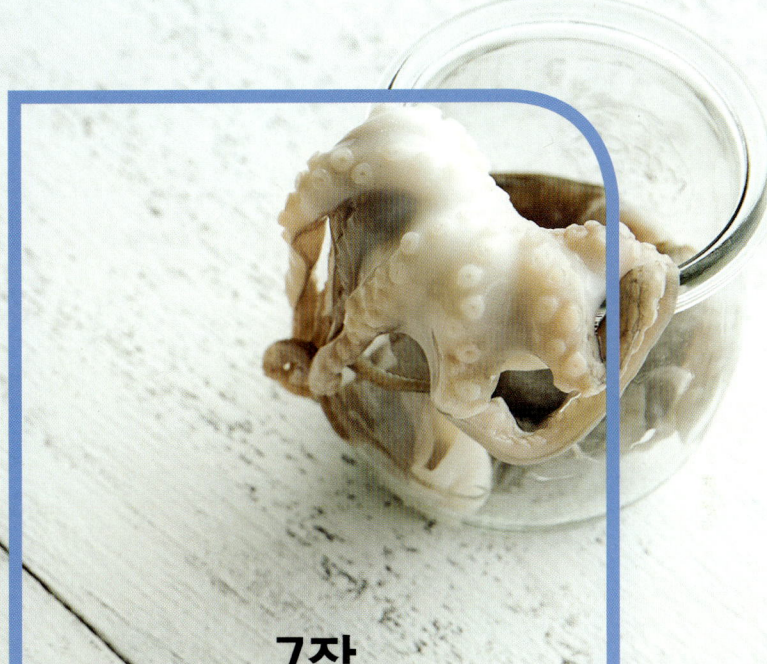

7장

대장암 수술 후
이런 음식
먹어도 될까요?

고기와 대장암

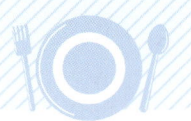

대장암 수술 후 고기를 먹어도 되나요?

수술 후 상처가 회복되는 기간에는 기초 체력을 유지하려는 노력이 필수적입니다. 대한암협회에서 발표한 '암 환자와 가족에게 권하는 7가지 수칙'에서도 치료 기간에 살코기 등의 질 좋은 단백질을 섭취할 것을 권장하고 있습니다. 특히 수술 후 항암치료가 예정된 환자라면 항암치료 중 면역 기능 회복이나 정상 세포의 회복을 위해 적절한 단백질 섭취를 권장합니다.

고기는 양질의 단백질 식품

고기는 동물성 단백질로 소화 흡수율 및 체내 활용도가 높기 때문에 양질의 단백질 급원 식품이라 할 수 있습니다. 따라서 적절한 동물성 단백질을 공급받기 위해서라도 고기 섭취는 반드시 필요합니다. 수술 환자는 철분이 부족하여 종종 빈혈에 걸리기도 하는데, 적절한 육류 섭취는 빈혈 예방에도 도움이 됩니다.

개고기를 먹어도 되나요?

개고기를 섭취해도 되지만 위생적인 곳에서 살코기 위주로 섭취할 것을 권장합니다. 개고기 섭취가 회복에 으뜸이라며 억지로 먹는 환자도 있는데 그럴 필요는 없습니다. 개고기가 다른 고기에 비해 특별히 좋은 것은 아니므로 오해하지 않기 바랍니다.

고기를 건강하게 섭취하는 방법은?

◆ 양질의 고기 선택

- 기름기가 적은 살코기 위주로 이용하면 건강하게 섭취할 수 있습니다. 고기를 고를 때 기름기가 적은 부위를 선택하고 조리할 때도 기름이 너무 많은 부위는 떼어내고 조리합니다.
- 햄, 소시지 등 가공 육류의 과다 섭취를 주의합니다. 가공 육류 저장 시 첨가되는 물질이 발암물질로 작용할 수 있다는 보고가 있으니 과도한 섭취는 경계합니다.

◆ 건강한 조리법

- 반찬 형태로 볶고 조리고 삶는 조리법이나 국, 찌개에 넣고 건더기 위주로 고기를 섭취하는 방법이 좋습니다. 프라이팬에 타지 않게 굽는 것도 괜찮습니다. 외식할 때는 직화 구이를 조심해야 합니다. 직화로 구우면 발암물질 생성의 위험이 있으니 되도록 피합니다.
- 곰국의 경우 국물은 영양소 함량이 적으므로 국물 위주가 아닌 고기 건더기 위주로 식사하는 것이 좋습니다.

❖ 효과적인 섭취법

- 고기는 일주일에 3~4회 정도 반찬으로 섭취하되, 일주일에 300~500g 이하의 양이 적당합니다.
- 고기 위주의 외식 메뉴를 피하고 채소나 다른 식품을 곁들여 백반 형태로 섭취합니다. 외식으로 고기를 구워 먹을 때 과식하여 한꺼번에 100g 이상 섭취하면 좋지 않은 영향을 미칠 수 있다는 보고가 있으니 주의합니다.

밀가루와 대장암

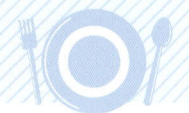

대장암 수술 후 밀가루 음식을 먹어도 되나요?

밀가루 음식은 주로 빵, 국수, 과자 형태로 섭취하는데 이러한 식품은 주로 탄수화물을 제공하는 식품입니다. 요즘은 탄수화물 과다가 자주 언급되지만 탄수화물 역시 체내에서 에너지원으로 사용되는 5대 영양소 중 하나입니다. 따라서 밀가루 음식도 적정량을 적정 방법으로 섭취한다면 먹어도 괜찮습니다.

밀가루 섭취가 대장암 수술 후 예후에 좋지 않은 영향을 미칠 거라 걱정하는 환자가 많습니다. 그러나 둘 사이의 연관 관계는 밝혀진 바가 없습니다. 그러니 섭취를 무조건적으로 기피할 필요는 없습니다.

밀가루 음식은 소화가 안 될까 봐 두려워요

밀가루 음식은 소화가 잘 되지 않을 것이라 생각하고 섭취를 기피하는 환자가 많습니다. 하지만 밀가루의 글루텐 성분을 소화하지 못하는 증상은 서양인에게 가끔 나타날 뿐 우리나라에서는 거의 진단 사례가 없기 때문에 섭취를 일부러 피할 필요는 없습니다. 오히려 수술 후 식욕 저하 시 밀가루 음식으로 입맛을 돋울 수 있다면 이를 이용하는 것도 좋은 방법입니다.

밀가루 음식을 건강하게 섭취하는 방법은?

- 항암치료 부작용으로 식욕이 떨어졌을 때 평소 기호에 맞는 밀가루 음식 섭취로 식욕을 돋우고 식사량을 늘려볼 수 있습니다. 하지만 충분한 식사를 한 뒤 밀가루 간식을 과다하게 섭취하는 것은 비만의 주 원인이 됩니다. 따라서 밀가루를 섭취하되 과다하지 않도록 주의합니다.
- 밀가루 음식과 채소, 단백질 식품을 곁들여 섭취하여 영양적으로 균형 잡힌 식사가 되도록 합니다. 예를 들어 빵은 유제품이나 달걀 프라이, 삶은 달걀 등과 함께 섭취하고, 국수는 샐러드나 나물 반찬 등과 함께 섭취하는 식입니다.
- 꼭꼭 씹어 먹고 식사 시간을 충분히 확보하여 소화가 잘 되도록 합니다. 특히 국수 종류의 밀가루 음식은 잘 씹지 않고 넘기기 때문에 급하게 먹었을 때는 소화가 힘들 수 있고 간혹 설사 증상이 나타날 수 있습니다.

염분과 대장암

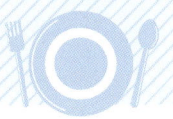

많은 사람들이 암 환자는 짜게 먹으면 안 된다거나, 소금을 많이 먹으면 안 된다고들 생각합니다. 짜게 먹으면 암에 걸릴 수 있다고 알고 있는 사람도 많습니다. 실제로 지나치게 짠 음식을 지속적으로 섭취할 경우 위 점막에 자극을 주어 위암의 발생 위험을 높인다는 보고가 있습니다. 하지만 위암 이외의 다른 암과 소금 섭취와의 관련성은 보고된 바가 없기 때문에 암을 진단받았다고 무조건 소금을 줄여야 한다고 할 수는 없습니다.

빠른 회복을 위해 즐겁고 맛있게 식사하기

수술 직후 및 항암치료 기간에는 필요한 만큼의 영양이 충분히 공급되어야만 체력 유지 및 빠른 회복이 가능합니다. 이 중요한 시기에 지나치게 소금 사용을 제한하다가 식욕이 떨어지고 음식 섭취가 부족해지면 결과적으로 영양 상태가 나빠져 회복이 지연될 수 있습니다. 그러므로 수술 직후나 항암치료를 받는 동안에는 적당히 간을 하여 식사를 맛있게 즐기는 것이 더 바람직합니다.

특별히 더 좋은 소금이 있다고 하는데요?

몸에 더 좋은 소금이 있다는 이야기를 들었다며, 대체 그것이 어떤 소금인지 문의하는 환자도 있습니다. 천일염, 구운 소금, 끓인 소금, 정제염, 죽염 등 다양한 종류의 소금이 있지만, 이는 가공하는 방법이 다른 것뿐이지 성분에는 큰 차이가 없습니다. 또한 암과의 연관성도 보고된 바가 없으므로 특별히 좋은 소금이 따로 있지는 않습니다. 가공 방법에 따른 소량의 미네랄 성분 차이는 다양한 반찬과 채소 섭취만으로도 충분히 채울 수 있으니 조리 방법에 알맞은 소금을 선택하여 사용하면 되겠습니다.

우유 및 유제품과 대장암

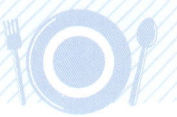

우유 및 유제품을 먹어도 되는지 걱정됩니다

2011년 세계암연구협회는 우유 및 유제품이 대장암의 위험 감소 요인일 가능성이 있다고 발표했습니다. 정확한 원인은 밝혀지지 않았지만 칼슘이 대장상피세포의 증식 효과를 저하하거나 변형된 세포의 세포자멸(세포가 스스로 죽는 현상) 과정에 영향을 주어 예방하는 효과가 있는 것으로 예측됩니다.

우유 및 유제품에 함유된 칼슘은 뼈 건강에도 도움을 줍니다. 더불어 유제품에는 탄수화물, 단백질, 지방 등이 골고루 함유되어 간식으로 섭취하기도 좋습니다.

우유 및 유제품을 건강하게 섭취하는 방법은?

유제품 중 버터, 크림 등과 같은 고지방 식품의 섭취는 암의 위험성을 높일 수 있으므로 버터나 버터가 많이 들어간 음식(기름진 빵, 케이크 등)은 가급적 섭취를 주의하고, 우유, 떠먹는 요구르트 등의 유제품으로 섭취하는 것이 좋습니다.

    섭취량은 성별과 체격에 따라 다를 수 있으나, 일반적으로 성인 1일 권장 수준인 1~2잔 정도를 섭취하는 것이 적절합니다.

평소에 우유를 먹으면 소화가 안 되는데요?

우유를 차게 마실 때만 불편하다면 따듯하게 데워서 반 잔씩 나누어 마셔봅니다. 평소에 유당을 소화하지 못해 우유나 유제품을 먹으면 소화가 잘 안 되고 설사하는 경우에는 발효유인 요구르트나 떠먹는 요구르트 또는 유당이 분해된 우유로 마셔봅니다. 그래도 불편하다면 두유를 마셔보도록 합니다.

회와 대장암

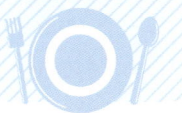

회는 언제부터 먹을 수 있나요?

수술 직후 회나 육회 등 날것을 제한하는 이유는 수술로 인해 저하된 소화 작용과 수술 부위 감염을 예방하기 위해서입니다. 소화 기능이 떨어진 수술 직후에는 날음식보다는 소화가 용이한 익힌 음식이 더 좋습니다. 수술 부위가 회복되지 않은 상태에서 날음식을 섭취하면 아물지 않은 상처를 통해 감염될 위험이 높아지므로 주의하는 것이 좋습니다.

날음식은 수술 후 최소 1개월 이후, 배변에 적응되고 소화 능력이 회복되면 먹을 수 있습니다. 하지만 익힌 음식에 비해 소화가 어려우므로, 한 번에 섭취하는 양을 최소화하는 것이 좋습니다. 가능한 한 신선도가 좋은 것을 선택하며, 위생 상태가 좋은 음식점을 이용하는 것이 바람직합니다.

설사 등 불편감이 있을 때와 세균이 번식하기 쉬운 여름철에는 먹지 않는 것이 좋습니다. 또한 민물 생선회나 소의 생간 등은 기생충 감염 및 식중독 발생 위험이 높으므로 자제하기 바랍니다.

커피와 대장암

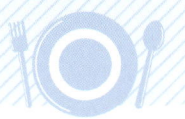

대장암 수술 후 커피를 마셔도 되나요?

커피는 대표적인 기호음료 중 하나로, 카페인과 일부 무기질, 비타민이 함유되어 있습니다. 암 진단을 받은 이후 커피 섭취를 제한하는 환자가 많습니다. 하지만 대장암과 커피 관련 연구를 살펴보면 아직 그 결과가 일관성 있게 보고되지는 않았으므로 커피를 무조건적으로 제한해야 한다는 근거는 없습니다. 그러나 커피에 함유된 카페인은 소화기관을 자극할 수 있으므로 하루 1~2잔 이내로 마시고, 3잔 이상의 과도한 섭취는 주의하는 것이 좋습니다.

특히 체중이나 혈당을 조절해야 하는 환자라면 달콤한 인스턴트커피보다는 원두커피로 섭취하는 것을 권장합니다. 인스턴트커피를 마실 때는 프림 대신 우유, 설탕 대신 올리고당을 넣어 섭취하면 더 건강하게 즐길 수 있습니다. 또한 설사나 위염, 구내염 등 소화기관 불편감이 있을 경우 섭취를 자제합니다.

술과 대장암

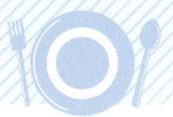

술이 암에 어떻게 영향을 주나요?

알코올은 몸에서 아세트알데히드로 전환되는데, 아세트알데히드는 세포 DNA에 손상을 주어 암 발생 원인이 되기도 하며, 발암물질이 체내 점막세포로 들어갈 수 있도록 돕는 용해제 역할을 하기도 합니다.

과도하게 음주하는 사람 중에는 필수영양소가 부족한 사람이 많은데, 이런 몸 상태에서는 알코올이 발암물질을 체내 조직에 쉽게 접근하게끔 도와 암 발생에 영향을 끼칩니다.

2017년 세계암연구재단 보고에 따르면 알코올 섭취가 확실한 위험 요인으로 분류되었습니다. 따라서 가능한 한 금주를 권장합니다.

민간요법 및 건강보조식품

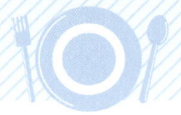

식사 외에도 환자들이 수시로 문의하는 것이 바로 민간요법 또는 건강보조식품에 대한 내용입니다. 한약, 녹즙, 달인 물(붕어, 잉어, 장어, 흑염소 등), 개소주, 홍삼, 각종 약용 버섯뿐만 아니라 다양한 농축액, 분말, 환 및 우려낸 차 등 다양한 식품에 대한 질문이 많습니다. 그러나 결론부터 말하자면 암 치료에 권장할 만한 민간요법, 건강 기능 식품은 없습니다.

주위에서 추천해주는 음식, 먹어도 될까요?

식품에 포함된 일부 성분이 항암 효과가 있다며 주위에서 특정 재료나 식품을 권유하는 일이 종종 있습니다. 그러나 과연 그 성분이 암 환자에게 확실히 효과가 있는지, 효과를 내기 위해 어느 정도의 양을 먹어야 하는지, 혹시 너무 많이 먹으면 부작용이 발생하는 것은 아닌지 등에 대한 부분은 과학적으로 입증되지 않았으므로 주의하는 것이 좋습니다.

특정 음식을 특별히 제한하거나, 몸에 좋다는 음식을 과하게 섭취하는 것은 영양적으로 불균형한 식사를 만들 뿐만 아니라 질환 호전에 명확한 효과가 없으므로 권장하지 않습니다. 특히 특정 건강보조식품의 장기 복용은 간에 부담을 줄 수 있고, 항암 또는 방사선치료 중에는 치료에 부정적인 영향을 미칠 수 있습니다.

영양제, 비타민은 먹어도 되나요?

과다한 영양제 복용 역시 체내 독성을 일으킬 수 있습니다. 따라서 고용량의 비타민은 가급적 복용하지 않도록 합니다. 균형 잡힌 식사와 함께 신선한 채소나 과일을 충분히 섭취한다면 몸에 필요한 대부분의 비타민을 얻을 수 있습니다. 식품을 통해 비타민 및 무기질을 섭취하기 바랍니다.

변비가 심할 때 좋은 방법이 있다는데요?

배변과 관련된 부분에서도 여러 가지 민간요법을 시행하는 환자가 있습니다. 그러나 변비가 심하다고 커피 및 다시마 관장 등을 하는 것은 위험합니다. 변비, 설사, 소화불량 등 특별한 문제가 있다면 의료진과 상의하여 도움을 받고, 안전하게 대처하는 것이 좋습니다.

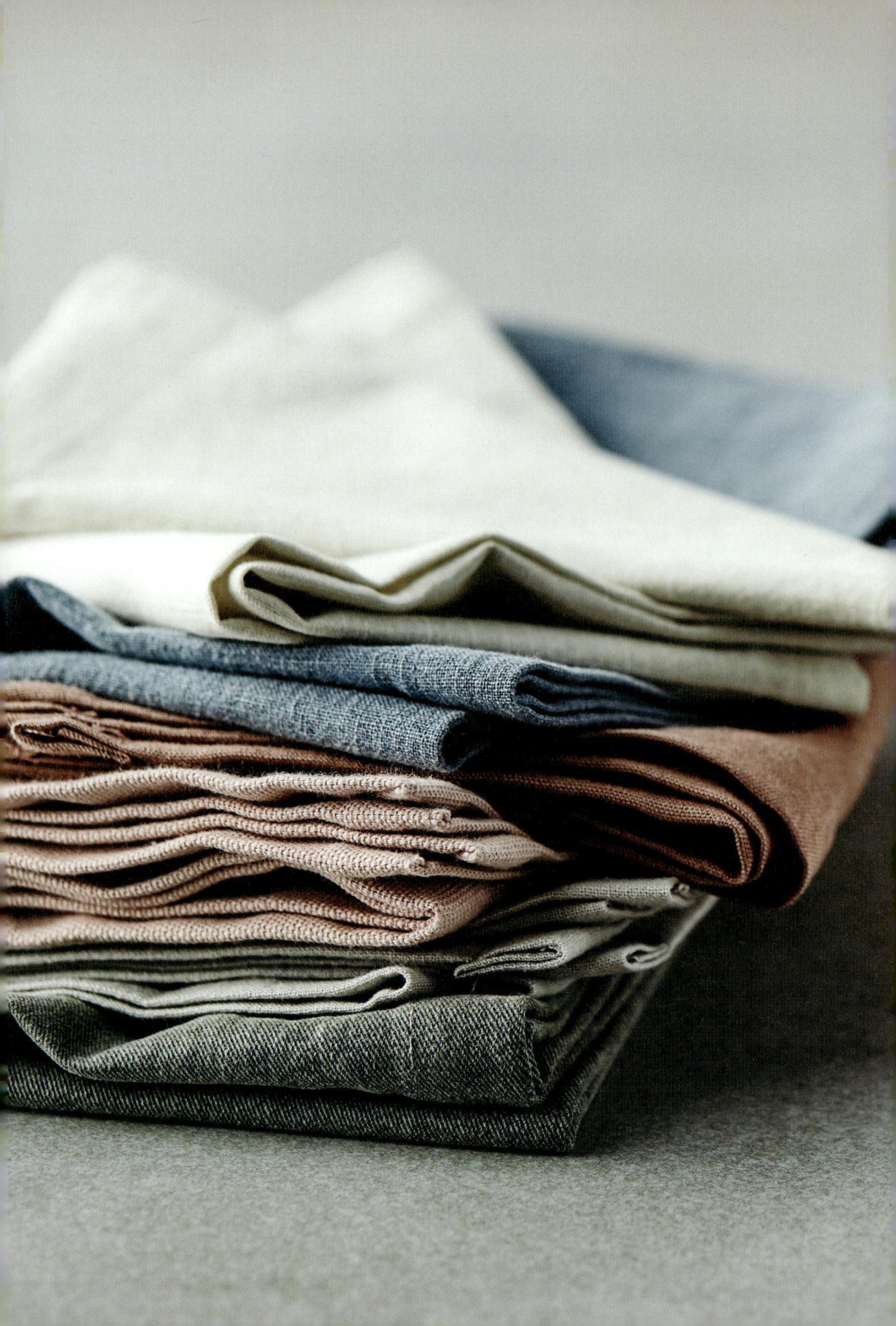

8장

대장암 치료 후
식사 관리

대장암 치료가 끝난 후에는
어떻게 먹어야 하나요?

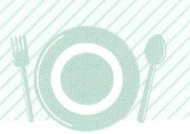

재발을 막는 건강한 생활 습관

수술 후 6개월간의 항암치료가 끝나면 안도의 마음도 잠시, 재발에 대한 부담감 때문에 또 다시 두려움이 몰려옵니다. 시중에 나와 있는 암과 관련된 수많은 정보는 오히려 더 많은 혼란을 가중시킬 뿐입니다. 정보에 압도된 환자는 치료 후 어떤 음식을 먹어야 하는지, 건강보조식품이나 대체요법이 필요한 건 아닌지 고민하게 됩니다.

최근 10년 동안 암 치료 후 생존자를 대상으로 한 연구 보고에 따르면 규칙적인 운동과 체중 관리, 건강한 식생활 습관이 암의 재발률 및 사망률 감소에 영향을 미치는 것으로 밝혀졌습니다. 세계암학회도 암 치료가 끝난 후 음식 섭취에 어려움이 없다면 암 예방을 위한 건강한 식생활 권고 사항을 준수할 것을 권하고 있습니다. 재발을 막는 건강한 식생활 및 생활 습관이 무엇인지 지금부터 차근차근 살펴보도록 하겠습니다.

규칙적인 식사와 꾸준한 운동을 통해 건강한 체중을 유지합니다

뱃살에 숨은 지방의 진실

비만은 에너지 소비량보다 섭취량이 많아 남은 영양분이 지방으로 전환되어 지방세포에 축적되고, 이 지방세포가 커져서 뚱뚱해지는 상태를 말합니다. 체중 증가와 비만은 모든 암 발생 원인의 약 20%를 차지하는 것으로 보고되었습니다. 뚱뚱해진 지방세포는 염증을 일으키는 화학물질을 분비하여 신체를 만성 염증 상태로 만듭니다. 이로 인해 세포 DNA가 손상되고, 인슐린, 렙틴과 같은 호르몬 및 성장인자가 방출되어 암세포의 증식을 촉진합니다.

특히 비만은 대장암의 주요 원인 중 하나로, 대장암 발병 위험을 높일 뿐만 아니라 대장암으로 인한 사망률에도 영향을 미칩니다.

대장암으로 항암치료를 받은 이후 체질량지수 35이상의 고도비만 상태가 유지될 경우 사망률이 25~35% 정도 증가하는 것으로 보고되었습니다. 특히 복부 비만은 체중과 상관없이 그 자체로 위험성을 높입니다. 복부 비만의 진단 기준인 허리둘레가 사망률에 미치는 영향은 체중보다 더 강합니다.

지속적인 체중 관리가 중요

대부분의 환자가 대장암 진단 전후 검사나 수술 과정을 거치며 체중 감소를 경험하지만 수술 후 1개월이 지나면 줄었던 체중이 대체로 회복됩니다. 평소 술이나 담배를 즐겼다면, 금연이나 금주로 인한 금단증상 때문에 간식을 자주 먹게 되고, 오히려 체중이 증가하는 경우도 종종 있습니다. 뿐만 아니라 잘못된 정보로 인해 몸에 좋다는 특정 식품을 과도하게 섭취하는 것 또한 불필요한 지방 증가의 원인이 됩니다. 치료 후 건강을 회복한 다음부터는 건강한 체중 상태(체질량 지수 $18.5 \sim 25 \, kg/m^2$)를 유지하도록 노력하는 자세가 필요합니다.

▶ 키에 따른 건강한 체중

남자			여자		
키	표준체중	건강 체중 범위	키	표준체중	건강 체중 범위
155 cm	53 kg	48~58 kg	145 cm	44 kg	40~48 kg
160 cm	56 kg	50~62 kg	150 cm	47 kg	42~52 kg
165 cm	60 kg	54~66 kg	155 cm	51 kg	46~56 kg
170 cm	64 kg	58~70 kg	160 cm	54 kg	49~59 kg
175 cm	67 kg	60~74 kg	165 cm	57 kg	51~63 kg
180 cm	71 kg	64~78 kg	170 cm	61 kg	55~67 kg
185 cm	75 kg	68~82 kg	175 cm	64 kg	58~70 kg

대장암 사망률 감소에 효과적인 신체 활동

규칙적인 신체 활동은 에너지 소비량을 증가시켜 건강한 체중을 유지하게 도와주고, 신체 면역 시스템에도 직간접적으로 영향을 주어 암 발생 위험률을 낮춥니다.

신체 활동은 대장암의 확실한 위험 감소 요인입니다. 최근의 연구 결과에 따르면 꾸준한 신체 활동은 대장암 치료 종료 후 암으로 인한 사망률 감소에 효과가 있다고 입증되었습니다. 대장암 생존자의 신체 활동과 운동은 대장암 관련 사망률을 26% 정도, 전체 사망률을 35% 정도 감소시키는 효과가 있습니다.

매일 중강도의 운동을 30분 이상 꾸준히 하기

신체 활동이 주는 효과는 신체 활동의 강도, 기간, 종류 등에 따라 다릅니다. 축구와 테니스 같은 고강도 운동은 체내 항산화 효소의 농도를 낮추고 체내 활성산소를 증가시켜 산화적 스트레스와 감염을 유발하지만, 빠르게 걷기, 자전거 타기, 계단 오르기, 수영 같은 중강도 운동은 활성산소의 농도를 높이지 않으며, 산화적 스트레스를 감소시킵니다. 따라서 고강도의 운동을 몰아서 하는 것보다 중강도의 운동을 꾸준히 하는 것이 더 좋습니다.

연구에 따르면 단기간에 많은 에너지를 사용하는 운동보다 중강도 운동을 30분 이상 할 때 체지방이 효율적으로 감소했습니다. 그러므로 중강도 운동을 꾸준하게 지속하면 체중 감량뿐 아니라 대장암 재발률 감소라는 두 마리 토끼를 잡을 수 있습니다.

건강 체중을 유지하기 위한 식사 요령

인터넷으로 체중 관리를 위한 다이어트 방법을 검색하면 수천 가지가 조회됩니다. 원 푸드 다이어트, 체중 조절용 식품이나 약을 이용한 다이어트도 있습니다. 그러나 이 모든 방법은 일시적인 효과만 보일 뿐이며 오히려 여러 가지 부작용을 낳고 다시 체중이 증가하는 요요현상을 유발합니다. 과체중이나 비만의 원인이 되는 식습관을 바꾸지 않는 한 체중을 줄일 수 없습니다.

◆ **규칙적인 식사가 먼저** 체중을 조절하기 위해 한 끼를 굶거나 간단하게 과일이나 채소 등을 갈아 마시는 방법을 선택하는 사람이 많습니다. 그러나 이후 공복감을 참지 못하고 간식을 더 먹게 된다면 오히려 제대로 된 한 끼 식사보다 더 많은 에너지를 섭취하게 됩니다.

이럴 때는 무작정 식사량을 줄이거나 건너뛰기보다 식사 시간을 규칙적으로 갖는 것이 좋습니다. 규칙적인 식사는 과식을 줄이기 때문입니다. 불규칙한 식사로 공복감이 길어지면 기초대사량이 낮아지고, 에너지 저장 대사가 진행되어 체중 조절이 더 어려워집니다.

◆ **골고루 섭취하고 영양 밀도가 낮은 채소 반찬 비율 높이기** 식사 시에는 가급적 균형을 맞추어 탄수화물의 급원이자 주식인 밥이나 고구마, 빵과 단백질 식품인 고기, 생선, 달걀, 두부, 콩, 그리고 채소 반찬 한 가지씩은 꼭 챙겨 먹도록 합니다. 이렇게 세 가지 식품군만 챙겨 먹어도 몸에 필요한 5대 영양소를 자연스럽게 섭취하게 됩니다. 다만 g당 에너지가 높은 밥이나 빵 등의 탄수화물 음식은 평소 섭취량보다 줄이고, 대신 에너지가 낮은 채소 반찬의 비율을 높이는 것이 좋습니다. 고기, 생선, 달걀, 두부, 콩 등의 단백질 음식도 과다하면 체중 증가의 원인이 되므로 한 끼에 50~100g 정도로 양을 조절하여 섭취합니다.

◈ **고열량 간식은 줄이고 야식은 절제** 식사 후 2~4시간이 지나면 위가 비면서 공복감을 느끼게 됩니다. 이때 우리를 유혹하는 것이 과자, 빵, 케이크 등의 달콤한 간식입니다. 그러나 과자나 빵 같은 간식류는 정제된 밀가루와 버터 등의 고당질, 고지방 재료가 사용된 간식으로, 질량 대비 열량이 높은 음식입니다. 시중에 판매되는 과자나 빵 한 봉지만 섭취해도 한 끼 식사의 50~100%에 해당되는 에너지가 유입됩니다.

저녁 식사 후 오순도순 모여 앉아 텔레비전을 보다 보면 치킨이나 피자 등의 야식이 생각납니다. 야식은 지방과 에너지 함량이 높은 것도 문제지만 먹고 나서 바로 잠자리에 든다는 게 더 큰 문제입니다. 야식으로 섭취한 에너지는 결국 활동으로 소모되지 못하고 우리 몸 깊숙이 체지방으로 쌓이게 됩니다.

건강한 체중을 유지하기 위해서는 영양 밀도가 높은 과자나 빵, 케이크 등의 고열량 간식과 야식을 자제하는 습관이 필요합니다. 출출할 때는 영양 밀도가 낮은 과일, 혹은 칼슘같이 부족해지기 쉬운 영양분을 보충해주는 유제품을 1~2회 정도 섭취할 것을 권장합니다.

▶ **대장암 치료 종료 이후 1일 식단표 예시**

아침	점심	저녁	간식
통밀빵샌드위치 (닭가슴살, 토마토, 양상추 등) 야채샐러드 (양상추, 브로콜리, 파프리카, 양배추 등) 과일주스	잡곡밥 얼갈이된장국 소고기셀러리볶음 동태콩나물찜 취나물 양배추와 호박잎 쌈 포기김치	잡곡밥 청국장찌개 고등어조림 꽈리고추멸치볶음 브로콜리와 다시마 초회 깻잎순나물 열무김치	우유 또는 요구르트, 과일(껍질째)

육류는 현명하게 섭취, 반찬으로 조금씩 채소도 곁들입니다

붉은색 육류의 과다 섭취가 대장암의 위험 요인이라는 것은 이제 누구나 아는 사실입니다. 세계암연구재단 보고서에서는 붉은색 육류와 가공 육류를 대장암의 확실한 위험 인자로 정의하고 있으며, 붉은색 육류 100g 또는 가공 육류를 50g씩 섭취할 때마다 대장암의 위험률이 15~20% 정도 증가한다고 보고했습니다. 또한 연구 결과에 따르면 대장암 치료 후에도 지속적으로 육류나 기름진 음식 위주의 서구형 식사를 하면 암 재발률이 3배나 증가한다고 합니다.

육류 섭취, 문제는 잘못된 습관

우리나라에서 대장암 발생률이 증가한 이유는 육류 비중이 높은 서구형 식습관의 확산 때문입니다. 외식하면서 밥은 먹지 않고 육류 위주로 먹거나 술안주로 육류만을 선택하는 습관은 지나치게 육류를 많이 먹는 상황을 유발합니다. 실제로 1990년대 우리나라의 1인당 육류 섭취량은 하루 50g 수준이었지만 2010년에는 100g으로 두 배나 증가했습니다.

특히 고온 조리와 가공 육류는 멀리할 것

붉은색 육류 섭취가 대장암의 발생 위험을 높이는 이유는 직화 구이나 튀김 같은 고온 조리 과정을 거치며 헤테로사이클릭아민류(heterocyclic amines)와 다방향족탄화수소(polycyclic aromatic hydrocarbons) 같은 강력한 발암물질이 생성되기 때문입니다.

가공 육류의 경우 가공 과정에서 발색제 겸 방부제로 사용되는 아질산염(nitrite)과 질산염(nitrates) 등이 육류의 아미노산 성분과 반응하여 N-니트로소화합물(N-nitroso compounds)이라는 발암물질을 생성합니다. 따라서 치료가 종료된 후에는 붉은색 육류와 가공 육류의 섭취량을 조절하는 한편 조리법에도 주의를 기울이도록 합니다.

현명한 육류 섭취 방법은?

붉은색 육류가 대장암의 위험 요인이라고 해서 무조건 제한하면 치료 중 저하된 체력 회복이 더뎌지며, 특히 대장암 환자에게 흔히 발생하는 빈혈이 지속될 수 있습니다. 중요한 것은 현명한 섭취 요령입니다.

첫째, 붉은색 육류는 세계암연구재단의 권고에 따라 1주일에 300~500g 이하로 섭취량을 조절합니다. 외식할 때 제공되는 육류의 1인분이 약 200g이므로 육류 위주의 외식은 주 1~2회 정도로 횟수를 조절하고, 특히 1인분을 넘기지 않는 것이 좋습니다. 육류의 1인 1회 섭취 분량은 70g 정도이므로, 주 3~4회 정도 섭취하되 가급적 밥반찬으로 섭취하고 되도록 야채 쌈을 곁들여 총 섭취량을 조절할 것을 권장합니다.

둘째, 조리법에 주의를 기울입니다. 육류 같은 동물성 식품은 조리 시 고온에 장시간 노출될수록 발암물질의 발생량이 증가합니다. 160℃ 이하의 온도에서는 조리 시 거의 발암물질이 생성되지 않습니다. 그러나 그 이상으로 조리 온도가 올라가면 발암물질의 양이 점차 늘어나며 200~250℃ 이상으로 온도가 상승하면 발암물질의 양이 급격하게 증가합니다. 아울러 직화 구이나 튀김처럼 불이 육류와 직접 닿거나 가까운 조리법 또한 발암물질의 양을 늘리므로 육류가 불과 직접 접촉하지 않는 삶거나 끓이는 조리법이 좋습니다.

마지막으로 가공 육류는 가급적 섭취를 자제하거나 아질산염이 첨가되지 않는 제품을 선택합니다. 가공육에 첨가되는 아질산염이 체내에서 발암물질로 변화하므로 특별히 주의를 기울여야 합니다.

잡곡밥과 매끼 신선한 채소 반찬은 대장 건강을 지키는 지름길입니다

대장 건강의 파수군, 식이섬유소

식이섬유소는 잡곡, 채소, 버섯, 콩, 해조류 등의 식물성 식품에 함유된 성분으로, 위와 소장에서는 소화되지 않고 대장에 상주하는 미생물에 의해 발효 및 분해됩니다.

식이섬유소는 수분을 흡수하여 대변의 양을 늘리고 변을 부드럽게 만드는 역할을 합니다. 이 과정에서 배설물에 포함된 발암물질을 희석하고, 배설물의 장내 통과 시간을 단축시켜 장 점막이 발암물질과 접촉하는 시간을 줄여주어 대장암 예방에 도움을 줍니다.

아울러 채소, 과일 등의 식이섬유소가 풍부한 식품은 각종 항산화 영양소뿐만 아니라 다양한 색과 독특한 향을 만드는 생리 활성 물질을 포함하고 있어 다양한 암 예방에 도움이 되는 것으로 알려져 있습니다.

잡곡밥과 매일 400g 이상의 채소와 과일 섭취

식이섬유소 섭취를 늘리기 위해서는 쌀밥보다 도정이나 가공이 덜 된 현미 등의 전곡(全穀)류를 주로 섭취하고, 채소, 버섯, 해조류 등의 식물성 식품을 충분히 섭취할 것을 권장합니다.

세계암연구재단에서는 치료가 끝난 암 환자에게 감자나 고구마 같은 구근류를 제외한 신선한 채소와 과일을 하루 400g 이상 섭취할 것을 권고하고 있습니다. 김치나 피클 등의 절인 식품보다는 쌈이나 샐러드, 나물 등의 신선한 채소 반찬을 매끼 한 가지 이상 먹고, 매일 과일 한 개를 챙겨 먹는 정도라면 충분합니다.

묽은 변, 설사, 잦은 배변이 지속되면
식이섬유소를 무리하게 늘리지 않습니다

대장 수술로 장의 길이가 짧아진 경우 식이섬유소를 많이 먹을수록 변의 양이 늘고 묽어지며 가스가 차는 등의 불편 증상이 생길 수 있습니다. 치료가 끝났더라도 설사나 잦은 변 때문에 힘들다면 증상이 호전되기까지 기다렸다가 나아진 다음 점차 섭취량을 늘리거나 양을 조절해서 섭취해야 합니다.

한 잔의 술도 멀리하세요

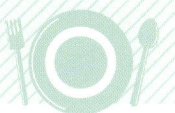

'한 잔은 괜찮겠지'가 병의 시작입니다

맥주, 와인, 소주 등의 술에는 세계암연구재단에서 1급 발암물질로 규정한 에탄올이 함유되어 있습니다. 특히 술은 대장암의 확실한 위험 요인으로 분류되어 있는데, 에탄올이 체내에 흡수 및 분해되는 과정에서 생성된 아세트알데히드가 정상 세포의 DNA 손상을 일으키며, 발암물질이 장내 점막세포로 쉽게 침투하게 만드는 용해제 역할을 하기 때문입니다. 하루에 알코올 10g을 섭취할 때마다 대장암 위험률은 5~10%씩 증가한다고 보고되었습니다.

암 치료가 끝나 몸이 회복되고 사회생활을 시작하게 되면 가장 먼저 유혹하는 것이 술입니다. '한 잔은 괜찮겠지' 하고 시작했다가는 결국 양이 점차 늘어나 암 진단 전에 마시던 만큼을 그대로 마시게 되기 쉽습니다. 한두 잔은 괜찮다거나 와인이나 막걸리는 오히려 건강에 더 좋다는 등의 유혹이 인터넷이나 각종 매체를 장식하고 있지만, 암에 있어서는 단 한 잔의 술도 좋지 않다는 사실이 최근 연구 결과를 통해 입증되었습니다. 가볍게 음주하는 것조차도 일부 암의 위험을 높일 수 있으므로 음주는 되도록 시작하지 않는 것이 좋으며, 음주를 하고 있는 경우라도 가급적 금주를 권장합니다.

다양한 암 발병에 영향을 미치는 음주

유방암
유방암 발생에 있어 음주는 매우 확실한 위험 요인입니다. 하루에 소주 1잔에 해당되는 10g의 알코올을 섭취하는 것만으로도 유방암의 발생 위험이 9~10% 정도 증가합니다. 술에 함유된 알코올 자체가 발암 원인으로 작용하기도 하지만, 특히 여성의 경우 혈중 에스트로겐 농도를 높임으로써 암세포의 성장을 촉진하게 됩니다.

간암
만성적인 과음은 간의 염증과 간세포의 섬유화를 유발하며 이는 결과적으로 간경화로 진행됩니다. 경화가 진행되어 딱딱하게 굳은 간은 간암이 발생하기 쉽습니다. 매일 소주 3~4잔(알코올 45g) 이상의 지속적인 알코올 섭취는 간암을 유발하는 확실한 위험 요인입니다.

대장암
알코올을 하루 10g 섭취할 때마다 대장암 위험률은 5~10% 정도 증가합니다. 알코올은 발암물질이 점막세포로 잘 침투하도록 도와주는 용해제 역할을 할 뿐만 아니라 산화적 스트레스를 유발함으로써 대장암 발생 위험을 높입니다.

식도암 구강암 인후두암
음주로 인해 구강과 식도 점막이 반복적으로 알코올에 노출되면 점막세포 DNA가 손상받아 암으로 진행됩니다. 하루 10g의 알코올을 섭취하면 식도암이나 구강암, 인후두암의 위험이 25% 정도 증가하며, 특히 흡연에 함께 노출될 경우 점막세포의 DNA 손상은 더욱 가속화됩니다.

▶ 1잔의 술에 들어 있는 알코올의 양은?

	소주	맥주	와인	양주(위스키)
1병의 양	360㎖	500㎖	750㎖	360㎖
알코올 농도	25%	4.5%	13%	40%
1잔의 양	50㎖	200㎖	100㎖	30㎖
1잔에 해당하는 알코올의 양	10g	7g	10g	13g